Dr. med. Ingfried Hobert

# Das Handbuch
# der natürlichen Medizin

Der Autor *Dr. med. Ingfried Hobert* wurde am 30.11.1960 in Rotenburg an der Fulda geboren. Nach Abschluß seines Medizinstudiums im Frühjahr 1986 promovierte er über den Einfluß von unterschiedlichen Ballaststoffdiäten auf den Verdauungsstoffwechsel. Nach vorübergehender Praxistätigkeit in Portugal arbeitete er als Truppenarzt in einem Fallschirmjägerbataillon. Es folgten vier Jahre Tätigkeit in verschiedenen Kliniken, wo er sich umfangreiche Kenntnisse auf den Gebieten der Intensiv- und Notfallmedizin, Allgemein- und Unfallchirurgie, Hals-Nasen-Ohrenheilkunde sowie Inneren Medizin (insbesondere Kardiologie) aneignete.

Aufbauend auf seine schulmedizinische Ausbildung, beschäftigt er sich seit vielen Jahren mit Naturphilosophie und traditionellen Heilweisen fremder Kulturkreise. Neben den asiatischen Therapiemodellen gilt sein besonderes Interesse den mystisch-schamanischen Heilmethoden Hawaiis und der Pazifikregion.

Vor seiner Niederlassung arbeitete er als stellvertretender Leiter des »Wiedemann Zentrums für Naturheilkunde und Ganzheitsmedizin« auf Gran Canaria. Seit 1992 praktiziert Dr. Hobert als Arzt für Allgemeinmedizin mit dem Schwerpunkt »Naturheilverfahren« in einem Gesundheitszentrum am Steinhuder Meer.

Bekannt geworden ist er durch seine zahlreichen Vorträge und Buchveröffentlichungen.

Dr. med. Ingfried Hobert

# Das Handbuch der natürlichen Medizin

Ein praktischer Führer zu ganzheitlichen Heilweisen

*Mit einem Geleitwort von*
*Prof. Dr. med. Herbert Heckers*

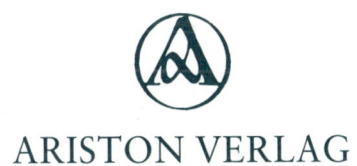

ARISTON VERLAG

Die Deutsche Bibliothek – CIP-Einheitsaufnahme

**Hobert, Ingfried:**
Das Handbuch der natürlichen Medizin : ein praktischer
Führer zu ganzheitlichen Heilwesen / Ingfried Hobert. –
Erstaufl. – Kreuzlingen ; München : Ariston Verlag, 1997
ISBN 3-7205-1949-X

*Gewidmet meiner Familie, meinen Freunden und meinen Patienten.*

Gestaltung des Umschlages: SMP, Meersburg
Umschlagmotiv: BAVARIA Bildagentur, München

Herstellung: Karlheinz Rau, München
Satz: Werbeagentur Henn, Ottobrunn
Druck und Bindung: Druckerei Uhl, Radolfzell
Erstauflage: April 1997
Printed in Germany 1997

ISBN 3-7205-1949-X

# Inhalt

Vorwort 12

Einleitung 13

# Teil I
# Über die Ursachen
# von Krankheiten und
# deren Vorbeugung 15

Über die Natur 16

Krankheit – ein Geschehen mit vielen
Ursachen 17

Krankheiten – Wachstumsmotor
auf dem Weg zu einem sinnerfüllten Leben 17

Die Sprache der Seele und ihre Deutung 19
Erkrankungen von Herz und Kreislauf 19
Erkrankungen des Magen Darm-Traktes 20
Erkrankungen der Harnwege 22
Erkrankungen der Atemorgane 23
Erkrankungen der Schilddrüse 23
Erkrankungen des Nervensystems 23
Erkrankungen des Bewegungsapparates 26
Erkrankungen der Haut
und der Schleimhäute 28
Infektionskrankheiten 29
Suchtkrankheiten 30
Frauenkrankheiten 31
Krebs 32

Praktische Wege zu dauerhafter
Gesundheit und Lebenskraft 33

Die Lebensordnungstherapie
nach Hippokrates 33

# Teil II
# Krankheits- und
# Beschwerdebilder und
# deren ganzheitliche
# Behandlung 41

Zeichenerklärung 45

Krankheiten von Herz- und Kreislauf 47

Krankheiten des Verdauungstraktes 50

Krankheiten der Atmungsorgane 54

Krankheiten der Harnorgane 56

Krankheiten des Bewegungsapparates 57

Krankheiten der Haut 58

Frauenkrankheiten 60

Krankheiten des Nervensystems 61

Verschiedene Beschwerdebilder 66

Krebs 73

# Teil III
# Bekannte Naturheilweisen 77

## Heilweisen aus der Natur                78

**1: Heilkräuter aus aller Welt**        78

**2: Aromatherapie**                    108
Die wichtigsten ätherischen Öle         108

**3: Bach-Blütentherapie**              112
Rescue-Tropfen                          112
Bach-Blüten bei Angst                   112
Bach-Blüten bei Unsicherheit            113
Bach-Blüten bei Desinteresse
an der Gegenwart                        114
Bach-Blüten bei Einsamkeit              114
Bach-Blüten bei Überempfindlichkeit
gegen Einflüsse und Ideen               115
Bach-Blüten bei Mutlosigkeit und
Verzweiflung                            115
Bach-Blüten bei übermäßiger
Besorgnis um das Wohl anderer           116

**4: Homöopathie**                      117
Wirkungsweise                           118
Homöopathische Therapie
mit Mineralstoffen                      121
Komplexmittel                           123
Nosoden                                 124
Spagyrik                                124

**5: Die Heilkraft der Steine**         125
Die Auswahl des richtigen Steines       125
Anwendungsmöglichkeiten der Steine 126
Heilsteine und ihre Wirkungsweise   126

**6: Farbtherapie und Aura-Soma**       133
Anwendung der Farbtherapie              133
Wirkungsweise verschiedener Farben 133
Aura-Soma                               134

## Körperorientierte Heilverfahren      135

**7: Kneipp-Therapie**                  135
Anwendung
der Kneipp-Wassertherapie               135

**8: Atemtherapie**                     141

**9: Chirotherapie
und manuelle Therapie**                 142
Wie wird bei der Chirotherapie
vorgegangen?                            142

**10: Heilmassagen**                    143
Klassische Massage
Bindegewebs-/Reflexzonen-/
Segmentmassage                          143
Fußreflexzonenmassage                   144
Lymphdrainage                           144
Periostmassage nach Vogler              145
Unterwasserdruckstrahlmassage           145
Kolonmassage                            145
Tibetische Klangschalenmassage          145
Tui-Na                                   145
Shiatsu                                  146

**11: Bewegungstherapie** 147
Hippotherapie als Heilsport 148
Krankengymnastik 148

**12: Ernährungstherapie** 150
Intensivdiätetik 154
Heilfasten 154
Schrothkur 155
Molkekur 155
Mayr-Kur 155
Saftfasten 156
Rohkostkur nach Bircher-Benner 156
Haysche Trennkost 156
Makrobiotik 156
Ernährung nach Bruker 157
Nulldiät 157
Apfeldiät 157

**Spezielle Heilverfahren** 158

**13: Regenerationstherapien** 158
Procainkur nach Aslan 158
Thymuskur 158
Serumtherapie nach Wiedemann 159
Organhydrolysat-Therapie
nach Kasakow 161
Plazenta-Therapie 162
Enzyme – Katalysatoren
für die Gesundheit 163
Orthomolekulare Medizin 163

**14: Neuraltherapie und
Segmenttherapie** 164

**15: Ab- und ausleitende Heilverfahren** 166
Blutentziehende Maßnahmen 166
Ableitung über den Darm 169
Ableitung über die Nieren 171
Ableitung über die Haut 172
Ableitung über die weiblichen
Geschlechtsorgane 173

**16: Umstimmungsmethoden** 174
Eigenbluttherapie 174
Fieber- und Überwärmungstherapie 175
Urintherapie 175

**17: Sauerstoff-Mehrschritt-Therapie
(SMT) nach Prof. von Ardenne** 177

**18: Hämatogene Oxidationstherapie
(HOT) nach Wehrli** 179

**19: Ozon-Sauerstoff-Therapie** 180

**20: Elektrotherapie** 182
Magnetfeldtherapie 182
Transkutane elektrische
Nervenstimulation (TENS) 182
Ultraschall-Therapie 183
Lichttherapie 183
Reizstromtherapie 185
Iontophorese 185

# Teil IV
# Außergewöhnliche Wege
# zur Heilung

187

**Anthroposophische Medizin**                188

**Asiatische Heilweisen**                   189

**Die Lebenskunst des Tao**                 189
Traditionelle chinesische
Medizin (TCM)                              190
Akupunktur                                 191
Feng Shui – die Kunst
des gesunden Wohnens                       195

**Traditionelle indische Medizin
und Ayurveda**                             197

**Chakrentherapie**                        197

**Traditionelle tibetische Medizin (TTM)** 200

**Körperorientierte integrative
Heilverfahren**                            202

**Familiensystemische Integration nach
Bert Hellinger – Das Familienstellen**     202

**Initiationstherapie –
Die Nathal-Methode**                       203

**Autogenes Training (AT)**                205

**Autosuggestion mit Affirmationen**       206

**Kinesiologie**                           207

**Biofeedback**                            208

**Craniosacraltherapie**                   209

**Progressive Muskelrelaxation
nach Jacobsen**                            209

**Feldenkrais-Methode**                    210

**Rolfing**                                211

**Alexandertechnik**                       211

**Künstlerische Therapien**                212
Klangtherapie                              212
Maltherapie und Plastizieren              212
Tanztherapie                               212

**Katathymes Bilderleben
und kreatives Visualisieren**              212

**Hypnose**                                213

**Reinkarnationstherapie**                 214

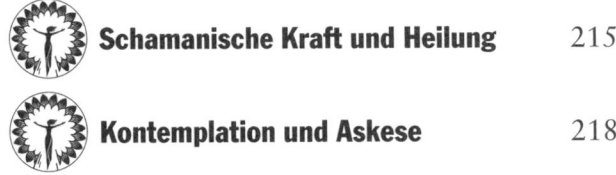 **Schamanische Kraft und Heilung** 215

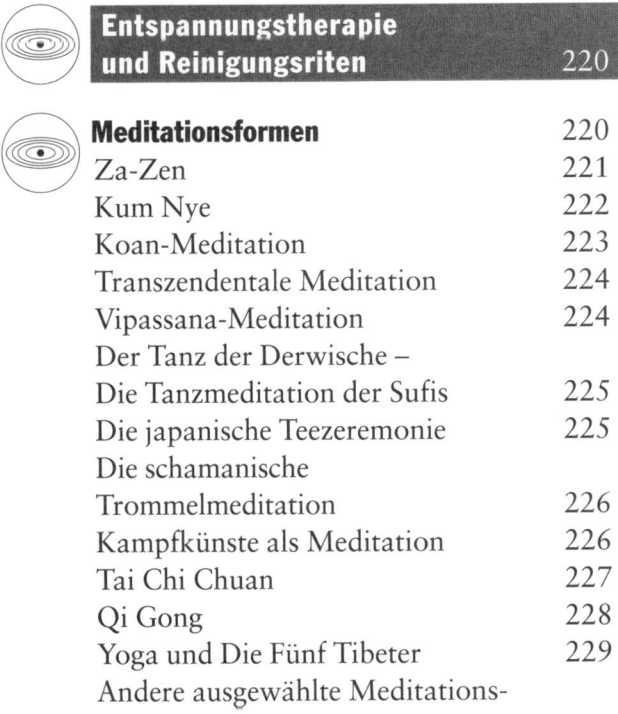 **Kontemplation und Askese** 218

**Entspannungstherapie
und Reinigungsriten** 220

**Meditationsformen** 220
Za-Zen 221
Kum Nye 222
Koan-Meditation 223
Transzendentale Meditation 224
Vipassana-Meditation 224
Der Tanz der Derwische –
Die Tanzmeditation der Sufis 225
Die japanische Teezeremonie 225
Die schamanische
Trommelmeditation 226
Kampfkünste als Meditation 226
Tai Chi Chuan 227
Qi Gong 228
Yoga und Die Fünf Tibeter 229
Andere ausgewählte Meditations-
techniken 229

**Spirituelle Heilweisen** 231

**Astromedizin** 231

**Numerologie** 232

**Liebe – Schlüssel zu einem
glücklichen und gesunden Leben** 233

**Geistheilung und Reiki** 234

**Das Geheimnis
schamanischer Heilerfolge** 235

**Grundlegende Gesundheitstips** 239

**Nachwort** 241

**Literatur** 243

## Geleitwort

In Zeiten ausufernder Kosten für medizinische High-Tech-Leistungen, die nur wenigen zugute kommen, in Zeiten, in denen ein scheinbar schneller Zugewinn an Wissen den Menschen vorgaukelt, die Medizin von heute könne fast alle Probleme lösen, bleiben dennoch und eher an Zahl zunehmend viele Patienten unerreicht, die durch die Maschen des metrischen schulmedizinischen Systems hindurchfallen, das sich zudem auf meist nicht ausreichende Surrogatkriterien stützt. Die im Entstehen begriffene »evidence based medicine« schreckt uns mit ihren Ergebnissen auf und lehrt uns, medizinischen Fortschritt nicht als Dogma zu betrachten, sondern kritisch und bescheiden permanent zu hinterfragen. Dabei muß auch stets nach Alternativen Ausschau gehalten werden. Sich dabei auch an den jahrhundertealten Erfahrungsschatz der Völker zu erinnern und alternative Methoden überhaupt einmal als solche kennenzulernen, gebietet die ärztlich-wissenschaftliche Neugier und der Auftrag zum »salus aegroti suprema lex«.

Der Autor, der eine gute schulmedizinische Ausbildung erworben hat, bietet mit dem hier vorgelegten Buch auch auf der Basis seiner vieljährigen persönlichen Erfahrung jedem interessierten Arzt die Möglichkeit, sich schnell und übersichtlich geordnet mit allen Methoden der alternativen Medizin vertraut zu machen, ohne sich dabei in Details zu verlieren. Die meisten dieser alternativen Methoden sind dem Arzt inhaltlich nicht oder zumindest unzureichend bekannt. Bei der Darstellung der zahlreichen Methoden verläßt der Autor den schulmedizinischen Rahmen nicht, indem er beispielsweise für die Diagnosestellung moderne Methoden fordert, für die Therapie jedoch auf den breiten Rahmen alternativer Heilungsmöglichkeiten hinweist. Nur der informierte Arzt, dies setzt permanente Neugier voraus, kann entscheiden, ob er sich mit der einen oder anderen hier dargestellten Methode intensiv auseinandersetzen möchte.

Interessieren sollte es deshalb alle – auch die kritischen – Ärzte, unabhängig von der jeweiligen Fachrichtung, aber auch den Medizinstudenten, der seinen eigenen Weg erst noch finden muß.

*Prof. Dr. med. Herbert Heckers*
Klinikum Universität Gießen

## Vorwort

*»Nur in eine zuvor vollständig geleerte Schale kann man frisches lebendiges Wasser einfüllen – wer sagt, daß er schon alles weiß, in dessen Schale ist kein Platz für Neues.«* (Buddhistische Weisheit)

Was Sie auf den folgenden Seiten lesen werden, ist sicherlich nicht selbstverständlich, und Sie sollten daher versuchen, all Ihre bisherigen Meinungen und Ansichten für einen Moment beiseite zu stellen und den Inhalt, auch wenn Ihnen einiges zunächst nicht einleuchtend erscheint, so anzunehmen, wie er gemeint ist. Versuchen Sie, offen und unvoreingenommen zu sein. Wenn möglich, bilden Sie sich erst dann eine abschließende Meinung, wenn Sie das Buch als Ganzes überblicken.

Zwar nimmt das Tempo des Lebens zu, aber die uns zur Verfügung stehende Zeit wird immer knapper. In dieser Situation beginnen viele Menschen zu erkennen, welch verborgene emotionale und spirituelle Potentiale in jedem von uns noch unentdeckt schlummern.

Der Mensch soll den Bezug zu seiner eigenen Natur wieder bewußt erfahren. Auf diese Weise wird er eine neue Dimension der Selbstfindung und Selbstwahrnehmung erreichen, die ihm neue Bewußtseinssphären erschließt. Hilfestellung auf seinem Weg kann er durch alte, traditionsreiche Heilweisen aus unterschiedlichen Kulturkreisen, aber auch durch moderne, auf den ersten Blick ungewöhnlich erscheinende integrative Ansätze zur persönlichen Heilfindung erfahren. Ihnen werden wir uns in diesem Buch ganz besonders widmen.

Ein Rat zur Selbstbehandlung:
Jeder, der sich oder Angehörige bei leichten Erkrankungen und Alltagsbeschwerden selbst behandeln möchte, muß sich genau an die angegebenen Rezepte und Anleitungen halten. Besondere Vorsicht ist hier bei der Behandlung von Kindern und älteren Menschen geboten. Wenn Sie bei der Behandlung nicht sicher sind, oder wenn unvorhergesehene oder unklare Begleitumstände auftreten, rufen Sie einen Arzt. Nicht immer ersetzen Naturheilverfahren eine medizinische Behandlung. Handeln Sie vorsichtig und verantwortungsvoll, und entscheiden Sie, ob und inwieweit die in diesem Buch dargestellten Verfahren oder Mittel für Sie eine Alternative zur Schulmedizin darstellen.

## Einleitung

Beschäftigt man sich mit Wegen, die zur Heilung des Menschen führen sollen, so kommt man nicht umhin, über den Horizont des zunächst Offensichtlichen hinauszublicken und die Thematik der alternativen Heilkunde in einen philosophischen Kontext und damit wirklich ganzheitlich zu betrachten.

Da unseren Vorfahren moderne medizinische Technik fehlte, waren sie gezwungen, ihre vorhandenen spirituellen Potentiale auszubauen und zu schulen, um mit ihrer Hilfe verborgene Heilkräfte zu wecken. In unserer hochtechnisierten Welt ging dieses Wissen um die latent in jedem Menschen vorhandenen Heilkräfte verloren, und erst langsam erkennt man an, daß physische und geistige Gesundheit eng miteinander verknüpft sind und emotionelle Faktoren am Anfang, beim Fortschreiten und bei der Heilung einer Krankheit eine ganz entscheidende Rolle spielen. Demnach erfordern Gesundheit und Heilung weit mehr als rein technologische Behandlung. Auch muß die Schulmedizin zunehmend anerkennen, daß es inzwischen eine Vielzahl von Beweisen dafür gibt, daß sich mittels integrativer und meditativer Verfahren Körperfunktionen manipulieren lassen, von denen man bisher ausging, daß sie sich der willkürlichen Kontrolle entziehen. Diese Erkenntnis über die Bedeutung integrativer Techniken eröffnet neue Dimensionen der selbststeuerbaren Heilung. Sie deckt sich mit dem Wissen, daß jeder Mensch seinen eigenen Arzt in sich trägt und daß es die Aufgabe jedes Therapeuten sein muß, diese verborgenen Heilkräfte zu wecken und ihnen den Weg frei zu machen.

Die im Kapitel »Integrale Heilmethoden« beschriebenen Verfahren zur Bewußtseinserweiterung liegen alle im Schnittfeld moderner psychologischer Therapieversuche: der Kognitionswissenschaften, neuer Ergebnisse der Hirnforschung und der Psychoneuroimmunologie sowie der Deutungsversuche der Ergebnisse aus neurobiologischen und erkenntnistheoretisch-philosophischen Ansätzen. Ich möchte diese Methoden strikt trennen von sogenannten Erlösungs- oder Erleuchtungsverfahren einzelner fanatischer Esoterikgruppierungen, für die in diesem Buch kein Platz ist. Esoterik ist heute zu einer Art moderner Geisteswissenschaft aufgestiegen, die versucht, aus einer praktischen Sichtweise heraus Fragen nach dem Woher, Warum und Wohin zu ergründen. Leider wird dieser Zweig der Philosophie noch immer durch starrköpfige New-Age-Aktivisten in Verruf gebracht.

Kaum etwas in der heutigen Zeit ist so modern und gleichzeitig so alt wie die Therapie mit den klassischen Naturheilverfahren. Es handelt sich hierbei um traditionelle Naturheilweisen, wie sie von verschiedenen Kulturen bereits seit Jahrtausenden erfolgreich angewandt werden. Der immer wieder zu beobachtende Erfolg dieser Heilverfahren führte dazu, daß diese alten Heilmethoden von Generation zu Generation weiter überliefert wurden.

Es sind natürliche biologische Heilverfahren und Heilkräuter, mit denen der heilkundige Arzt versucht, regulierend in das Körpergeschehen seines Patienten einzugreifen mit dem Ziel, die körpereigenen Selbstheilungskräfte zu aktivieren und zu verstärken. So soll der Körper beispielsweise mit Heilpflanzen verstärkt in die Lage versetzt werden, eine Krankheit auf natürlichem Wege auszuheilen. Darüber hinaus versucht der Naturheilarzt zusammen mit seinem Patienten, die Ursache der Krankheit aufzudecken und Lösungswege zu erarbeiten, die es dem Patienten ermöglichen, krankheitsauslösende Faktoren auszuschalten. Des weiteren versucht der Naturheilarzt, aufklärend und vorbeugend den Patienten zu einer gesunden und natürlichen Lebensweise zu motivieren. Er wird ihn anregen, einfache gesundheitsfördernde Maßnahmen, die individuell auf ihn zugeschnitten sind, in seinen Tagesablauf zu integrieren, um so langfristig zu mehr Lebenskraft, Lebensfreude und Gesundheit zu gelangen. Gleichzeitig ist sich der Naturheilarzt jedoch auch seiner Verantwortung dahingehend bewußt, daß er sehr wohl weiß, wo die Grenzen der Naturheilmedizin sind. Daher wird er seine Therapie zunächst immer auf einer gezielten modernen schulmedizinischen Diagnostik aufbauen.

Erst dann wird er entscheiden, ob er mit biologischen Mitteln regulierend in das gestörte Stoffwechselgeschehen des Körpers eingreift, oder ob die Krankheit es erforderlich macht, sofort schulmedizinische Präparate oder Schritte einzusetzen.

Eine Vielzahl von Krankheiten wird er ohne zu zögern mit den segensreichen Errungenschaften der modernen Medizin behandeln, jedoch wird er dabei immer den ganzen Menschen, bestehend aus Körper, Geist und Seele, im Auge behalten und niemals vergessen, daß der seelische Zustand maßgeblich am Ausbruch der Erkrankung beteiligt war und genauso entscheidend zur Heilung beitragen wird. Daher wird er sich seinem Patienten zuwenden, versuchen, seine Probleme zu erkennen, mit ihm reden und schließlich zusätzlich zu den schulmedizinischen Maßnahmen begleitende naturheilkundliche Therapien anwenden.

Er wird aus der Vielzahl der alternativen Heilmethoden diejenige herausgreifen, die er für seinen Patienten als die geeignetste empfindet, und diese zur Verbesserung des Befindens seines Patienten zusätzlich einsetzen.

# Teil I

# Über die Ursachen von Krankheiten und deren Vorbeugung

# Über die Natur

Die Entstehungsgeschichte des Menschen vom Kohlenwasserstoffmolekül über die Einzeller zu den Tieren stellt einen stetigen Weiterentwicklungsprozeß zu immer höheren Lebensformen dar. Ein »metaphysisches Agens«, so nannte der berühmte Philosoph Karl Popper diese jedem Lebewesen innewohnende Macht, welche die Evolution steuert und immer weiter zu Höherem antreibt. Diese Kraft wohnt uns allen inne, und sie versucht, alles Kranke aus sich selbst zu heilen. Sie meint es gut mit uns und ist grundsätzlich bestrebt, uns den Weg zu weisen zu einem langen und erkenntnisreichen, gesunden und harmonischen, tatkräftigen und glücklichen Leben. Entsprechen wir diesem Evolutionsvorsatz und folgen ihm, so leben wir in Einklang mit der Natur und der Idee des Schöpfers. Jedes Zuwiderhandeln gegen die Natur und der ihr innewohnenden Vernunft bedeutet demnach ein Verstoß gegen die göttliche Vernunft und eine Verletzung der göttlichen Ordnung.

Verstößt der Mensch gegen diese gottgewollte Harmonie, indem er nicht im Einklang mit den Gesetzen der Natur lebt, reagiert sie unweigerlich mit Befindungsstörungen und Krankheit. Symptome und Krankheiten sind also nicht nur Alarmsignale, sondern eine Aufforderung, wieder auf den Weg der Vernunft, der Natur, zurückzukehren, um die Harmonie wiederherzustellen.

Hier liegt der Ansatzpunkt, an dem sich Glaube und Vernunft treffen. Schon die Philosophen der Antike setzten die Natur nicht nur mit den Göttern gleich, sondern auch mit der Vernunft. Natürlich zu leben bedeutete für sie, vernünftig und damit gottgefällig zu leben.

Der Natur haben wir es zu verdanken, daß dem menschlichen Körper Kräfte innewohnen, die ständig bestrebt sind, für Ausgleich zu sorgen und ein entgleistes Gleichgewicht wieder »ins Lot« zu bringen. Gleich roten Warnlämpchen, die aufleuchten, um auf Unordnung und Ungleichgewicht hinzuweisen und um Schlimmeres zu verhindern, zeigen sich Beschwerden und Symptome. Diese in uns wohnenden Selbstheilungskräfte der Natur – die Griechen nannten sie Syneidisis, das biologische Gewissen des Körpers – streben die erneute Versöhnung mit der Natur beziehungsweise mit der göttlichen Vernunft an.

Verfolgt man diese Gedankengänge weiter, so heißt dies jedoch, daß die Mehrzahl aller Erkrankungen Schöpfungen des Menschen selbst sind, die dadurch entstehen, daß er die Gesetze verletzt, nach denen er leben sollte. Der Mensch ist also selbst für seine Misere verantwortlich, denn er denkt und verhält sich in vielen Lebensbereichen falsch. Hierzu zählen auch die Folgen seines Umgangs mit der Natur, die selbstgeschaffenen Umweltprobleme. Vor allem in den folgenden sensiblen Bereichen scheint das Individuum Mensch zu versagen und so Krankheiten den Weg zu ebnen:

1. Im sozialen Bereich beispielsweise durch Streß oder Überforderung sowie Frustration am Arbeitsplatz, mit Nachbarn oder dem Lebenspartner, durch Egodominanz, durch Intoleranz und Unflexibilität.

2. Im psychologischen Bereich beispielsweise durch unverarbeitete Konflikte und Schuldgefühle,

durch Selbsthaß, Mangel an Eigenliebe und mangelndes Selbstbewußtsein.

3. Im biologischen Bereich beispielsweise durch Immunschwäche und Infektanfälligkeit, durch falsche Ernährung, mangelhafte Abhärtung oder unzureichende Bewegung.

4. Im umweltassoziierten Bereich beispielsweise durch Umweltgifte, durch Luftverschmutzung sowie durch Nahrungs- und Genußmittelgifte.

## Krankheit – ein Geschehen mit vielen Ursachen

Jede Krankheit hat nach dem Gesetz von Ursache und Wirkung eine definierbare Ursache. Das Gesetz besagt, daß jede Ursache zu einer Wirkung führt, genauso, wie jede Wirkung eine Ursache voraussetzt. Krankheiten entstehen also nicht aus einem Vakuum heraus und sind auch nicht die Folge eines Zufalls, sondern sie entstehen immer aus einem Zusammenspiel von biologischen, psychologischen und sozialen Faktoren. Ziel kann es daher nur sein, vorbeugend so zu leben, daß auf dem Boden von Liebe, Toleranz und Tugendhaftigkeit in sämtlichen Lebensbereichen Harmonie und Eintracht herrschen.

## Krankheiten – Wachstumsmotor auf dem Weg zu einem sinnerfüllten Leben

Bis heute wird Krankheit allgemein als eines der schlimmsten Übel dieser Welt angesehen. Mit grenzenloser Kraft wird auf wissenschaftlicher Ebene auf eine lobenswerte Weise versucht, Krankheiten zu bekämpfen und auszurotten. Dieser Kampf jedoch scheint endlos, denn kaum ist eine Krankheit scheinbar besiegt, ist schon wieder eine neue entstanden.

Wie alles auf der Welt hat jedoch auch die Krankheit zwei Seiten: eine leidensvolle und eine bereichernde, der persönlichen Weiterentwicklung dienende Seite. Unter diesem Gesichtspunkt verliert die Krankheit an Schrecken und öffnet dem nach der wirklichen Ursache seiner körperlichen Entgleisung Suchenden einen langen, erkenntnisreichen Pfad der individuellen Reifung.

Ein Mensch, der begriffen hat, daß seine Krankheit kein Zufall, sondern die folgerichtige Konsequenz aus einer bestimmten Denk- und Verhaltensweise ist, kann nun in der Krankheit ein Geschenk sehen, eine von der Natur geschenkte Herausforderung, eine Chance, sich Neuem zu öffnen, zu begreifen und über sich selbst hinauszuwachsen.

Krankheit kann also sowohl als Signal als auch als motivierender Faktor verstanden werden, als Korrektiv und Werkzeug, dessen sich unsere Seele bedient, um uns auf Fehler hinzuweisen, die uns langfristig noch größeren Schaden zufügen würden.

Selbstverständlich können mehrere Ursachen zusammen über ein Krankheitssymptom zu einer Krankheit führen (wie zum Beispiel falsche Ernährung, Umweltgifte, genetische Veranlagung und dergleichen mehr), jedoch führt uns der rational streng analytische Ansatz der Naturwissenschaft seit mehr als einem dreiviertel Jahrhundert zunehmend weg von dem eigentlichen Sinn der Krankheit.

Seit Religion (religio bedeutet Rückbesinnung) und Heilkunde begannen, verschiedene Wege einzuschlagen, verschwand langsam die einheitliche Sichtweise und damit das Verständnis über die tiefergreifenden Ursachen von Krankheiten. Die später erfolgende Trennung von psychischen und körperlichen Leiden vernebelte gänzlich eine ganzheitliche Betrachtungsweise von Krankheit und führte letztendlich dazu, daß ein ursächlicher Zusammenhang zwischen Körper und Psyche nun vollständig abgelehnt wurde. Zu intensiv beschäftigte man sich mit elektronenmikroskopisch kleinen Strukturen in der Zelle, in denen man die körperliche Entgleisung eindeutig zu lokalisieren vermeinte.

Nachdem heute die Schulmedizin zunehmend an ihre Grenzen stößt, wird der Naturheilkunde und anderen alternativen Therapieansätzen erhöhte mehr Aufmerksamkeit geschenkt. Eine ganzheitliche Sichtweise des Krankheitsgeschehens ist gefordert, wobei der Frage nach dem »Warum« eine ganz neue Bedeutung beigemessen werden sollte. Warum kam es dazu, daß plötzlich zwei Moleküle nicht mehr aneinanderpaßten, und was führte letztlich zu dieser molekularen Störung des Gleichgewichts?

Um eine Krankheit zu heilen, muß der Mensch ganzheitlich betrachtet werden. Erst wenn das biologische, psychologische, soziale und ökologische Umfeld des Patienten einbezogen wird, kann eine wirkliche Diagnose gestellt werden. Und erst auf dieser Grundlage kann dann eine ganzheitliche Therapie einsetzen, die Geist und Seele ebenso einbezieht wie den Körper.

Sind Medikamente zur Unterstützung des Heilungsprozesses nötig, so gilt auch hier der **ganzheit**liche **Grundsatz:** *Wo immer möglich, sollte mit natürlichen Mitteln regulierend in das Stoffwechselgeschehen des Körpers eingegriffen werden. Wo immer erforderlich, wie zum Beispiel in der Intensivmedizin, müssen selbstverständlich bewährte chemische Präparate zur Anwendung kommen. Es sollte eine Synthese aus Schulmedizin und Naturheilkunde gefunden werden, um dem Patienten zu seinem natürlichen inneren Gleichgewicht zu verhelfen.*

So erinnert man sich auf der Suche nach dem wahren Ursprung von Krankheit wieder spiritueller Ansätze. Goethe sagte, daß »alles Sichtbare nur ein Gleichnis ist«, also ein manifester, sichtbar gewordener Gedanke oder eine Idee, die ihre körperliche Ausdrucksform findet. Und auch Einstein stellte fest, daß Materie und Energie sich gegenseitig beeinflussen und sogar austauschbar sind.

Bevor sich ein Konflikt oder Problem als Symptom zeigt, meldet sich zuerst die innere Stimme oder Intuition. Diese versucht uns den richtigen, das heißt natürlichen und vernünftigen Weg zu weisen. Der Verstand, der vom Ego dominiert wird, lehnt aus logischen oder triebhaften Überlegungen diesen Weg ab. So bleibt zunächst lediglich ein ungutes Gefühl, welches sich auf unterster Ebene in Reizbarkeit oder einem Angsttraum manifestiert.

Wird der inneren Stimme weiterhin keine Beachtung geschenkt, treten in der zweiten Eskalationsstufe leichte Störungen wie Schlaflosigkeit oder Schwäche auf. Auch Kopfschmerzen können hinzukommen als eine Aufforderung, sich bis zur Problemlösung Kopfzerbrechen zu machen. Werden diese Warnzeichen weiterhin nicht beachtet, kann es zu einer ersten sichtbaren körperlichen Störung wie beispielsweise einer Entzündung oder auch einer Erkältung kommen. Auf der körperlichen Ebene wird nun langsam sichtbar, was innerlich sowieso schon länger vorherrschte. Die Bitte des Organismus wird nun als ein erneutes Warnsignal schmerzhaft vorgetragen. Je stärker der Schmerz, desto größer der Ruf nach Beachtung und desto größer die Aufforderung, etwas Entscheidendes zu ändern. Möglicherweise äußert sich in der Folge diese dauerhaft verdrängte Störung in Form einer chronischen Krankheit. Sie erinnert uns immer wieder daran, daß auf der Bewußtseinsebene eine Änderung herbeigeführt werden muß.

So wie bei einer Wunde die körpereigenen Heilkräfte mobilisiert werden, die diese in perfektem Zusammenspiel verschließen, sendet unser Körper entsprechende Warnsignale aus, damit wir diese zum Anlaß nehmen, krank machende Denk- oder Verhaltensweisen zu ändern.

## Die Sprache der Seele und ihre Deutung

Im folgenden möchte ich einige der wichtigsten Krankheitssymptome vorstellen. Mit diesen Krankheitssymptomen sind psychische Grundmuster verbunden, die ebenfalls kurz skizziert werden sollen. Solche psychischen Grundmuster sind bereits Ausdruck einer inneren Heilkraft, die uns frühzeitig auf Fehler in unser Lebenseinstellung aufmerksam macht.

Die wichtigsten Anregungen für diese Zusammenstellung erhielt ich aus einer großangelegten Studie der Yale-Universität, die in einer Veröffentlichung von Louise Hay in Deutschland publik wurde. Im Laufe der letzten Jahre habe ich diese Fakten an meinen eigenen Patienten beobachtet. Es ergaben

sich erstaunlich auffällige Zusammenhänge, die den interessierten Leser motivieren sollen, über die tiefgreifenden psychischen Ursachen seiner Krankheit nachzudenken. Dem behandelnden Arzt liefern diese Beispiele einen Einstieg in eine gesprächstherapeutische Behandlung, die meiner Ansicht nach Bestandteil jedes Therapiekonzeptes sein sollte.

## ERKRANKUNGEN VON HERZ UND KREISLAUF

Das Herz ist das Zentrum der Liebe und der Emotionen. Bei einem Mangel an Liebe, Mitgefühl und Lebensfreude kann ein Herz irgendwann »brechen« oder »zerreißen«. So können Kaltherzigkeit und Herzlosigkeit dazu führen, daß sich ein Stau aggressiver, nicht gelebter Energie in Form eines Infarktes entlädt. Fragen, die man sich zu diesem Thema stellen kann: Sind Kopf, Herz und Gefühl im Gleichgewicht? Kann ich meine Gefühle äußern, und traue ich mich zu lieben, von Herzen zu lachen und zu weinen? Höre ich auf die Stimme meines Herzens? Lebe und liebe ich voller Verständnis und Herzenskraft?

*Rhythmusstörungen:*
Stolpern über emotionale Probleme. Tägliches Durcheinander und emotionaler Streß, der das Leben aus seinem natürlichen Rhythmus wirft.

*Arteriosklerose:*
Verhärtete engstirnige und nicht objektive Sichtweise. Unflexibilität im Denken, die sich in den Gefäßen festsetzt. Widerstand gegen Neues und andere Meinungen. Andauernde innere Spannung.

*Cholesterinablagerungen:*
Die in den Arterien zirkulierende »Lebensfreude«
ist zum Stillstand gekommen, hat sich abgelagert –
die Bahnen der Freude verstopfen immer mehr als
Zeichen langsam beginnender geistiger Intoleranz:
Kein innerer Frieden mit dem Selbst und nachlas-
sende Fähigkeit, sich an kleinen Dingen zu erfreuen.

*Bluthochdruck:*
Innere Anspannung durch Unausgesprochenes und
ungelöste Konflikte. Ständig unter Druck und
Hochspannung stehen, keinen Dampf ablassen
können. Ein über viele Jahre belastendes emotionales Problem macht stetig auf sich aufmerksam.

*Kreislaufschwäche:*
Angst, etwas nicht zu schaffen, sich ständig über-
fordert fühlen. Mangel an Selbstwertgefühl, Lebenskraft und Durchsetzungsvermögen sowie Hoffnungslosigkeit und Niedergeschlagenheit. Oftmals
hat man in der Kindheit zuwenig Liebe erfahren.
Man ist gefordert, sich mehr mit sich selbst zu
beschäftigen, um innere Stärke und Liebe zu sich
selbst zu entwickeln.

*Ohnmacht:*
Die Augen am liebsten vor etwas verschließen wollen. Einer plötzlichen unangenehmen Situation entfliehen wollen – man entzieht sich der Verantwortung. Rückzug, bevor es noch schlimmer kommt.

*Ödeme:*
Hängenbleiben an der Vergangenheit.

*Krampfadern:*
Sie sind Ausdruck einer gewissen Trägheit und
Schwerfälligkeit. Das Blut versackt in der unteren
Körperhälfte. Das Blut kann so leichter gerinnen,
und es kann zu einer Thrombose kommen, das
heißt, der Lebensfluß ist blockiert, falls nicht eine
grundlegende Wandlung erfolgt. Hört der Mensch
auf, sich zu wandeln oder zumindest die Offenheit
und Bereitschaft zur Wandlung zu zeigen, so können sich am Körper Symptome manifestieren, die
spiegelbildlich das Fließende blockieren.
Entmutigt immer wieder vor Situationen stehen,
die einem zuviel werden. Überarbeitung und Unzufriedenheit mit sich selbst, was die Notwendigkeit
einer tiefgreifenden Wandlung erforderlich macht.

*Anämie (Blutarmut):*
Mangel an Freude im Leben, übergroße Kritik-
veranlagung. Geringschätzung anderer. Verbissen-
heit und Angst vor dem Leben.

*Gangrän:*
Krank machendes, innerlich zerfressendes Denken.
Negatives aus der Vergangenheit gärt innerlich.

## ERKRANKUNGEN DES MAGEN-DARM-TRAKTES

So wie der Magen unsere Nahrung aufnehmen und
verdauen muß, steht er allgemein auch für die Aufnahme und Verdauung von Eindrücken und Empfindungen. Das erfordert jedoch ein gewisses Maß
an Offenheit, Akzeptanz und Aufnahmebereitschaft. Ist diese Toleranz nicht vorhanden, entsteht
ein Ungleichgewicht, eine Störung auf körperlicher
Ebene. Zu schnell werden Dinge »in sich hineinge-
fressen«, die dann »schwer im Magen liegen« und
den »Appetit verschlagen«. Wenn Aggressionen

und Gefühle dauerhaft nach innen gelenkt, »heruntergeschluckt« werden, kann diese Form der psychischen »Selbstzerfleischung« ihr körperliches Spiegelbild in Magengeschwüren und Magenkrebs finden.

Fragen, die man sich zu diesem Thema stellen kann, sind: Worüber bin ich sauer? Was will ich nicht schlucken? Was fresse ich ständig in mich hinein? Wo fehlt es mir an nötigem Verständnis für meine Mitmenschen? Warum überfordere und überlaste ich mich ständig? Wie gehe ich mit meinen Gefühlen um? Fehlt es mir an Liebe zu mir selbst?

*Zahnprobleme:*
Mit den Zähnen beißt man sich durch, sie sind Ausdruck von Durchsetzungskraft und der Fähigkeit, jemanden oder einer Situation die Zähne zeigen zu können. Schlechte Zähne können ein Hinweis darauf sein, daß man seine Aggressionen unterdrücken muß und seine Durchsetzungskraft nicht frei äußern kann. Besonders Zahnfleischprobleme geben einen Hinweis darauf, daß man empfindlich und verletzlich ist und Angst vor Liebesverlust hat. Bei Zahnprothesen wird eine gewünschte Vitalität und Durchsetzungskraft vorgetäuscht, die jedoch nicht vorhanden ist. Zähneknirschen zeigt ein meist nächtliches Hervorbrechen innerer Aggression und Hilflosigkeit als Ausdruck des Wunsches, »richtig zubeißen« zu können.

Fragen, die man sich stellen kann: Woran habe ich so schwer zu beißen? Welche Nuß muß geknackt werden?

*Mundgeruch:*
Man atmet das aus, was sich im Innern an Gedanken abspielt. So macht sich der Glaube an negative und verdorbene Gedanken in entsprechender Weise bemerkbar, während eine innere Einstellung von Liebe, Ehrlichkeit und Freundlichkeit in einem reinem Atem niederschlagen. Schlechte Zahnpflege und fehlerhafte Ernährung sind Ausdruck eines Mangels an Aufmerksamkeit und Liebe zu sich selbst und spielen selbstverständlich auch eine nicht zu unterschätzende Rolle.

*Leberprobleme:*
Die Leberentzündung weist auf einen inneren Konflikt hin, der bereinigt werden will und losgelassen werden soll. Überbelastung, Wut, Kritiksucht und Ärger haben das Denken vergiftet. Hier sollte ein Reinigungsprozeß einsetzen. Die Gelbsucht deutet darauf hin, die Dinge zu voreingenommen und subjektiv zu werten, daß man sie zu einseitig gefärbt sieht ohne das nötige Maß an Objektivität, Verständnis und Mitgefühl.

*Gastritis:*
Unfähigkeit, neue Eindrücke zu verdauen und zu akzeptieren. Konflikt und Ärger, mit dem man nicht umgehen kann, den man in sich hineinfrißt. Anhaltende Ungewißheit und schlimme Befürchtungen und Ängste, die am Selbst nagen und zu innerer Gereiztheit führen.

*Hämorrhoiden:*
Wut auf die Vergangenheit, die nicht losgelassen werden kann. Enttäuschungen und sich überlastet fühlen. Schuldgefühle.

*Bauchspeicheldrüsenerkrankungen:*
Enttäuschung darüber, daß das Leben seine süße Seite verloren zu haben scheint. Sehnsucht nach

dem, was gewesen sein könnte, und Kummer. Mangel an Eigenliebe.

*Erbrechen:*
Überraschende Konfrontation mit etwas, das einem nicht paßt. Ablehnung von etwas, das schwer verdaulich ist und nicht akzeptiert werden kann. Mangel an Offenheit und Gelassenheit.

*Darmprobleme/Verstopfung:*
Abgelagerte Reste alter, wirrer Gedanken verstopfen den Ausscheidungsweg. Unfähigkeit, Vergangenes heraus- oder loszulassen. Unbedingtes Festhaltenwollen an Vergangenem. Geiz, etwas Materielles nicht loslassen können, Unfähigkeit, den Augenblick zu genießen.

*Durchfall:*
Angst vor einer gegenwärtigen Situation; Überlastung und Unzufriedenheit. Ein akutes unangenehmes Problem will gelöst werden. Fragen: Wovor habe ich »Schiß«? Wovor mache ich mir wegen irgend etwas aus Angst die Hosen voll? Was will ich loswerden, anstatt es anzunehmen und vernünftig zu verarbeiten?

*Blähungen:*
Unverdaute Ängste und Festhalten an alten Vorstellungen. Etwas nicht schlucken wollen, daher »Luft schlucken«. Dinge nicht loslassen wollen. Unfähigkeit, den Augenblick und das Hier und Jetzt zu genießen.

*Gallensteine:*
Verbitterung, unaufgelöste Wut über früher Geschehenes. Überschäumende triebhafte Emotionen. Widerstand gegen Veränderungen: Steine sind geronnene Aggressionen. Der Choleriker spuckt Gift und Galle.

## ERKRANKUNGEN DER HARNWEGE

Die Nieren repräsentieren bis zu einem gewissen Grad den Partnerschaftsbereich. So treten Nierenerkrankungen mit besonderer Häufigkeit dann auf, wenn man in der Partnerschaft in Problemen steckt und keinen Ausweg zu finden scheint. Häufig fehlt es an der Fähigkeit, mehr Mitgefühl und Verständnis für den Partner aufzubringen und sich selbst nicht zu wichtig zu nehmen.

*Blasenprobleme:*
Zurückhaltende Ängstlichkeit und Sensibilität. Psychischer Druck, der auf einem lastet, der sich in die Blase leert (siehe auch unter Infektionskrankheiten, Seite 30). Frage: Wo halte ich an etwas fest, was längst keine Rolle mehr in meinem Leben spielen darf, und was soll ich loslassen?

*Bettnässen:*
Dem Druck der Eltern, hier meist des Vaters, oder der Schule nicht mehr standhalten können. Das Kind läßt nachts los, was es tagsüber sich nicht loszulassen traut. Form des unterdrückten Weinens. Das Kind muß durch Liebe und Verständnis von seinem Druck befreit werden.

*Nierenprobleme:*
Kritiksucht sowie Enttäuschung, meist in der Partnerschaft. Projektion eigener Unzulänglichkeiten auf den Partner. Selbstvergiftung durch das Unvermögen, seine eigenen Probleme selbst anzugehen.

*Nierensteine:*
Blockierter Entwicklungsfluß. Stau durch Festhalten an alten Problemen und Denkweisen. Geronnene, unbewältigte Aggression im Partnerschaftsbereich.

*Prostataprobleme:*
Angst vor dem Altern und dem Verlust der Männlichkeit. Aufgeben von wichtigen Lebenszielen. Sexueller Erwartungsdruck und unbewußte sexuelle Schuldgefühle führen zu großem inneren Druck.

## ERKRANKUNGEN DER ATEMORGANE

Die Lunge steht für die Fähigkeit, das Leben und die Lebenskraft mit jedem Atemzug in uns aufzunehmen. Die Atmung verschafft uns Vitalität und verbindet uns mit unserer Umwelt. Sie ist ein Kontakt- und Kommunikationsmittel. Einatmen und Ausatmen entsprechen Geben und Nehmen. Erkrankungen in diesem Bereich weisen meist auf eine Beziehungsstörung zu einer Person oder auf einen Konflikt mit unserer Umwelt hin. Es drängen sich die folgenden Fragen auf: Was will ich nicht annehmen, was nicht hergeben? Nehme ich zuviel? Was verschlägt mir den Atem, wer erdrückt mich so, daß ich keine Luft mehr bekomme? Wo ist die Liebe in meinem Leben geblieben?

*Bronchitis:*
Der Körper will sich von etwas Belastendem befreien. Häufig findet sich eine familiäre Umgebung mit Streit und Schreien. Husten ist ein Zeichen, etwas rauszulassen, um es loszuwerden.

*Lungenentzündung:*
Angst, Verzweiflung und Lebensmüdigkeit. Trauer und emotionale Wunden brechen plötzlich auf. Durch das Abgrenzungsbestreben des Ego ist ein Konflikt entstanden, der die Lunge entzündet. Leben und Liebe sollen wieder durch die Lunge in den Körper fließen.

*Asthma:*
Suche nach Liebe, die man nicht erfährt oder selbst nicht geben kann, weil man sie nie erlernt oder als Kind erfahren hat. Unfähigkeit, selbständig zu atmen und zu leben. Sich ständig erdrückt fühlen. Form des unterdrückten Weinens sowie Lebensangst.

*Atemprobleme, Erstickungsangst:*
Angst oder Weigerung, das Leben ganz in sich hereinzulassen. Sich vom Partner erstickt fühlen, nicht mehr frei atmen können.

*Halsschmerzen:*
Hinuntergeschluckter Zorn. Dinge nicht klar sagen wollen. Man fühlt sich unfähig, sein Selbst und die eigenen Wünsche klar zu äußern. Weigerung, sich zu ändern.

## ERKRANKUNGEN DER SCHILDDRÜSE

*Schilddrüsenprobleme:*
Gefühl der Unterdrückung. Das Leben läuft vorbei: »Ich bekomme nie das zu tun, was ich wirklich will, ich konnte mich nie richtig entfalten und ausleben – wann komme ich endlich an die Reihe?«

## ERKRANKUNGEN DES NERVENSYSTEMS

*Schmerz (allgemein):*
Schuldgefühle. Sich unbewußt selbst bestrafen, denn Schuld sucht nach Bezahlung. Emotionaler Schmerz, der sich körperlich niederschlägt. Suche nach Liebe und Halt im Falle chronischer Dauerschmerzen. Anregung, sich selbst zu akzeptieren und zu lieben. Anregung, wichtige Dinge im Leben zu ändern.

*Kopfschmerzen:*
Weisen auf eine Problematik hin, die man ständig mit sich herumträgt und die nach Lösung schreit und somit immer wieder Kopfzerbrechen bereitet. Eine Person oder Situation geht einem auf die Nerven. Oft ist dies aber auch mit Unzufriedenheit über sich selbst und mit Angst vor dem Leben verbunden.
Der *Migränekopfschmerz* zeigt in besonderer Weise einen Widerstand gegen den Fluß des Lebens an. Häufig auftretende Migräneanfälle rühren möglicherweise auch von sexueller Unausgeglichenheit oder Frustration her. Wünsche und Phantasien, die nicht ausgelebt werden können, werden unbewußt vom Unterleib in den Kopf verschoben.
Der *Spannungskopfschmerz* weist auf übergroße Anspannung und extremen Leistungsdruck hin. Großer Ehrgeiz oder Perfektionismus können diesen Schmerz weiter verschlimmern, da der Ehrgeiz häufig durch eine Suche nach Anerkennung ausgelöst wird. Je größer der Wunsch nach Anerkennung, Bewunderung und Liebe ist, desto geringer ist die eigene Liebe zu sich selbst. Der Kopfschmerz ist ein typisches Beispiel für ein Warnsignal, für einen Hilfeschrei, den der Körper aussendet, um auf etwas Unnatürliches aufmerksam zu machen. Denk- und Verhaltensweisen, die den Naturgesetzen zuwiderlaufen und im göttlichen Sinne falsch sind, sollen so erkannt und geändert werden, damit eine belastende Situation endlich aufgelöst wird.
Fragen, die man sich stellen kann: Bin ich in meinem inneren Gleichgewicht? Nehme ich mich selbst zu wichtig? Bin ich dickköpfig, engstirnig und intolerant? Wo setze ich mich selbst ständig unter Druck?

*Nervenzusammenbruch:*
Sehr stark im eigenen Ego verfangen. Selbstsüchtig und verschlossen gegenüber der Liebe zu anderen Menschen und zu sich selbst.

*Nervosität:*
Ängstlichkeit, mangelndes Vertrauen in sich selbst und in den Prozeß des Lebens. Hektische, unruhige Persönlichkeit, die nicht mit sich selbst allein sein kann und ständig auf der Flucht vor sich selbst ist. Mangel an Selbstwertgefühl und Selbstvertrauen. Wunsch, alles besonders gut und perfekt zu machen, dadurch ständige Überlastung, Mangel an Vertrauen, innerer Ruhe und Gelassenheit.

*Depression:*
Vereinsamung. Hoffnungslosigkeit, Selbstzerfleischung durch Selbstvorwürfe und Schuldgefühle sowie der Glaube, nichts mehr wert zu sein. Suche nach Beachtung und Anerkennung. Die empfundene Sinnlosigkeit des Lebens soll motivieren, die Liebe und den Sinn des Lebens in der Einsamkeit wiederzuentdecken und einen erneuten Sinn des eigenen Daseins kreativ für sich selbst neu zu ent-

wickeln. Traurigkeit als Triebfeder für einen Neubeginn.

*Schwindel:*
Gefühle von Unsicherheit und mangelndem Halt im Leben. Zerstreute, wirre Gedanken sowie ein Gefühl von Sinnlosigkeit. Die Realität gerät durch unklare Vorstellungen ins Schwanken. Weigerung, dem Augenblick ins Auge zu blicken, und ihn zu genießen. Mangelnde Konzentration und Aufmerksamkeit für die kleinen Freuden im Leben.

*Schwäche:*
Andauerndes Bedürfnis nach einer Ruhepause. Überlastung, ständiges Überstrapazieren der eigenen Kräfte. Verlangen nach einer geistigen und körperlichen Verschnaufpause. Motivationslosigkeit durch mangelnde Träume und Ziele.

*Ermüdung:*
Verminderte Belastungstoleranz sowie Langeweile. Mangelnde Liebe demgegenüber, was man tut. Keinen Spaß am Leben haben. Übergroße Verantwortung sowie Flucht vor Aktivität und Verantwortung. Im Alter wird man lebensmüde, weil das Leben seinen Sinn verloren zu haben scheint.

*Schlaflosigkeit:*
Unverarbeitete Tageskonflikte: Der Tag mit seinen Problemen kann nicht losgelassen werden. Zerstreute Gedanken und Angstgefühle. Dem Prozeß des Lebens mißtrauen. Unbewußt »nagende« Schuldgefühle aus der Vergangenheit. Anzweifeln getroffener Entscheidungen sowie ein Mangel an Hingabefähigkeit und Urvertrauen. Fragen: Habe

ich Zutrauen in den Prozeß des Lebens? Habe ich Angst vor dem Tod und dem, was danach folgt?

*Krämpfe und Krampfanfälle:*
Davonlaufen vor sich selbst und vor dem Leben. Das Leben ablehnen; Kampf, Gewalt gegen sich selbst oder gegen andere ausschlagen wollen. Innere Anspannung sowie verkrampfte Gedankenmuster. Angst, Aggression, die sich so Luft macht. Der Krampfanfall zwingt dazu, sich los- und fallenzulassen. So können beim epileptischen Anfall auch Bewußtsein und Erinnerung endlich losgelassen werden.

*Multiple Sklerose:*
Möglicherweise lange Jahre voller Hartherzigkeit und emotionaler Kälte. Mentale Härte, eiserner Wille und Unnachgiebigkeit. Bestrebung, andere zu beherrschen und zu dominieren – was nun ins Gegenteil umschlägt und zu der Erkenntnis führt, daß Mit- und Füreinander notwendig sind. Liebe wurde nicht erfahren und nicht ehrlich gelebt.

*Zittern und Zuckungen:*
Ängstliches Gefühl, von anderen beobachtet zu werden; Mittel, um Aufmerksamkeit zu erzeugen. Ableitung von Aggressionen.

*Parkinson-Krankheit:*
Über alles und jeden Macht und Kontrolle ausüben wollen, anstatt Liebe und Verständnis auszuleben. Angespanntes, enges Denken. Lähmende Gedanken sowie Steckenbleiben in alten Denkmustern. Unwille, sich zu ändern oder anzupassen und unterzuordnen.

*Schlaganfall:*
Der Fluß des Lebens und der Freude ist ins Stocken geraten. Ein Widerstand hat sich im Leben plötzlich aufgebaut. Das Leben wird abgelehnt.

*Ohrenprobleme:*
Etwas nicht hören wollen. Weigerung, der inneren Stimme zu lauschen. Verbohrtheit. Aufforderrung, der Intuition Gehör zu schenken und ihr zu vertrauen. Fragen: Gibt es jemanden, dem ich nicht gehorchen kann? Wie ist es mit meinem Egoismus und meiner Demut? Nehme ich mich selbst zu wichtig?

*Augenprobleme:*
»Wer nicht sehen will, wird niemals erkennen.« Weigerung, der Vergangenheit, Gegenwart oder Zukunft ins Auge zu blicken. Dem eigenen Ich nicht ins Auge blicken wollen. Nicht mögen, was man Tag für Tag sehen muß, und vor einer unangenehmen Situation die Augen verschließen wollen. Etwas nicht mit ansehen wollen. Mangel an Weitblick – Angst vor der Zukunft bei Kurzsichtigkeit. Unfähigkeit, die schönen Dinge des Augenblicks zu sehen und zu genießen. Angst vor der Gegenwart bei Weitsichtigkeit. Die Dinge nicht mit den Augen der Liebe sehen.

## ERKRANKUNGEN DES BEWEGUNGSAPPARATES

Die Knochen bilden das innere Gerüst des Körpers, indem sie ihm Struktur und Halt geben. Daher spricht man nicht umsonst von aufrechten oder gebeugten Menschen, von unflexibler oder starrer Haltung.

*Bindegewebsschwäche:*
Bindegewebe geben Halt und verbinden die einzelnen Organe und Funktionseinheiten zu einem größerem Ganzen, das dadurch Form und Gestalt annimmt. Ein schwaches Bindegewebe zeigt bei einem Menschen Mangel an Halt, eine Tendenz zur Nachgiebigkeit und einen Mangel an innerer Spannkraft. Meist sind diese Menschen leicht verletzbar und etwas nachtragend. Sie nehmen Anstoß und reagieren mit blauen Flecken, die sofort auftreten, wenn sie irgendwo anstoßen.

*Lähmung:*
Flucht aus der Verantwortung, die einem zuviel wurde.

*Knieprobleme;*
Aus Stolz, Starrköpfigkeit oder Egoismus ist ein körperliches Symptom in Form inflexibler unbeugsamer Knie geworden. Die innere Unbeugsamkeit mit ihrem körperlichen spiegelbildlichem Ausdruck soll die Erkenntnis von Demut, Toleranz und Mitgefühl wecken.

*Handbeschwerden:*
Mit den Händen packen wir zu, nehmen neue Ideen auf, ergreifen Gelegenheiten und begreifen neue Gedanken und Ideen. Ein Ungleichgewicht auf dieser Ebene, welches sich in Handproblemen manifestiert, will dazu motivieren, wieder eine gewisse Neugier und Aufnahmebereitschaft für das Leben zu entwickeln, um bei der nächsten Gelegenheit wieder mutig und selbstbewußt zuzugreifen.

*Fuß- und Beinprobleme:*
Mit Beinen und Füßen schreiten wir durch das Le-

ben in die Zukunft. Rennen wir zu schnell, fehlt die nötige Geduld oder ist der Wille nach Fortschritt zu übermäßig groß, so können Probleme an den unteren Gliedmaßen den Weg bremsen. Auch eine überstarke Zukunftsangst kann den Weg nach vorne durch ein derartiges Symptom verlangsamen.

*Gicht:*
Ärger und Ungeduld haben sich in den Gedanken abgelagert, der Geist ist inflexibel und starr geworden, das Bedürfnis über andere Macht auszuüben und andere dominieren zu wollen hat dazu geführt, daß die Gicht diesen Menschen beherrscht. Der Schmerz ist eine Aufforderung, das Leben zu ändern, und die Starre der Gelenke ist eine Aufforderung zur Ruhe und Stille, um wieder auf den natürlichen Lebensweg zurückzufinden und um zu erkennen, daß Liebe, Offenheit und Mitgefühl notwendige Eckpfeiler menschlicher Existenz sind.

*Schleimbeutelentzündung:*
Aufgestaute Wut und Ärger, mal richtig auf den Tisch hauen wollen, es aber nicht tun. Dieser Energiestau entlädt sich nun in Form einer schmerzhaften Entzündung meist am Ellbogengelenk.

*Prellung (durch Zusammenstoß)*
*oder Verstauchung:*
Durch unser Ego sind wir möglicherweise bei jemandem angeeckt, vielleicht haben wir uns zu wichtig genommen oder wollten den anderen in ein bestimmtes Schema hineinpressen, ihm unsere Vorstellung aufdrängen oder ihn bewußt übervorteilen. Zeichen der Unachtsamkeit sich selbst gegenüber sowie verwirrte Gedanken und Gedankenlosigkeit.

*Rheuma, Arthrosen, Gelenkversteifung:*
Unbeugsamkeit. Mangel an geistiger Beweglichkeit und Flexibilität. Engstirniges Festhalten an alten Denkmustern. Chronische Verbitterung, Groll und ein Mangel an echter Liebe. Weigerung, eine festgefahrene und eingerostete Einstellung zu ändern, sowie Kritiksucht.

*Bandscheibenprobleme:*
Eine dauerhafte negative Situation, die einem »das Kreuz, das Rückgrat bricht«. Die Last kann nicht mehr getragen werden. Man fühlt sich im Stolz gebrochen oder vom Leben im Stich gelassen. Mangel an Halt und Unterstützung.

*Rücken- bzw. Wirbelsäulenprobleme:*
Mangel an emotionaler oder finanzieller Unterstützung. Furcht ums Geld. Die Last des Lebens will nicht mehr getragen werden.

*Halswirbelsäule:*
Überlastung, Schuldgefühle, Wut und Verbitterung. Angst vor Demütigung.

*Brustwirbelsäule:*
Angst vor dem Leben und vor innerem Chaos. Sich vom Leben im Stich gelassen fühlen. Schwaches Selbstbild, Beziehungsangst.

*Lendenwirbelsäule:*
Schrei nach Liebe. Selbstvorwürfe. Aus dem inneren Gleichgewicht geraten.

*Wirbelsäulenverkrümmung:*
Die verkrümmte, bucklige Wirbelsäule soll darauf aufmerksam machen, daß sich durch einen Mangel

an Toleranz und Demut auf dem Rücken Wut und Ärger aufgestaut haben. Bei Morbus Bechterev, der chronischen Rückenverkrümmung, zeigt sich eine über viele Jahre gelebte Unbeugsamkeit, die aus einem überstarken Egoanspruch resultiert. Der Mensch lebt nun mit seiner Steifheit und Unbeugsamkeit, und er wird erkennen, daß freiwilliges Verbeugen – als Zeichen der Demut – besser ist, als vom Leben letztlich gebeugt zu werden. Es sollte gelernt werden, aufrecht und mit innerem Frieden mit sich und der Welt durch das Leben zu gehen.

*Schiefhals:*
Es gilt als Zeichen von Mut und Selbstbewußtsein, seinem Gegenüber tief und fest in die Augen zu schauen. Durch den Schiefhals kommt die eigene Unsicherheit zum Ausdruck, die es ermöglicht, bestimmten Situationen nicht zu Angesicht zu bekommen, ihnen also gezwungenermaßen aus dem Weg gehen zu können. Man wendet sich einseitig von dem ab, was man nicht akzeptieren will, und sieht so die Dinge tatsächlich schief und verdreht.

*Steifer Nacken:*
Hartnäckige, sture und intolerante Sichtweise. Sich selbst zu wichtig nehmen sowie Unnachgiebigkeit. Weigerung, einmal eine Sache aus einem anderen Blickwinkel zu betrachten. Der Mensch sollte versuchen, freundlich, beweglich und tolerant seinen Mitmenschen gegenüber zu sein.

## ERKRANKUNGEN DER HAUT UND DER SCHLEIMHÄUTE

Die Haut ist das Kontakt- und Abgrenzungsorgan zwischen Individuum und Umwelt. Ungleichgewichte in uns und um uns herum prallen von allen Seiten gegen dieses Organ. Es wird damit zum Schauplatz eines Kampfes, dessen Ausgang wir mit unserer inneren Einstellung beeinflussen können. Das, was sich in uns abspielt, wird schließlich nach außen, an die Luft gelangen. So wird auf der Haut sichtbar, was innerlich aus seinem natürlichen Gleichgewicht geraten ist. Eine unnatürliche innere Belastung, die ihr körperliches Spiegelbild auf der Haut findet. Etwas »juckt einen«. Das Kratzen symbolisiert dabei ein Scharren oder Graben nach dem Verborgenen, das nach Entdeckung, Freiheit und Erlösung drängt. Die Beschaffenheit der Haut kann bis zu einem gewissen Grad etwas über die Empfindsamkeit des Menschen aussagen. So bezeichnet man beispielsweise einen empfindlichen Menschen als »dünnhäutig«, der Widerstandsfähige hat dagegen »ein dickes Fell«. Die schwitzige Haut hat eher etwas mit Unsicherheit und Angst zu tun, ebenso wie eine gerötete Haut auf Erregbarkeit hinweist.

Fragen, die sich zum Thema Haut stellen: Was will nach außen hin durchbrechen? Ist es verdrängte Triebkraft, Aggression, Leidenschaft oder Begeisterung? Grenze ich mich zu sehr ab? Bin ich mit mir unzufrieden, kann ich keine Liebe zu mir selbst aufbringen?

*Warzen:*
Etwas, das man an sich selbst als häßlich empfindet, oder etwas, für das man sich schuldig fühlt, zeigt sich an einer meist unschönen Wucherung. Die Warze ist somit Ausdruck eines nicht angenommenen Seelenanteils, der aufgenommen werden will. Gelingt es, sich selbst in seiner Ganzheit

zu lieben und dabei auch diesen Seelenanteil mit einzuschließen, so verschwindet die Warze. Wird dieser Teil des Ichs weiter ausgeklammert, muß er weiter ein Schattendasein führen, so wird er versuchen, sich in seiner Ausgegrenztheit selbständig weiterzuentwickeln. Die Warze oder das Muttermal kann dann zu einem Krebsgeschwür entarten.

*Milchschorf:*
Wenn ein Baby an Milchschorf leidet, kann dies bedeuten, daß das Kind sich emotional vernachlässigt fühlt und sich nach mehr Aufmerksamkeit, Körperkontakt und Liebe sehnt.

*Akne:*
Etwas wird aus Angst, Unsicherheit oder Scham unbewußt unterdrückt und will nach außen ausbrechen. Sich selbst nicht akzeptieren, sich nicht mögen. Unvermögen, vom Ich zum Du zu finden sowie Probleme in der Sexualität durch erziehungsbedingte Schamgefühle und mißverstandene Sexualität. Wunsch nach Nähe mit gleichzeitiger Angst davor. Unbewußte Abwehr gegen den Hautkontakt mit anderen Menschen. Die Grenze des Ichs muß überwunden werden durch Mut, Vertrauen und Offenheit.

*Hautausschlag:*
Sich in der eigenen Abgrenzung bedroht fühlen und »ausschlagen« wollen, um sich zu schützen. Aus Unsicherheit unterdrückte Emotionen werden sichtbar.

*Psoriasis, Neurodermitis:*
Gefühl, emotional vernachlässigt zu werden. Suche nach Liebe und Anerkennung. Angst, verletzt zu werden. Konflikt zwischen Sehnsucht nach Nähe und gleichzeitige Angst davor. Unterdrücken und Abschalten des Selbstempfindens. Aufbau eines Hautpanzers, der vor der Umwelt schützt.

*Herpes Zoster:*
Lang andauernde innere Spannung. Unentschlossenheit und Ungewißheit. Schmerzen resultieren aus Aggressionen, die nicht ausgedrückt werden.

*Allergie:*
Übersteigerter körperlicher Widerstand gegen einen Stoff, der vom Körper als feindlich erklärt wurde. Ein unbewußter Kampf, eine Aggression gegen einen angstbesetzten Bereich, den man ablehnt oder verdrängt: Im Fall von Pollenallergie ist es die Angst vor Sexualität. Abwehr ist das Gegenteil von Liebe – Liebe zu Bereichen, die es anzunehmen gilt.

*Haarausfall:*
Die Haare, und hier besonders die langen Haare, stehen für Freiheit, Kraft und Macht. Sie symbolisieren dominantes energisches Auftreten mit dem Versuch, über alles und jeden Kontrolle und Macht auszuüben. Haarverlust steht für Angst und psychische Anspannung. Haarverlust kann als Aufforderung verstanden werden, andere nicht mehr zu dominieren, und Stolz, Eitelkeit und Ego zurückzustellen. Findet man wieder neuen Mut und Vertrauen zu sich selbst, dann wird auch die Lebensfreude wieder wachsen und damit auch die Haare.

## INFEKTIONSKRANKHEITEN

Eine Infektion kann bei einem geschwächten Immunsystem leicht zum Ausbruch kommen. Da jegliche innere Belastung die Funktionen des Abwehrsystems beeinträchtigt, zeigt eine Infektion auch einen Konflikt auf der psychischen Ebene an, wo dieser jedoch nicht gelöst werden konnte. Der Konflikt tobt sich nun als Entzündung im Körper aus. Dies bewirkt:

– Aufmerksamkeit gegenüber dem Konflikt. Weiche ich ihm aus? Gestehe ich ihn mir nicht ein?
– Anregung, eine Lösung zu finden. Beispielsweise durch Immobilität wie Bettruhe können ausreichend Zeit und Ruhe zur Konfliktlösung gefunden werden.

*Erkältung:*
Festgefahrener Konflikt (vielleicht nur Ärger oder Überlastung), der wieder in Fluß kommen will. Die Nase voll haben von etwas. Überlastung und zuviel, das auf einmal einströmt. Der Wunsch des Körpers nach Ruhe sollte akzeptiert werden, um wieder Gelegenheit zu haben, neue Lebenskraft zu sammeln, die vonnöten ist, um den Konflikt zu bereinigen.

*Entzündung:*
Erhitztes, innerlich aufgewühltes Befinden. Rot sehen vor Streß, Angst oder Wut.

*Abszeß, Furunkel:*
Ein innerer Konflikt, der auf geistiger Ebene nicht frei werden konnte und nun nach außen bricht, um auf der Haut zu »explodieren«. Wut, Ärger, Kränkung oder Verletzung. Gärende, negative Gedanken, die auch unbewußt sein können. Gedanken, die »überkochen«, sowie mangelndes Selbstwertgefühl. Sich selbst nicht annehmen können.

*Blasenentzündung:*
Das Loslassen des Harns äußert sich als Schmerz. Trotz starken Drucks (Konflikt) kann man sich nur schwer von etwas lösen. Ängstliches Festhalten an alten Gewohnheiten und Ansichten.

*Nebenhöhlenentzündung:*
Chronische Gereiztheit über eine nahestehende Person. Die Nase voll haben oder jemanden nicht mehr riechen können.

*Geschlechtskrankheiten, Aids:*
Mögliche sexuelle Schuldgefühle, die auf die Erziehung durch die Eltern zurückgehen. Selbstbestrafung sowie Verleugnen des Selbst, Mangel an Selbstwertgefühl und ein Gefühl der Wehr- und Hoffnungslosigkeit. Geschlechtskrankheiten zwingen zur Enthaltsamkeit.

## SUCHTKRANKHEITEN

Hinter jeder Sucht steckt eine Suche nach etwas, wovon man träumt, was man aber aus eigener Kraft bislang nicht erreichen konnte. Gleichzeitig ist die Sucht auch verbunden mit einer Flucht vor der Realität und vor sich selbst. So wird nach einem Ersatzmittel gegriffen, welches dem Leben seine Härte und Schärfe nehmen soll.

*Haschisch:*
Suche nach einer problemfreien Welt; Flucht aus den Zwängen des Alltags.

*Kokain:*
Suche nach Liebe und Anerkennung. Mehr sein wollen, als man ist. Wunsch totaler Vergeistigung, indem die Zwänge des Körpers abgestreift werden. Die im Laufe der Zeit einsetzende Hirngewebezersetzung führt nach und nach zu unkontrollierten, überschießenden, teils schizophrenen Verhaltensweisen. Häufig sind es sehr intelligente Menschen, die süchtig werden.

*LSD/Ecstasy:*
Suche nach neuen Abenteuern und Eindrücken und nach Bewußtseinserweiterung. Flucht vor der Langeweile des Alltags.

*Heroin:*
Vollkommene Flucht vor der Auseinandersetzung mit unserer Welt und den alltäglichen Problemen. Tiefe Frustration und starker Mangel an Selbstwertgefühl. Früher häufig starke Vaterdominanz mit wenig ehrlicher Liebe.

*Alkohol:*
Flucht vor Konflikten, Vertuschung von Komplexen und Abtöten von Schuldgefühlen. Man lebt gegenüber anderen Stärke aus, die innerlich fehlt. Häufig hassen sich die Menschen, da sie ständig ein schlechtes Gewissen haben.

*Naschsucht:*
Unstillbarer Hunger nach Liebe und nach der Süße des Lebens.

*Eßsucht:*
Kaum stillbarer Hunger nach Leben, nach Liebe und nach emotionaler Nahrung. Der Versuch, eine innere Leere auf körperlicher Ebene zu füllen. Frustration sowie ein Mangel an Selbstwertgefühl bringen einen Teufelskreis hervor, der nur dadurch zu unterbrechen ist, wenn man sich selbst annimmt und liebt. Es muß gelingen, sich für Neues zu öffnen und von nun ab geistige Nahrung in sich hineinzulassen.

*Magersucht:*
Flucht vor Weiblichkeit und Sexualität. Meist sehr dominante, extrem besorgte Eltern und starker Leistungsdruck. Selbsthaß sowie extreme Angst und ein Mangel an Selbstwertgefühl trotz Attraktivität und großer Erfolge. Die Ablehnung des Essens ist eine Ablehnung des eigenen Körpers. Ziele sind Reinheit und totale körperlose Vergeistigung. Allem Körperlichen und damit auch der Triebhaftigkeit und Sexualität möchte man entfliehen. Keuschheit und Geschlechtslosigkeit werden angestrebt: So will man extrem schlank sein, um möglichst nichts Weibliches mehr ausweisen zu müssen. Dieses Askeseideal wird von der Betroffenen nie als krankhaft eingeschätzt, und dementsprechend wird auch die Notwendigkeit einer Therapie nicht eingesehen.

*Nikotinsucht:*
Wunsch nach Unabhängigkeit, Abenteuer und offener Kommunikation, den man durch die Zigarette zu stimulieren versucht. Der Rauch vernebelt jedoch die wirklichen tiefen Sehnsüchte, hüllt sie ein in Dunst. Häufig tiefer Mangel an Selbstwertgefühl. Nervosität und innere Unruhe.

*Nägelkauen:*
Trotz gegenüber einem Elternteil. Frustration im

Sinne von Abnagen des Selbst. Nach innen gewandte Aggressionen durch Mangel an Selbstvertrauen und Liebe, die man sucht.

## FRAUENKRANKHEITEN

*Menstruationsprobleme:*
Meist ein innerer Protest gegen echte Hingabe. Widerstand gegen die eigene Weiblichkeit, gegen Sex und Männer. Das Frausein wird schmerzhaft erlebt, so daß man von Regelproblemen immer auf verdrängte Sexualprobleme schließen kann, denn der Protest gegen die Hingabe und Akzeptanz, der sich in der Regelstörung zeigt, verhindert auch beim Geschlechtsleben das Loslassen. Meist finden sich Orgasmusprobleme. Haß und Wut auf sich selbst fördern diese Beschwerden. Die Menstruation kann als Machtinstrument eingesetzt werden, um Sex zu verhindern und statt dessen Zuwendung und Liebe zu bekommen.

*Sexuelle Probleme:*
Verdrängte Angst beispielsweise vor dem eigenen Vater. Lustverleugnung und mangelnde Fähigkeit loszulassen und sich vertrauensvoll hinzugeben. Hingabe bedeutet, daß Ego nicht festzuhalten, sondern loszulassen. Falsch verstandene Sexualität, beispielsweise als etwas Schmutziges, sowie mangelndes Vertrauen in den Partner. Häufig werden falsche Partner ausgesucht. Starke Belastungssituationen, die das Loslassen und die Hingabe nicht möglich machen.

*Probleme während der Wechseljahre:*
Furcht, nicht mehr als Frau begehrt zu werden.

Selbstablehnung und Angst, unattraktiv zu sein. Angst vor dem Alter. Je stärker die Beschwerden, desto geringer sind das Verständnis und die Akzeptanz dieses natürlichen Wandlungsprozesses.

*Schwangerschaftsprobleme, Fehlgeburt:*
Unbewußte Ablehnung des Kindes und der Versuch, es loszuwerden, zeigen sich beispielsweise in Erbrechen.

## KREBS

Krebs ist aus der natürlichen Ordnung geratenes Leben. Inneres Ungleichgewicht führt zu einer Disharmonie auf zellulärer Ebene. Einzelne Zellen wollen sich dem Gesamtgefüge des Organismus nicht mehr unterordnen und machen sich selbständig, wobei sie sich auf Kosten des umliegenden Zellverbandes rücksichtslos vermehren. Der Körper als der Wirt der Zelle wird ausgenutzt. Jedoch fehlt der Zelle der Blick für die umfassende Einheit, deren Teil sie ist und ohne die sie nicht leben kann. So wird sie letztendlich untergehen, da sie ihren Wirt vernichtet und damit die eigene Lebensgrundlage zerstört. Die Krebszelle symbolisiert demnach einen ausgegrenzten Lebensbereich, einen Bereich des Ichs, der mit einem tiefsitzenden Schmerz verbunden ist. Dieser Schmerz ist ein seelischer, der nicht angenommen und akzeptiert werden kann, sondern ständig verdrängt wird, bis er schließlich von selbst mit lebensbedrohender Kraft endgültig auf sich aufmerksam zu machen versucht. Es sollte angestrebt werden, diesen Bereich zu integrieren und mit Liebe zu füllen.

## Praktische Wege zu dauerhafter Gesundheit und Lebenskraft

In alten Hochkulturen war Gesundsein ein Leben in Mitte und Maß. Dieses Maß war von Wertorientierungen bestimmt, die dem Leben Sinn und Richtung gaben. In der klassischen Antike, die das arabische und lateinische Mittelalter maßgebend beeinflußte, waren Heilkunde und Lebenskunde noch eine Einheit. War die klassische Medizin an Gesundheit orientiert, so wurde das medizinische Denken und Handeln später unter dem Einfluß der aufstrebenden Naturwissenschaften von der krankhaften Veränderung geprägt. Gesundheit wurde schließlich nur noch definiert als »Freisein beziehungsweise Freiwerden von Krankheit«. Die spektakulären Erfolge der modernen Medizin, die Ausweitung perfekter Medizintechnik – die den Menschen definiert als eine Summe von Organen, statt ihn in seiner Gesamtheit aus Körper, Geist und Seele wertzuschätzen – in Diagnostik und Therapie täuschen darüber hinweg, daß wir heute keine Lehre mehr vom Wesen des Menschen, von der Erhaltung und dem Verlust seiner Gesundheit haben.

Wir stehen heute in der Polarität zwischen der technischen Medizin und der Rückbesinnung auf alles, was wir als »Natur« und »natürlich« empfinden. Man ruft zu Recht nach einer Neuorientierung in der Medizin, nach Ganzheitsmedizin, die den Menschen als Einheit von Körper, Seele und Geist in seinen soziokulturellen und ökologischen Lebensräumen sieht und bei der Behandlung eine Synthese von Schulmedizin und Naturheilkunde vollzieht.

Wenn man in die Geschichte der Medizin zurückblickt, dann erkennt man heute in den modernen und alternativen Bewegungen häufig uralte Modelle einer umfassenden Heilkunde und Heilkunst wieder, wie sie bereits in allen Zeiten und in allen Kulturen im Umgang mit Gesundheit und Krankheit zu finden waren. Dieser Schatz an Erfahrungen ist im Zeitalter der Naturwissenschaft und Technik verlorengegangen und muß nun wieder fruchtbar gemacht werden.

Grundlage bilden immer wieder die sechs Leitbilder der gesundheitsfördernden Lebensführung. Hinter ihnen verbirgt sich eine dreitausendjährige kontinuierliche Gesundheitskultur mit ewig gültigen Gesetzen.

### Die Lebensordnungstherapie nach Hippokrates

Die wichtigsten Möglichkeiten der Selbsthilfe, um Krankheiten abzuwehren und den Körper allgemein zu immunisieren, finden sich in den Grundprinzipien der »Lebensordnungstherapie« nach Hippokrates, die noch heute Gültigkeit besitzen. »Suchst du eine helfende Hand, so findest du sie am Ende deines Armes«, sagte bereits Sokrates und gab damit das Stichwort für die Therapie der Zukunft: die aktive, vorbeugende Krankheitsabwehr durch gesunde Lebensführung. Verbindet man diese Lehre mit der Losung des Hippokrates von den sechs Grundprinzipien der Lebensordnung, so hält der heutige Mensch das ganze Instrumentarium zur selbständigen Gesunderhaltung selbst in der Hand.

»Ordnung ist das halbe Leben«, so lautet ein bekanntes deutsches Sprichwort. Bezogen auf die gesundheitsbewußte Lebensführung, enthält dieses Wort aber nur die halbe Wahrheit. Ordnung als Lebensordnung verstanden ist nicht nur das halbe, sondern das ganze Leben! Unsere gesamte Lebensqualität wie auch seine Länge hängen entscheidend davon ab, ob es uns gelingt, die von Kneipp propagierten sechs Ordungsprinzipien zu realisieren:

1. Die Beherrschung der Gemütsbewegungen

2. Der vernünftige Umgang mit Speise und Trank

3. Die sinnvolle Nutzung der Naturfaktoren Licht, Luft, Wasser, Erde, Wärme und Kälte

4. Der ausgewogene Rhythmus von Bewegung und Ruhe, Arbeit und Muße

5. Der Wechsel von Wachen und Schlafen

6. Die regelmäßige Entschlackung des Körpers

Die Vorstellungen der hippokratischen Medizin über Gesundheit, Krankheit und Krankheitsursachen sind auch heute noch gültig, und wir sollten uns immer wieder auf sie rückbesinnen. Die hippokratische Medizin ist unserer europäisches Fundament der Heilkunde und muß die Grundlage für eine neue ganzheitliche Medizin im kommenden Jahrtausend sein.

Die *Ordnungstherapie* stellt die tragende Säule jedes ganzheitsmedizinischen Konzeptes dar. Vor jeder Therapie muß der Frage nachgegangen werden, welches Fehlverhalten die Störung der natürlichen Ordnung verursacht hat. Jegliche The-

rapie ist nutzlos, werden zuvor nicht die krank machenden Faktoren ausgeschaltet und gesundheitserhaltende und -fördernde Grundregeln beachtet, die Hippokrates zu seiner Zeit wie folgt beschrieben hat:

*1. Die Beherrschung der Gemütsbewegungen*
Über Lebensordnung läßt sich nur sprechen, wenn die seelisch-geistige Dimension berücksichtigt wird. Die Psychosomatik ist keine Erfindung des 20. Jahrhunderts. Schon die Ärzte der griechischen Antike wußten – was bei allen Naturvölkern selbstverständlich ist – um die Bedeutung der Affekte und Gemütsbewegungen und ihre Wirkung auf Physis und die Gesundheit.

Wir sind in unserem Informationszeitalter auch seelisch einem ständigen Zustrom ausgesetzt. Die vielen Sinneseindrücke und Erlebnisse, die Tag für Tag auf uns einströmen, überfordern uns zunehmend, und wir geraten »außer uns«. Ausgeliefert einerseits an die Meinungsmacher, aber auch verwirrt durch unsere eigene emotionale Unsicherheit, treiben viele wie Schiffbrüchige steuerlos umher, getrieben von Ehrgeiz, Machtstreben, Habsucht, Neid, Ungeduld, Langeweile, Verzweiflung, Lebensangst, Haß, Aggression und Mißgunst. Diese vom Ego dominierten Denk- und Verhaltensweisen widersprechen grundlegend den Naturgesetzen und der göttlichen Ordnung, so daß sie als äußerst schädigend für Körper, Geist und Seele anzusehen sind. Nichts macht uns schneller krank als solche Denk- und Verhaltensmuster (siehe auch Die Sprache der Seele und ihre Deutung, Seite 19ff).

Mit der Beherrschung der Gemütsbewegungen ist nicht die Verdrängung solcher negativen Affekte gemeint, sondern ihre Meisterung und alchemistische Umwandlung in Gefühle und Gedanken des Positiven, des Vertrauens, des Miteinanders, der Fürsorge und Liebe, der Toleranz und des Verständnisses. Meisterung des Gefühlschaos und Kontrolle über die Seelenkräfte sind jedoch nur von einer geistigen Dimension aus möglich.

Denn unser Geist bewertet die Dinge aus eigener Sicht. Er entscheidet, ob ein Glas halb voll oder halb leer ist, oder ob dieses Glas einfach nur da ist. Mit unserem Geist entscheiden wir, ob wir eine Sache zu einem Problem machen oder nicht, ob wir uns über etwas ärgern oder nicht, ob wir uns immer wieder den Kopf zerbrechen und uns graue Haare wachsen lassen oder nicht.

Geist sollte dabei verstanden werden als Vernunft, Bewußtsein, Persönlichkeitskern, als Ich-Instanz, die auf der Suche nach Selbstverwirklichung, Sinnfindung und Sinnerfüllung ist. Die geistige Dimension ist die Dimension der inneren Freiheit, aber auch der Verantwortung. Sie ist die eigentlich humane Dimension, die die Würde des Menschen ausmacht. Er kann sie sinnvoll gebrauchen oder sie mißbrauchen. Daraufhin allerdings würde er die Konsequenzen bereits nach kürzester Zeit durch wohlgemeinte Warnsignale der Natur zu spüren bekommen.

Geordnete Lebensführung gelingt nur vom Geiste her, also von dieser Instanz im Menschen, die man auch Wesensmitte nennen kann. In der »Sammlung«, der Meditation um diese Mitte und der damit verbundenen Öffnung zur Transzendenz vollzieht der Mensch die notwendige Umkehr auf seinem Weg zur Heilfindung (siehe unter *Die Lebenskunst des Tao*, Seite 189, und Entspannungstherapie, Seite 220).

## 2. *Der vernünftige Umgang mit Speise und Trank*

»Der Weg zur Gesundheit führt nicht durch die Apotheke, sondern durch die Küche« (Sebastian Kneipp).

»Iß, wenn dich hungert, und trinke, wenn dich dürstet« (Laotse).

»Eure Nahrungsmittel sollen eure Heilmittel sein, und eure Heilmittel sollen eure Nahrungsmittel sein« (Hippokrates).

Die Ordnung der Ernährung ist eine unverzichtbare Grundlage für Gesundheit, Wohlbefinden, Widerstandskraft und Leistungsfähigkeit. Kein Umweltfaktor wirkt so intensiv und direkt auf die Körperzellen ein wie die tägliche Nahrung. Daher muß die Ernährungstherapie bei jeder Krankheit die Grundlage jeglicher Therapie sein (siehe unter Ernährungstherapie, Seite 150).

## 3. *Die sinnvolle Nutzung der Naturfaktoren Licht, Luft, Wasser, Erde, Wärme und Kälte*

Der geordnete Umgang mit den uns umgebenden Umweltfaktoren kann erheblich zur Gesunderhaltung beitragen und auch gezielt zur Heilung bei einer Vielzahl von Krankheiten eingesetzt werden (siehe unter Kneipp-Therapie, Seite 135). Leider drücken die zunehmende Verseuchung der Umwelt und die Zerstörung des ökologischen Gleichgewichts eine erhebliche Unordnung im Umgang mit unseren Lebensgrundlagen aus. Wir haben die Ordnung der Natur in vielen Bereichen so sehr gestört, daß sie mit Krankheit bis Tod, beispielsweise Waldsterben oder Fischsterben, reagiert.

Aus dieser Unordnung sind kollektive Gesundheitsbelastungen geworden, die der einzelne zwar nicht abstellen kann, die er aber durch eigene Einschränkungen wie beispielsweise Konsumreduktion, Einsparen von Wasser, Energie oder Verzicht auf Putzmittel usw. vermindern kann. Darüber hinaus kann man sich in vielfacher Weise dem individuellen Gesundheitsrisiko entziehen, indem man sich beispielsweise nur kurz intensiver Sonnenbestrahlung aussetzt oder sich in schadstoffverpesteter Großstadtluft oder überlauten Räumlichkeiten möglichst nicht aufhält.

»Mehr Licht« lautete der letzte Wunsch Goethes auf seinem Sterbebett. Und in der Tat – Licht heißt Leben, Dunkelheit bedeutet Trübsal und Tod. So wie alles Leben nach dem Licht strebt, so kann auch der Mensch sich nicht im Vollbesitz seiner seelischen, geistigen und körperlichen Kräfte fühlen, kann er seine Anlagen nicht voll entfalten, wenn sein Lebensraum, also seine Wohnung und sein Arbeitsplatz, zu dunkel, zu eng und zu sauerstoffarm sind.

Das Gehäuse des Lebens ist inzwischen die Wohnung, die zumeist außerhalb der Natur liegt. Sie kann der Ort unserer Selbstentfaltung, sie kann aber auch unser Kerker sein, wenn beispielsweise dunkle Tapeten oder Vorhänge das Licht schlucken oder schlechte Luft und unnatürliche Baustoffe die Luft belasten (siehe unter Feng Shui – Traditionelle Chinesische Medizin, Seite 195).

Der natürliche Umgang mit den anderen Naturfaktoren bedeutet, sie zu nutzen, um durch sie das körperliche und seelische Befinden zu stärken (siehe unter Kneipp-Therapie, Seite 135).

## 4. Der ausgewogene Rhythmus
### von Bewegung und Ruhe, Arbeit und Muße

Der Mensch ist wie alle anderen Lebewesen eingebunden in die Gesetze der Natur und deren Rhythmen und Polaritäten wie Tag und Nacht, Sommer und Winter, Bewegung und Ruhe, Anspannung und Entspannung, Arbeit und Freizeit sowie Wachsein und Schlafen. Diese Rhythmik ist das Urprinzip aller biologischen Regelvorgänge. So wie Herzschlag und Atmung einem geordneten Rhythmus unterliegen, so unterliegen auch Stoffwechsel und Verdauungssystem und viele andere körperliche Funktionskreisläufe einem ständigen Fließgleichgewicht. Wird dieses natürliche Gleichgewicht gestört, kommt es zu einer Disharmonie dieser »Ordnung«. Darauf reagiert der Körper mit Befindungsstörungen. Die Lebensführung zu ordnen, ein natürliches Leben in Einklang mit der Natur anzustreben, heißt rhythmisieren, harmonisieren und nicht zuletzt Ruhe und Frieden in den Alltag hineinzubringen (siehe unter Entspannungstherapie, Seite 220).

### Die Bewegung

»Der kürzeste Weg zur Gesundheit ist der Fußweg« (Sebastian Kneipp).

Der Mensch ist ein Lebewesen, das aufgrund seiner Konstitution zu einer regelmäßigen körperlichen Aktivität und Bewegung von Natur aus gezwungen ist. Ohne regelmäßige Bewegung versteifen die Gelenke, erschlafft die Muskulatur und verlangsamt und erniedrigt sich der Blutdruck. Daher ist eine regelmäßige sportliche Betätigung ebenfalls Voraussetzung für Gesundheit und Vitalität (siehe auch Bewegungstherapie, Seite 147).

### Die Zeit und die Ruhe

»Gott hat uns die Zeit gegeben, der Teufel die Eile.« Jeder Mensch besitzt von der Zeit, dem nach der Gesundheit wichtigsten Gut, gleichviel, nämlich

24 Stunden pro Tag. Dieses Gut ist bekannterweise nicht vermehrbar, und daher ist es auf seine Weise wichtiger als Geld! Zeit ist jedoch das einzige, was man nicht sparen kann, denn was würde ich wirklich mit der gesparten Zeit machen? Was hingegen verpasse ich vom Leben, wenn ich beispielsweise mehrere Dinge gleichzeitig tue? Beim Essen fernsehen oder beim Telefonieren am Schreiben bin?

Paradoxerweise ist gesparte Zeit verlorene Zeit. Zeit lebt nur dann als solche, wenn man sie verbraucht, sie freudig mit offenen Armen auslebt. Letztendlich ist Zeit nur ein anderes Wort für Leben. Und das Leben will gelebt werden, und zwar mit der Aufmerksamkeit, Liebe und Freude, die ihm gebührt. Wenn ich ganz und gar vertieft bin in das, was ich tue, und nur diesem meine ganze Aufmerksamkeit und Liebe schenke, dann erfülle ich, wie die Asiaten sagen würden, die Grundregel des »Tao«. Ich wäre dann eins mit dem, was ich tue, und damit im natürlichen Fluß des Lebens.

Dennoch sollte die Zeit genutzt und nicht sinnlos verschwendet werden. Gerade wir sollten uns stets von neuem motivieren, um uns in einer Zeit wie dieser Körper, Geist und Seele immer wieder Ruhe und Entspannung zu schenken, um darin auch den Genuß des Lebens tiefgreifend zu empfinden. Oder wir sollten unsere Kreativität und Spontaneität bewußt ausleben und in unserer Freizeit die Dinge wirklich tun, die wir schon immer tun wollten. Wer hingegen viel arbeiten muß und streßgeplagt nach Hause kommt, der sollte alles tun, um das ihm verbleibende Tagesviertel so zu nutzen, daß darin für Körper, Geist und Seele ein größtmöglicher Erholungswert liegt. Selbst zwei Stunden, die der

Gesundheit, der Erholung und der Regeneration dienen, können einen schweren 14-Stunden-Tag ausgleichen und ein natürliches Gleichgewicht wiederherstellen.

*5. Der Wechsel von Wachen und Schlafen*

Viele Menschen haben Schwierigkeiten mit dem Ein- oder dem Durchschlafen. Leider läßt sich der Schlaf nicht einschalten, wenn der Fernseher – meist zu spät – ausgeschaltet wird. Schlafgestört sind meist Menschen, die das Tagesgeschehen nicht loslassen können, sowie überaktive Menschen und solche, die von negativen Gedanken und Gefühlen in Besitz genommen werden. Schlaf wird durch körperliche Ermüdung ebenso gefördert wie durch seelische Ruhe, Ausgeglichenheit und nervliche Entspannung. Schlaf ist die Gegengabe für die Fähigkeit, sich vertrauensvoll hinzugeben an die Macht, die die Dinge viel besser zu steuern vermag. Schlaf ist ein Geschenk für die Bereitschaft, Sorgen, Probleme und Belastungen loszulassen, um gelassener zu werden und um die Dinge sich selbst entwickeln zu lassen.

**Tips und Anregungen für einen gesunden Schlaf**

1. **Essen Sie nur maßvoll zu Abend, denn zu spätes und zu reichhaltiges Essen erschwert das Einschlafen.**

2. **Lassen Sie den Tag ausklingen, denn zwischen einem hektischen Tag und einer geruhsamen Nacht muß Zeit bleiben für einen erholsamen Feierabend, damit auch das Nervensystem von Leistung auf Muße umschalten kann.**

3. Ins Bett zu gehen bedeutet schlafen gehen. Richten Sie Ihre Gedanken auf Schlaf, bevor Sie zu Bett gehen, um dort wirklich zu schlafen. Legen Sie sich nicht ins Bett, wenn Sie nur lesen oder fernsehen wollen. Eine Ausnahme ist eine beruhigende Einschlaflektüre.

4. Wie Sie sich betten, so schlafen Sie. Deshalb sollte die Matratze relativ hart und nicht durchgelegen sein, und die Bettdecke sollte so gewählt werden, daß Sie weder schwitzen noch frieren.

5. Stehen Sie früher auf. Bei Einschlafstörungen sollte man über längere Zeit versuchen, morgens früher aufzustehen. Je regelmäßiger dies gelingt, desto positiver ist der Effekt für das abendliche Einschlafen.

6. Vermeiden Sie es, durch Lärm belästigt zu werden. Der Schlafraum sollte das ruhigste Zimmer in der Wohnung sein, zur Not sollte Oropax den Lärm fernhalten.

7. Vermeiden Sie Helligkeit. Licht ist ein Weckreiz, der das Einschlafen stört. Sorgen Sie daher für ausreichende Abdunkelung.

8. Sorgen Sie für eine angemessene Raumtemperatur und für Frischluft. Lüften Sie das Schlafzimmer abends kräftig durch, lassen Sie das Fenster über Nacht jedoch nur einen Spaltbreit offen. Optimales Einschlafen gelingt bei Temperaturen zwischen 16 und 18 Grad Celsius, daher sollte das Schlafzimmer auf keinen Fall überhitzt werden.

9. Üben Sie Ihr Einschlafritual. Sie können Ihr Innenleben besser auf Schlaf programmieren, wenn Sie sich vor dem Schlafengehen an bestimmte Rituale gewöhnen, wie beispielsweise ein warmes Bad, einen abendlichen Spaziergang, ein kleines Glas Bier oder Rotwein oder eine halbe Stunde lesen.

10. Machen Sie Entspannungsübungen. Autogenes Training, Meditation oder Yoga sind Techniken, die das Loslassen des Tages und der Alltagssorgen erleichtern. Erlernen Sie eine dieser Techniken, und Sie werden Ihren Körper mit Leichtigkeit zur Ruhe bringen.

11. Der Schlaf vor Mitternacht ist wichtig. Der Schlafbeginn sollte immer vor Mitternacht erfolgen, da nur dann die Tiefschlafphasen wirklich erreicht werden.

12. Vermeiden Sie künstliche Hilfsmittel. Schlaftabletten erzeugen einen künstlichen Schlaf und sind damit wertlos, denn es kommt durch ihre Einnahme kaum zu Tiefschlafphasen. Außerdem führen viele Medikamente auf die Dauer zu Abhängigkeit. Greifen Sie bestenfalls auf die Apotheke der Natur zurück. Beispiele hierfür sind Hopfenkissen, Baldriantropfen, Melissentee, ein warmes Melissenvollbad, ein Glas warme Milch, feuchte Körperabreibungen, sanfte Musik, angenehme Gedanken oder ein philosophisches Buch.

13. Halten Sie einen kurzen Mittagsschlaf. Ein Mittagsschlaf trägt erheblich zur Regeneration bei, jedoch sollte er nie länger als 20 Minuten

dauern, damit der natürliche Rhythmus nicht gestört wird und eine anschließende übergroße Müdigkeit und nächtliche Schlaflosigkeit verhindert werden.

Allen Menschen mit einem hektischem Lebensstil, die Spannung, Arbeit und Leistung überbetonen, ist nahezulegen, sich in der Freizeit entsprechend zu entspannen. Diese muß unbedingt so genutzt werden, daß darin ein Maximum an körperlicher und geistiger Entspannung liegt. Regelrechte Zeiten der Muße und der inneren Stille müssen in den Tagesablauf eingeplant werden, beispielsweise in Form von Meditation, künstlerischem Erleben oder Tun, Sport, Spiel oder zur Not auch leichter Gartenarbeit. Diese Zeit kann man leichter finden, wenn man sich vorher einen Zeitplan erarbeitet.

### 6. Die regelmäßige Entschlackung des Körpers

Durch die Segnungen der modernen Technik sind wir heute einem Fremd- und Schadstoffeinstrom in unserem Körper ausgesetzt, wie es ihn nie zuvor in der Geschichte der Menschheit gegeben hat! Ständig werden von der chemischen Industrie neue Stoffverbindungen auf den Markt geworfen, deren Giftigkeit für den menschlichen Körper kaum nachgewiesen ist. Durch die zunehmende Vergiftung von Boden, Wasser, Luft und Nahrung kommen die unterschiedlichsten, teilweise giftigen Stoffe aus Lebensmitteln, Getränken, Luft, Wasser, Spül-, Wasch- und Putzmitteln sowie Kosmetika über den Darm, die Lunge, die Haut und die Schleimhäute in unser Körperinneres. Häufig reichern sie sich in den Geweben an oder potenzieren ihre Wirkungen noch. Dabei blockieren sie im Laufe der Zeit wichtige Lebensfunktionen.

Wir müssen akzeptieren, daß wir nicht nur vor einer zunehmenden Umweltverschmutzung, sondern auch vor einer immer größer werdenden Innenweltverschmutzung stehen! Daher ist es außerordentlich wichtig, die für die Selbstreinigung und Entgiftung wichtigen Organe wie Darm, Lunge, Haut und Niere besonders gut zu pflegen. Die Naturheilkunde hat schon vor vielen Jahrhunderten Methoden zur Pflege, Anregung und Regeneration dieser Entsorgungssysteme entwickelt.

Die wichtigste Aufgabe kommt dabei dem Darm zu, der mit 300 Quadratmetern Schleimhautoberfläche mit Abstand das größte Kontaktorgan zur Umwelt darstellt. Die Haut hat dazu im Vergleich nur zwei Quadratmeter. Von entscheidender Bedeutung sind daher Schon- und Ruhephasen, die den Verdauungsorganen so Gelegenheit zur Reinigung und Regeneration geben. Überlegte Auswahl natürlicher Nahrung, gründliches Kauen oder langsames Essen sind genauso wichtig für eine gesunde Leistungsfähigkeit des Gesamtorganismus wie sorgfältige Darmpflege und geregelter Stuhlgang. Regelmäßige Fastentage und sogar ganze Fastenwochen sind unerläßlich für ein gutes Funktionieren unseres Körpers. Bereits seit jeher gibt es in allen Kulturkreisen und Religionen nicht ohne Grund auferlegte Fastenzeiten (siehe unter Ernährungstherapie, Seite 150).

Die Haut ist ebenfalls eines der wichtigsten Entsorgungssysteme des Körpers. Bei vielen Menschen ist die Haut schlaff, verstopft, schlecht durchblutet und untätig, so daß wichtige Abfallstoffe nicht in ausreichender Menge über die Haut ausgeschieden werden können. Oftmals befindet sich die Haut in so schlechter Verfassung, daß sie weder ihre Entgiftungsfunktion wahrnehmen noch schwitzen kann.

Giftstoffe werden so zurück ins Blut geschwemmt und gelangen über diesen Weg zu anderen Ablagerungsorten, beispielsweise den Gelenken.

Die Haut ist sorgfältig zu pflegen, durch regelmäßiges Trockenbürsten zu aktivieren und durch geeignete Maßnahmen, wie beispielsweise Kneipp-Anwendungen, zum Schwitzen zu bringen. Durch Schwitzbäder und Sauna lassen sich die Entsorgungsleistungen der Haut in ganz erheblichem Umfang steigern. Es muß jedoch gerade beim Erkältungsschwitzen darauf geachtet werden, daß die Haut anschließend mit einem kalten feuchten Handtuch gereinigt wird, um so die Giftstoffe von der Haut zu entfernen.

Die Niere kann ihre lebenswichtige Ausscheidungsfunktion nur dann effektiv ausüben, wenn dem Körper mindestens zwei bis drei Liter Flüssigkeit pro Tag zur Verfügung gestellt werden. Um die Nierenfunktion zusätzlich anzuregen, können unterschiedliche pflanzliche Präparate oder Tees aus Birkenblättern, Goldrute oder Brennessel angewendet werden.

Ein überforderter Verdauungsapparat ist nicht in der Lage, die zugeführte Nahrung ordnungsgemäß aufzuschließen und zeitgerecht in für den Körper aufnehmbare Grundnährstoffe zu zerlegen. Ernährung, so ein Grundsatz, ist Nahrung mal Verdauung. Nicht Verdautes ist aber nicht nur umsonst gegessen, sondern es zersetzt sich unter Luftabschluß, was bei Fleisch und Eiweiß zu Gärung und Fäulnis führt. Die dabei entstehenden Giftstoffe erreichen über das Blut- und Lymphsystem den Zellverband und wirken dort stoffwechselstörend,

gesundheitsbeeinträchtigend und krankheitsfördernd. Die Gärungs- und Fäulnisprozesse nicht verdauter Nahrung bewirken einen Zwerchfellhochstand der wiederum die Atmung einschränkt. Daraus entstehen Kohlendioxidübersättigung und Sauerstoffmangel in Blut, Zelle und Organismus. Aus diesen Vorgängen kann man sich auch das morgendliche müde Erwachen nach einer späten Mahlzeit erklären (siehe auch Ausleitende Verfahren, Seite 166).

Diese sechs »Res non naturales« müssen auch weiterhin das Fundament der Heilkunde bleiben, wenngleich es heute so erscheint, als sei der Medizin unserer Zeit dieses grundlegende Wissen abhanden gekommen. Der sinnvolle Umgang mit solchen elementaren Grundbedürfnissen menschlichen Lebens ist, wie man heute unschwer erkennen kann, bei weitem nicht selbstverständlich. Sie sind Quellen ständiger Gesundung ebenso wie die Mühle der Selbstzerstörung, je nachdem wie man mit ihnen umgeht. Auch der Philosoph Nietzsche ging auf diese sechs Ordnungsprinzipien ein. Er sah es schon seinerzeit als eine doppelte Heuchelei in unserer Alltagspraxis an, daß man die nächsten Dinge wie Essen, Wohnen und Verkehren »nicht zum Objekt des stetigen, unbefangenen und allgemeinen Nachdenkens und Umbildens macht«. Denn es sind, so sagte er, »unsere fortwährenden Verstöße gegen die einfachsten Gesetze des Körpers und des Geistes, die uns alle in beschämende Abhängigkeit und Unfreiheit [von Ärzten, Lehrern und Seelsorgern] bringen«.

# Teil II:

# Krankheits- und Beschwerdebilder und deren ganzheitliche Behandlung

Grundlage jeder ganzheitlichen Therapie ist es, krank machende Verhaltensweisen auszuschalten und die Grundregeln zur gesunden Lebensführung konsequent umzusetzen (siehe auch Lebensordnungstherapie nach Hippokrates, Seite 33ff.). Hierzu gehören beispielsweise die richtige Ernährung, ausreichende Bewegung, ruhige, tiefe Atmung, frische Luft, ausreichend Schlaf, Erholung durch Freizeit und Hobbys, regelmäßige Entspannungsübungen, Zeit zur Muße und Selbstbesinnung, toleranter und verständnisvoller Umgang mit den Mitmenschen sowie Liebe zu sich selbst und seinen Nächsten. Da insbesondere Ernährungs-, Bewegungs- und Entspannungstherapie maßgeblich jeden Heilungsprozeß beschleunigen, wird die Anwendung dieser Verfahren bei jedem Krankheitsbild als »Basistherapie« grundsätzlich empfohlen.

Wird ein aufeinander abgestimmtes ganzheitliches Konzept konsequent umgesetzt, kann allein die Anwendung dieser »Basistherapien« zu dauerhafter Heilung führen. Des weiteren ist die aktive Auseinandersetzung mit den Ursachen der Krankheit wichtigster Teil eines solchen ganzheitlichen Verständnisses von Heilung. Integrative Heilmethoden, asiatische Denkmodelle, spirituelle Verfahren sowie grundsätzlich eine intensive Gesprächstherapie liefern wichtige Hinweise. Nur wenn die Ursachen aufgedeckt, verarbeitet und die Konsequenzen gezogen werden, ist dauerhafte Heilung möglich. Darüber hinaus ist es sinnvoll, die körpereigenen Selbstheilungskräfte mit flankierenden Maßnahmen zu mobilisieren und zu stärken. So wird beispielsweise mittels pflanzlichen Extrakten regulierend in das Körpergeschehen eingegriffen, um den Körper bei seiner Selbstheilungsfunktion zu unterstützen.

Im folgenden finden Sie einige Beispiele dafür, wie häufige Erkrankungen behandelt werden können. Dabei lautet das Grundprinzip: Wo immer möglich, wird zunächst mit natürlichen biologischen Heilverfahren regulierend in das Körpergeschehen eingegriffen; wo immer aber nötig, wird auch sofort mit bewährten schulmedizinischen Maßnahmen vorgegangen.

**Ein Rat zur Selbstbehandlung: Jeder, der sich oder Angehörige bei leichten Erkrankungen und Alltagsbeschwerden selbst behandeln möchte, muß sich genau an die angegebenen Rezepte und Anleitungen halten. Besondere Vorsicht ist hier bei der Behandlung von Kindern und älteren Menschen geboten. Wenn Sie bei der Behandlung nicht sicher sind, oder wenn unvorhergesehene oder unklare Begleitumstände auftreten, rufen Sie einen Arzt. Nicht immer ersetzen Naturheilverfahren eine medizinische Behandlung. Handeln Sie vorsichtig und verantwortungsvoll und entscheiden Sie, ob und inwieweit die in diesem Buch dargestellten Verfahren oder Mittel für Sie eine Alternative zur Schulmedizin darstellen.**

Die hier vorgeschlagenen ganzheitlichen Therapiemöglichkeiten können und sollen keinen Anspruch auf Vollständigkeit erheben, denn die Krankheits- und Beschwerdebilder sind zu vielgestaltig. Bei allen Formen chronischer Erkrankungen, die auf konventionelle Heilmethoden bislang nicht anschlugen, ist anzuraten, das Krankheitsbild aus einem ganz anderen Blickwinkel heraus zu untersuchen. Hier können chinesische, indische oder tibetische Verfahren Berücksichtigung finden, die ganz andere Heilansätze eröffnen können.

Je nach Bewußtseinsgrad und spiritueller Reife können bei allen Krankheiten spirituelle Heilmethoden wie beispielsweise Reiki oder astromedizinische Ansätze zur kausalen Klärung eines Krankheitsbildes herangezogen werden. Auch die Reinkarnationstherapie kann unter Umständen im Zusammenhang mit numerologischen und astrologischen Daten zur Klärung der Ursache einer Krankheit sehr sinnvoll sein.

## Zeichenerklärung

 Pflanzenheilkunde

 Aroma

 Bach-Blüten

 Homöopathie

 Steine

 Farbtherapie, Aura-Soma

 Kneipp

 Atemtherapie

 Manuelle Therapie, Chiropraktik

 Massage

 Bewegungstherapie und Krankengymnastik

 Ernährungstherapie

 Spezielle Heilverfahren:
Regenerationstherpie, Ausleitende
Therapie/Umstimmungstherapie,
Sauerstoff-Mehrschritt-Therapie,
Ozontherapie, Elektrotherapie

 Außergewöhnliche Wege zur Heilung

 Neuraltherapie

 Entspannungstherapie

*Die obenstehenden Bildsymbole, die Sie bereits auf den Umschlagklappen und im Inhaltsverzeichnis vorgefunden haben werden, sollen Ihnen auf anschauliche Weise die Zusammenhänge zwischen den Krankheits- und Beschwerdebildern in Teil II und den anzuwendenden Heilmethoden in Teil III und IV verdeutlichen und Sie rasch von den Symptomen zur Therapie führen.*

# Krankheiten von Herz und Kreislauf

Herz-Kreislauferkrankungen gehören zu den häufigsten Erkrankungen der zweiten Lebenshälfte. Sie sind mit großem Abstand die häufigste Todesursache. Aus diesem Grund ist es von großer Wichtigkeit, bereits geringe Symptome ernst zu nehmen, ihre Herkunft zu ergründen, ggf. Lebensweisen noch im Vorfeld einer Erkrankung zu verändern und schließlich mit klassischen Naturheilweisen regulierend, krankheitsvorbeugend oder heilend in schleichende Prozesse wie z.B. die Arteriosklerose (Gefäßverkalkung) einzugreifen. Die Arteriosklerose ist eine klassische Zivilisationskrankheit, d.h. eine Krankheit, die fast ausschließlich in den hochindustrialisierten »Überflußländern« zu beobachten ist. Falsche Ernährung und mangelhafte Bewegung sind die Hauptauslöser dieser Erkrankung, die schließlich über den Verschluß von Gefäßen zum Herzinfarkt oder Schlaganfall führt.

## Arteriosklerose

 Kleines Immergrün, Ginkgo, Knoblauch, Küchenzwiebel, Mistel, Sojalecithin

 Arnica, Kalium jodatum, Barium jodatum

 Magnesit

 Alle Kneipp-Anwendungen

 Ernährungstherapie, Bewegungstherapie stehen im Vordergrund

 Wiedemann-Serumtherapie, Procain-Kur nach Aslan, Thymus-Kur, Enzyme, Vitamin E, Mineralstoffe

 Blutegel, Aderlaß

 2 × pro Jahr 1 Serie Ozon-Sauerstofftherapie (12–15 Sitzungen)

## Venenerkrankungen

Die chronische Venenschwäche (CVI = chronisch venöse Insuffizienz) ist eine Krankheit, bei der sich durch mangelhafter Bewegung und langes »Stehen« Blut in den Beinvenen zurückstaut, da es durch die »Muskelpumpe« der Beine nicht in ausreichender Menge zurücktransportiert werden kann. Als Folge davon schwellen anfangs die Beine an, später kommt es durch Insuffizienz der Venenklappen zu Krampfadern und schließlich möglicherweise zu Unterschenkelgeschwüren.

 Roßkastanie, Buchweizen, Mäusedornwurzel, rotes Weinlaub

 Lavendelöl, Wacholderbeeröl als Badezusätze oder kalte Kompressen

 Calcium fluoratum, Carduus, Pulsatilla; Sepia, Hamamelis

Wassertreten, Schenkelgüsse, Bewegungstherapie, insbesondere Beingymnastik

 Lymphdrainage

 Ausleitende Therapie:
Schröpfen, Leberegel, Aderlaß

 Stützstrümpfe

## Herzmuskelschwäche

Um die Herzmuskelkraft, insbesondere im
Alter, zu stärken, gibt es neben Sport und
regelmäßiger Gymnastik eine Vielzahl weiterer »Stärkungsmethoden«.

 Meerzwiebel, Maiglöckchen,
Roter Fingerhut, Adoniskraut, Weißdorn

 Oleander, Strophantus, Crataegus, Apocynum, Adonis vernalis, Arnica, Aurum

 Rosenquarz, Calcit, Amazonit, Granat

 Wickel, Halbbäder kalt, Kohlensäure und
Stanger-Bäder

 Regenerationstherapie:
Wiedemann-Herzseren, RAS,
Organlysate, Thymuspeptide

 Akupunktur (Herzmeridian)

## Funktionelle Herzbeschwerden (Herzneurose)

Durch nervliche Belastungen und Streß
kann es zu Krämpfen der Herzkranzgefäße
kommen, ohne daß Herzkranzgefäße, zum
Beispiel durch Arterosklerose, verengt sind.

 Herzgespannkraut, Melisse, Weißdorn,
gegebenenfalls Mischung aus Melisse,
Mistel und Weißdorn (Herztee)

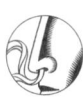 Neroli, Lavendel, Sandelholz,
Zypresse als Badezusätze, Massageöle
oder Inhalationen

 Convallaria, Valeriana, Arnica, Lachesis

 Chalcedon

 Armgüsse, Fußbäder

## Angina pectoris

Durch Streß und Herzkranzgefäßveren-
gung ausgelöste Herzschmerzen. Über kurz
oder lang führen sie zum Herzinfarkt, wenn
nicht grundlegende Maßnahmen dagegen
ergriffen werden.

 Weißdorn

 Magnesit

Ammi visnaga, Aurum, cactus, Glonoinum, Crataegus, Arnica, Lachesis, Mistel

 Armgüsse, Fußbäder; Ernährung und Bewegung als Grundlage der Therapie

 Regenerationstherapie: Serumtherapie nach Wiedemann, Vitamin A und E, Enzyme, Procain nach Aslan, Thymuskur

 Ozontherapie + Sauerstoffmehrschritttherapie: Mehrmals pro Jahr sinnvoll

## Hypotonie

Niedriger Blutdruck kann Ausdruck eines schlechten körperlichen Trainingszustands sein, er kann jedoch auch auf eine Reihe psychosomatischer Komponenten zurückzuführen sein.

 Rosmarinblätter, Weißdorn, Kampher, Lavendelblüten

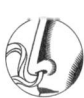 Pfeffer schwarz (in geringer Dosis) als Massageöl, Pfefferminze oder Rosmarin für Inhalation oder als Massageöl oder als Badezusatz (insbesondere Rosmarin)

 Kalium carbonicum, China, Convallaria, Crataegus

 Jaspis, Rubin, Rhodochrosit

 Sauna, Bürstungen

 Bindegewebsmassage, Fußreflexzonenmassage

 Bewegungstraining, Ausdauertraining

 Herdsanierung

## Hypertonie

Der erhöhte Blutdruck ist in den meisten Fällen die Folge von falscher Ernährung, Übergewicht und Streß. Der hohe Blutdruck führt langfristig zu einer schleichenden Zerstörung vieler Organe und endet in vielen Fällen mit einem Schlaganfall.

 Rauwolfiawurzel, Mistel, Knoblauch, Weißdorn, Zwiebel

 Kamille, Lavendel, Majoran, Neroli, Rose, Ylang-Ylang als Massageöl, Badezusatz oder für die Duftlampe

 Apocynum, Aurum jodatum, Barium jodatum, Viscum, Crataegus, Arnica

 Chalcedon, Chrysokoll, Lapislazuli

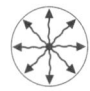 Neuraltherapie: Störfeldausschaltung

 Ausleitende Therapie: Darmsanierung, Aderlaß, Blutegel

# Krankheiten des Verdauungstraktes

Die falsche und unregelmäßige Ernährungsweise ist der Hauptgrund für Erkrankungen der Verdauungsorgane. Kein Organ ist in so gravierender Weise von den Dingen abhängig, die wir täglich essen.

## Verdauungsstörungen

 Enzianwurzel, Benediktenkraut, Löwenzahn, Tausendgüldenkraut, Wermut

 Pfefferminze, Muskatellasalbei, Majoran, Kamille als heiße Kompresse, als Badezusatz oder als Bauchmassageöl

 Asa foetida, Carbo vegetabilis, Lycopodium, Ignatia, Nux vomica

 Achat, Antimonit, Jaspis, Topas

 Ausleitende Therapie: Darmsanierung

 Akupunktur: täglich, 2 Wochen lang

## Gallenwegsdyskinesien, verminderte Gallenbildung

 Artischockenblätter, Curcumawurzelstock, Galgantwurzelstock, Minzöl, Pfefferminzblätter, Schöllkraut

 Neroli als Massageöl

 Cuprum acet., Belladonna, Zincum val., Pulsatilla, Nux vomica, Bryonia, Belladonna (bei Gallenblasenentzündung)

 Epidot, Magnesit, Bernstein

 Heublumensitzbäder, Fußbad, Stammwickel, Quarkwickel, Lehmpackungen

 Mayr-Kur, Vollkornschleimdiät

 Ausleitende Therapie: Schröpfen der Rückenreflexzone, Blutegel unterhalb des Rippenbogens, Darmsanierung, Cantharidenpflaster unter dem Rippenbogen

 Akupunktur: insbesondere bei Koliken

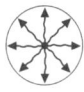 Störfeldausschaltung, Unterspritzung der Reflexzonen

## Bauchspeicheldrüsenerkrankungen

 Ananasbromelain, Harongarinde, Melonenbaumfrüchte

 Arsenicum album, Carbo vegetabilis, Plumbum, Jodum

Citrin

 Stammwickel

 Mayr-Kur, Teefasten

 Ausleitende Therapie: Darmsanierung

 Ozontherapie: sinnvoll bei chronischer Pankreatitis

 Akupunktur: nur bei chronischer Pankreatitis

## Koliken und Blähungen

 Belladonnablätter, Bilsenkrautblätter, Boldoblätter, Dillfrüchte, Erdrauchkraut, Fenchelfrüchte, Kümmel, Minzöl, Pfefferminzblätter

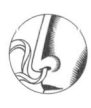 Majoran, Kamille als Badezusatz, Massageöl oder zur Inhalation, Bergamotte, Kamille oder Fenchel auch als heiße Kompresse

 Nux moschata, Mandragora e radix, Allium sativum, Carbo vegetabilis, Lycopodium

 Dumortierit

 Stammwickel (heiß bei Koliken), Heilerdepackungen

 Darmmassage, Fußreflexzonenmassage, Bindegewebsmassage

 Ballaststoffreiche Kost

 Akupunktur: 5 bis 8 Sitzungen

## Mundgeruch

 Kalium phosphoricum, Mercurius solubilis, Graphites, Ignatia, Pulsatilla, Bryonia

## Gastritis

 Belladonna, Kamillenblüten, Melissenblätter, Pfefferminzblätter

 Antimon. crud., Argentum nitricum, Bryonia, China, Pulsatilla, Nux vomica, Calcium carbonicum

 Achat, Variscit

## Magen- und Zwölffingerdarmgeschwür

 Süßholzwurzel, Kamillenblüten, Belladonnablätter

## Durchfall

Der Durchfall ist in der Regel Ausdruck körpereigener Selbstreinigungsprozesse, wobei der Körper versucht, sich von aufgenommenen Stoffen zu befreien. Diese Selbstreinigungsvorgänge sollten nicht durch chemische Darmblocker behindert werden. Vielmehr ist es ratsam, sie mit natürlichen Maßnahmen zu unterstützen.

 Eichenrinde, Frauenmantelkraut, Gänsefingerkraut, Heidelbeerfrüchte, Odermennigkraut, Syzygiumrinde, Tormentillwurzelstock

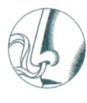 Neroli, Lavendel, Kamille, Geranium als Badezusatz oder zur Massage insbesondere bei hohem Flüssigkeitsverlust

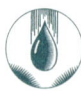 Argentum nitricum, Gelsemium, Arsenicum album, Bryonia, Calcium phosphoricum, Chamomilla, Sulfur

 Amethyst, Turmalin

 Teefasten

 Ausleitende Therapie: Darmsanierung mittels mikrobieller Therapie

 Akupunktur

## Verstopfung

 Faulbaumrinde, Senna, Rhabarber, Leinsamen, Aloe, Flohsamen.

 Bryonia, Graphites, Nux vomica, Silicea, Sulfur

 Biotit-Linse, Serpentin

 Darmmassage

 Bewegungstherapie

 Ernährungstherapie als Grundlage der Therapie

 Ausleitende Therapie: Darmsanierung

 Akupunktur

## Hämorrhoiden

Eine schlechte Verdauung als Ausdruck ballaststoffarmer Ernährung führt zu einer deutlichen Erhöhung der Darmpassagezeit. Dies erhöht den Druck im Enddarm, was wiederum zu einer Stauung des Venenabflusses und damit zu Hämorrhoiden führt. Nur ein regelmäßiger, täglicher, weicher Stuhlgang signalisiert eine gesunde Ernährung, die das Auftreten von Hämorrhoiden unwahrscheinlich macht.

Senna, Flohsamen, Faulbaumrinde

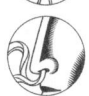 Geranium, Wacholderbeere, Zypresse als Badezusätze und Waschungen

 Calcium fluoratum, Sulfur, Hamamelis, Nux vomica, Graphites

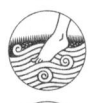 Sitzbäder kühl

 Ernährungsumstellung

 Ausleitende Therapie: Darmsanierung

## Lebererkrankungen

 Mariendistelfrüchte

 Aktinolith, Granat, Opal, Smaragd

 Stammwickel, Leberquarkwickel, Heusack auf Leber, Fußbäder

 Fußsohlenreflexmassssage

 Regenerationstherapie: Serumtherapie nach Wiedemann, Thymuskur, Vitamininfusionen

 Ausleitende Therapie: Darmsanierung, Schröpfen der Leberreflexzonen

 Ozontherapie: 2mal pro Jahr 12 Sitzungen hochdosierte Ozon-Sauerstoff-Therapie und SMT

## Reisekrankheit

 Ingwerwurzelstock, Belladonnablätter und -wurzel

 Lavendel, Pfefferminze zur Inhalation oder als Massageöl

 Okoubaka, Nux vomica, Ipecacuanha, Arsenicum

# Krankheiten der Atmungsorgane

Die meisten Atemwegserkrankungen lassen sich hervorragend mit pflanzlichen Substanzen behandeln, die hier vorwiegend aufgeführt werden. Neben Atemgymnastik, Inhalationen und Rotlichtbestrahlung kommen bei der Behandlung von chronischen Atemwegserkrankungen auch die Akupunktur sowie Kneipp-Anwendungen und immunstimulierende Maßnahmen (siehe auch Krebstherapie, Seite 73) wie Ozon-Sauerstoff-Therapie, Hämatogene Oxidationstherapie, Eigenblutbehandlung oder Darmsanierung in Betracht. Um den Heilungsprozeß zu unterstützen, können auch Steine wie Amethyst, Fluorit, Pietersit oder Rutilquarz eingesetzt werden.

 Vor allem Schleimdrogen zur Reizlinderung: Huflattich, Spitzwegerich, weiße Taubnesselblüten

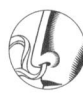 Bergamotte, Eukalyptus, Lavendel, Majoran, Rosmarin, Sandelholz, Weihrauch, Myrrhe

 Pflanzliche Sekretolytika und Expektoranzien zur Schleimlösung: Anis, Kampher, Eukalyptusöl, Fenchelfrüchte Fichtennadelöl, frische Fichtenspitzen, Hohlzahnkraut, Holunderblüten, Kiefernadelöl, Kiefernsprossen, Lärchenterpentin, Minzöl, Pfefferminzöl, Primelwurzel, Quendelkraut, Schlüsselblumenblüten, Senegawurzel, Thymiankraut, Vogelknöterichkraut

 Bronchospasmolytika zur Bronchialentkrampfung beispielsweise bei Asthma oder schwerer Bronchitis: Ammi-visnaga-Früchte, Efeublätter

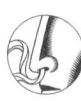 Jasmin, Lavendel, Majoran, Melisse, Rosmarin, Zypresse zur Inhalation direkt oder über Duftlampe oder als Massageöl

 Acidum formicicum, Arsenum jodatum, Cuprum, Lobelia

 Apophyllit

 Antitussiva gegen Hustenreiz: Efeublätter, Lindenblüten, Sonnentaukraut

## Schleimhautentzündungen im Mund- und Rachenbereich

 Arnikablüten und Wurzel, Eichenrinde, Myrrhe, Odermenningkraut, Ringelblumenblüten, Salbeiblätter, Spitzwegerichkraut, Vogelknöterichkraut, Tormentillwurzelstock, Gewürznelken (zur Schmerzstillung), verdünnter Zitronensaft, Kalmuswurzel, die gekaut werden sollte

 Zitrone, Salbei, Kamille, Myrrhe als Gurgelwasser insbesondere bei Zahnfleischbluten

## Nasenbluten

 Eichenrindenpulver oder getrocknete Blätter von Schwarzem Holunder oder Kleinem Habichtskraut in das Nasenloch einführen, oder Watte, die zuvor getränkt wurde in Zitronen-, Vogelknöterich- oder Wegerichsaft. Innerlich: Absud von Ackerschachtelhalm

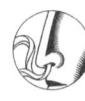 Zitrone als kalte Kompresse

 Phosphor, Hamamelis, Arnica, Ferrum phosphoricum

# Krankheiten der Harnorgane

*Entzündungen der Harnwege*
Die massive Durchspülung und damit Reinigung der Harnwege ist die Grundlage jeder Therapie bei Harnwegsinfektionen.

## Durchspülung

 Birkenblätter, Brennesselkraut, Goldrute, Hauhechelwurzel, Orthosiphonblätter, Schachtelhalmkraut, Wacholderbeeren, weißes Sandelholz

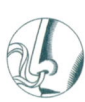 Bergamotte, Kamille als Badezusatz oder für Waschungen

## Harndesinfektion

 Bärentraubenblätter

## Harnleitersteine

 Goldrute, Hauhechelwurzel, Orthosiphonblätter

## Blasenentzündung, Reizblase und Prostatabeschwerden

 Brennesselwurzel, Kürbissamen, Hauhechel, Zinnkraut, Pappelrinde/-blätter, Sägepalmenfrüchte, Goldrute, samenfreie Gartenbohnenhülsen

 Argentum, Belladonna, Mercurius corrosivus (Komplex: beispielsweise Reneel)

## Weitere Maßnahmen bei Harnwegsinfekten

 Feuchtheiße Umschläge auf Blase und Kreuzbein

 Ausleitende Therapie: Darmsanierung, mikrobielle Therapie mit köpereigenen abgetöteten Blaseninfektionserregern

 Hämatogene Oxidationstherapie

 Akupunktur

# Krankheiten des Bewegungsapparates

Prellungen, Verstauchungen, Blutergüsse und Schwellungen sowie Schmerzen durch Muskel- und Gelenkrheumatismus, Arthritis oder Sehnenscheidenentzündung sind die häufigsten Erkrankungen des Bewegungsapparates. Als Faustregel gilt »Ruhigstellung – Hochlagerung – Kühlung« der betroffenen Extremität.

 Arnikablüten und -wurzel, Brennesselkraut, Kampher, Johanniskrautöl, Fichtennadelöl, Kiefernadelöl, Terpentinöl, frische Fichtenspitzen, Guajakholz, Heublumen, Kiefernsprossen, Minzöl, Australisches Teebaumöl, Pappelrinde und -blätter, Paprikafrüchte, Pfefferminzöl, Weidenrinde, Mistel (unspezifische Reiztherapie per Injektion), Teufelskralle, Herbstzeitlose (bei Gicht), Ananas, Papaja, Wacholder

 Kamille, Lavendel, Rosmarin, Eukalyptus, Johanniskraut als Badezusätze und als Massageöle

 Apis, Arnica, Bryonia, Pulsatilla, Cimicifuga, Belladonna, Rhus toxicodendron, Ruta

 Aragonit, Magnesit, Amethyst

 Alle Massageformen und Tui-na-Massage

 Insbesondere manuelle Therapie und Chiropraktik

 Elektrotherapie: alle Formen

 Akupunktur (sehr effektiv)

 Quaddelungen, Sehnenansatzinjektionen, Segmenttherapie

# Krankheiten der Haut

Krankheiten der Haut stehen, sofern es sich nicht um Verletzungen handelt, in einem engen Zusammenhang mit dem seelischen Bereich und mit der Ernährung (siehe auch Darmsanierung, Seite 169). Um tiefgreifende Heilung zu erzielen, ist daher eine ganzheitliche Therapie erforderlich. Rein äußerliche Anwendungen können den Heilungsprozeß lediglich unterstützen, jedoch nicht die Ursache beseitigen.

## Oberflächliche, schlecht heilende Wunden

 Hamamelis, Ringelblumenblüten, Pappelknospen, Perubalsam, Kamillenblüten, Roßkastaniensamen, Sonnenhut, Arnika, Beinwell, Melkfett, Zucker, Teebaumöl

 Geranium, Myrrhe als kalte Kompresse

 Bernstein, Granat, Calcit, Rhodonit

 Wechselbäder

 Lymphdrainage

 Regenerationstherapie: Enzyme

 Sauerstofftherapie, SMT, hämatogene Oxidationstherpie

 Neuraltherapie: Unterspritzen der Wundränder mit Lachesis und Ozon-Mistel-Präparaten (Lachemistol Wiedemann)

## Akne und entzündliche Hauterkrankungen

 Tägliches Betupfen mit Arnicaabsud oder Wacholderabsud, Aufguß von Stiefmütterchenkraut, Eichenrinde, Hamamelis, Spitzwegerichkraut oder weißen Taubnesselblüten, Kaltwaschungen und Packungen mit Seesand und Mandelkleie

 Bergamotte, Kamille als Badezusätze und Waschungen, Myrrhe als kalte Kompresse

 Belladonna, Hepar sulfuris, Pulsatilla, Silicea, Sulfur

 Ernährungsumstellung, Klimatotherapie

 Lymphdrainage

 Elektrotherapie: Solarium, Kaltlichtbestrahlung

 Akupunktur

## Cellulitis

 Heiße Kompressen mit Efeuabsud, Beiumschläge aus Bockshornklee, Blasentang, Eisenkraut oder gehackten Efeublättern

Wechselbäder, Schwitzpackungen

 Lymphdrainage, Tui-na-Massage

 Elektrotherapie: Tens-Stimulation

## Pilzerkrankungen

 Wacholderbeeröl (beispielsweise Roleca)

 Lavendel, Myrrhe oder Teebaumöl als Badezusätze oder für Waschungen

 Chalcedon, Rauchquarz, Chrysopras

 Ausleitende Therapie: Darmsanierung, Kolon-Hydrotherapie

## Warzen

 Schöllkrautwurzel oder Zwiebelsaft, Ringelblumenblätter

 Thuja, Graphites

 Peridot, Betupfen mit Höllenstein (Silbernitrat)

 Ausleitende Therapie: Darmsanierung

## Herpes

 Melisse, Sonnenhut, Borretsch, Bittersüßer Nachtschatten, Echtes Seifenkraut, Schachtelhalm, Bohnenschalen

 Mezereum, Rhus toxicodendron, Cantharis

 Feuchtwarme Heublumenumschläge

 Chirotherapie im entsprechenden Wirbelbereich

 Regenerationstherapie: Enzymtherapie

 Neuraltherapie: entsprechender Reflexzonen-Wirbelbereich

 Ohrakupunktur

## Störungen des Nagelwachstums (brüchige Nägel)

 Kamillenbäder, Brei aus Bockshornkleesamen (insbesondere bei Nagelbetteiterung)

 Calcium fluoratum, Calcium phosphoricum, Calcium carbonicum, Silicea, Graphites, Thuja, Hepar sulfuris

 Regenerationstherapie: Enzyme, Kieselsäure, Mineralstoffsubstitution

# Frauenkrankheiten

Die Behandlung von Menstruations- und Wechseljahrbeschwerden muß grundsätzlich ganzheitlich unter besonderer Berücksichtigung vielfältiger psychogener Aspekte erfolgen.

## Menstruationsbeschwerden

 Gänsefingerkraut, Keuschlammfrüchte (Mönchspfeffer)

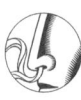 Bergamotte, Geranium, Jasmin, Muskatellasalbei, Kamille, Rose als Badezusatz, heiße Kompresse oder Massageöl

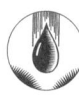 Aconitum, Belladonna, Calcium phosphoricum, Cimicifuga, Magnesium phosphoricum, Pulsatilla

 Fußbäder, Moorbäder, Unterwickel, Stanger-Bäder

 Fußreflexzonenmassage

 Ausleitende Therapie: Schröpfen der Gallenzone oder der Kreuzbeinregion, Baunscheidt am Kreuzbein

 Akupunktur

 Neuraltherapie: Quaddelung Reflexzonen

## Wechseljahrbeschwerden

 Keuschlammfrüchte (Mönchspfeffer), Traubensilberkerzenwurzelstock (Wanzenkraut), Johanniskraut

 Belladonna, Pulsatilla, Sepia, Cimicifuga, Johanniskraut

 Mondstein

 Akupunktur

 Entspannungstherapie

# Krankheiten des Nervensystems

Krankheiten des Nervensystems lassen sich nur lindern, wenn es dem Therapeuten gelingt, die Psyche seines Patienten zu erfassen, um sich ein weitreichendes Bild seiner Problematik zu verschaffen. Lebensordungstherapie und die Entwicklung langfristiger Konfliktbewältigungsstrategien sind Grundlagen des ganzheitlichen Therapiekonzepts. Bei allen Krankheiten des Nervensystems, insbesondere jedoch bei multipler Sklerose (MS) sowie der Parkinson-Krankheit kann es immer wieder sehr hilfreich sein, verschiedenste integrative Heilmethoden und Entspannungstechniken individuell zu testen, um die für den Patienten geeignetste herauszufinden. Zudem können asiatische Denkmodelle weitreichende Hilfestellung leisten.

## Schlafstörungen

 Baldrianwurzel, Hopfenzapfen, Lavendelblüten, Melisseblätter, Passionsblume, Johanniskraut, Schlafmohn, Goldmohn, Hafer

 Kamille, Lavendel, Majoran, Muskatellasalbei, Neroli, Sandelholz, Ylang-Ylang als Badezusatz, Duftlampe, Inhalation oder Massageöl

 Arsenicum album, Argentum nitricum, Kalium phosphoricum, Arnica, Koffea, Ignatia, Natrium muriaticum, Calcium carbonicum, Chamomilla

 Opal, Charoit, Aventurin, Amethyst, Chrysopras

 Warme Wannenbäder mit Zusatz (siehe auch Aromatherapie, Seite 108), kalte Ganzkörperwaschungen und dann feucht ins Bett

 Ausleitende Therapie: Aderlaß oder Schröpfen (über der Gallenreflexzone)

 Akupunktur

## Depressionen

 Johanniskraut, Kava Kava

 Basilikum, Jasmin, Lemongras, Orange, Rosmarin, Wacholderbeere als Badezusatz oder für Duftlampe, als Inhalation oder als Massageöl

 Ignatia, Cimicifuga, Sepia, Natrium muriaticum, Lycopodium

 Citrin, Diamant, Saphir, Sonnenstein, Rutilquarz

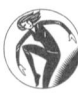 Bewegungstherapie; softes Trainingsprogramm (beispielsweise Fünf Tibeter), später gegebenenfalls Selbstbewußtsein durch Selbstdisziplin (Ausdauertraining als Ventil der Seele)

 Einzelne Formen der Entspannungs- und integrativen Therapie jedoch nur unter gezielter Anleitung und Beobachtung, alle spirituellen Therapieformen

 Hypnose

 Akupunktur

## Erschöpfungszustände, Schwäche und Müdigkeit

 Koffein, Vitamin C, grüner Tee

 Geranium, Lemongras, Rose, Petit Grain, Zimtblätter, Muskatellasalbei als Badezusatz, Massageöl oder für Inhalation

 Arnica, Nux vomica, Calium phosphoricum, Arsenicum album, Calcium phosphoricum

 Apatit, Rubin, Türkis, Tigereisen, Topas

 Regenerationstherapie: Thymuskur, Procain nach Aslan, Vitamin-B- und -E-Infusionen, Spurenelemente und Enzymkuren

 Ozontherapie und Sauerstoffmehrschritttherapie

 Akupunktur

 Entspannungstherapie

## Streß

 Baldrian, Johanniskraut, Melisse, Hopfen

 Neroli, Sandelholz, Lavendel, Bergamotte, Jasmin, Kamille als Badezusatz, Massageöl, als Inhalation oder Duftlampe

 Aconitum, Calium phosphoricum, Lycopodium, Nux vomica

 Beryll, Chalcedon, Rauchquarz, Tigerauge, Turmalin

 Bewegung (Auslaßventil)

 Entspannungstherapie: insbesondere Tai Chi und Meditation

 Akupunktur

## Migräne

 Basilikum und Rosmarin (Duftlampe), Lavendel und Pfefferminze als kalte Kompresse und Massageöl (Schläfenmassage)

 Belladonna, Bryonia, Gelsemium, Ignatia, Calium bichromicum, Natrium muriaticum, Nux vomica, Silicea, Cimicifuga, Calcium phosphoricum

 Magnesit, Rhodochrosit

 Kreislaufanregung durch unterschiedliche Kneipp-Anwendungen, Sauna

 HWS-Massage, Lymphdrainage, Akupunktmassage, Tui-na-Massage

 Bewegungstherapie (Ausdauertraining als Ventil für die Seele)

 Ernährungstherapie und Entspannungstherapie dringend erforderlich

 Regenerationstherapie: Serumtherapie nach Wiedemann, Thymuskur, Procain nach Aslan, Infusionstherapie, beispielsweise Vitamine B und E, Magnesium

 Ausleitende Therapie: Darmsanierung, Aderlaß

 Akupunktur ist sehr effektiv

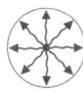 Neuraltherapie: gezielte Unterspritzung von Schmerzpunkten und Akupunkturpunkten, Störfeldausschaltung

 Biofeedback

 Hypnose

 Spirituelle Heilmethoden

 Reinkarnationstherapie

 Asiatische Heilweisen

## Schwindel

Durchblutungsstörungen, Nackenmuskelverspannungen und psychogene Belastungen sind die Hauptursachen für das Auftreten von Schwindel.

 Weißdorn, Gingko, Kaktus, Maiglöckchen, Besenginster

 Argentum nitricum, Arnica, Gelsemium, Belladonna, Calium phosphoricum, Ferrum phosphoricum, Cocculus, Nux vomica (beispielsweise Vertigoheel)

 HWA-Massage, Lymphdrainage, Tui-na-Massage

Regenerationstherapie: Wiedemannkur, Procain nach Aslan, Vitamininfusionen

 Ausleitende Therapie: Aderlaß, Schröpfen, Kantharidenpflaster, Blutegel

 Ozontherapie: 12 Sitzungen

 Akupunktur: insbesondere Schädel

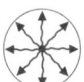 Neuraltherapie: Störfeldausschaltung, Quaddelung der Wirbelsäulenreflex-bereiche

## Multiple Sklerose

 Tollkirsche, Bilsenkraut, Stechapfel, Lerchensporn, Gingko

 Nach Symptomen beispielsweise Gnaphalium ptk bei Taubheit in den Gliedern, Nosodentherapie

 Rhodochrosit, Rhodonit, Turmalin

 Alle Anwendungen je nach Beschwerdebild

 Fußreflexzonenmassage, Lymphdrainage, Kopf/Nacken, Tui-na-Massage, Shiatsu

 Hippotherapie, manuelle Therapie

 Regenerationstherapie: Wiedemannkur, Procain nach Aslan, Thymuskur, Vitorgan-Zelltherapie, Enzyme (Wobenzym, Wobe Mucos extrem hoch dosiert)

 Ozon-Sauerstoff-Therapie, SMT, hämatogene Oxidationstherapie

 Ausleitende Therapie: Kolon-Hydro-therapie, Darmsanierung

 Akupunktur

 Reinkarnationstherapie, Astromedizin

 Alle integrativen Methoden, alle Formen der Entspannungstherapie

 Spirituelle Therapie

 Traditionelle chinesische und indische Medizin, auch tibetische Ansätze zur Erklärung der möglichen Ursache können sinnvoll sein

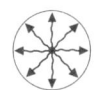 Neuraltherapie: konsequente Störfeld-ausschaltung

## Parkinson-Krankheit

 Bilsenkraut (besonders gegen Tremor), Weidenrinde, Gingko, Weißdorn

Entsprechend der Symptomatik: beispiels-weise Bufo D3, Tabacum D6 oder Zinkum sulfuricum bei krampfartigem Zittern der Glieder

 Fußreflexzonenmassage, Tui-na-Massage, Klangschalenmassage

 Hippotherapie, Wassergymnastik

 Vollwertige Grunddiät mit Perioden des Teefastens

 Regenerationstherapie: Serumtherapie nach Wiedemann, Organlysate, Thymuskur, Procainkur nach Aslan, Vitamin E, Magne-sium, Enzyme, Infusionen mit Kälberzell-extrakt (Actovegin), Vitorgan-Therapie

 Ausleitende Therapie: Aderlaß, Darmsanie-rung, Schröpfen im Schulter-Nackenbereich

 Ozontherapie: Ozon-Sauerstoff-Therapie 15 bis 18 Sitzungen

 Sauerstoffmehrschritttherapie: über 4 Monate

 Akupunktur: entsprechend der Symptomatik

 Ursachensuche durch Reinkarnations-therapie, Astromedizin sowie asiatische Heilansätze

 Entspannungstherapie: insbesondere Qi Gong oder Tai Chi

# Verschiedene Beschwerdebilder

## Potenzprobleme

 Yohimbin, Potenzholz. Eine besondere Mischung: Wein von Wiesenbärenklau: 50g in kleine Stückchen geschnittene Wurzeln und Blätter während 24 Stunden in 1 Liter Rotwein ziehen lassen, abseihen und 1 kleines Glas vor jeder Mahlzeit trinken

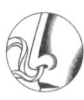 Stimulierende Öle (siehe auch dort)

 Granat, Rutilquarz, Zoisit mit Rubin

 Stanger-Bäder, Kohlensäurebäder

 Bindegewebsmassage, Fußreflexzonenmassage

 Manuelle Therapie im Bereich LWS

 Fasten, kein Alkohol, kein Nikotin

 Regenerationstherapie: Enzyme, Vitamin E, Serumtherapie nach Wiedemann (insbesondere Hodenserum)

 Sauerstoffmehrschritttherapie: 3 bis 4 Monate

 Ozontherapie: 15 Sitzungen

 Gesprächstherapie, Reinkarnationstherpie

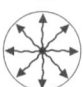 Neuraltherapie: Störfeldausschaltung, Injektionen am Schwellkörper

 Entspannung: insbesondere Meditation und integrale Methoden

## Haarausfall

 Aufguß zur äußerlichen Anwendung von Efeu, Gartenkresse, Seifenkraut und Tausendgüldenkraut; Aloespülungen, Kopfhautmassage mit Absud der Gemeinen Schafgarbe und Großer Brennessel; innerlich: Echte Brunnenkresse essen

 Spülung mit Lavendelblüten, Zitronensaft

 Calcium fluoratum, Silicea, Calium phosphoricum, Lycopodium, Natrium muraticum, Sepia, Phosphor, Sulfur, Thallium sulf.

 Lymphdrainage, Tui-na-Massage, Kopfhaut und Bindegewebsmassage

Bewegungstherpie und Entspannungstherapie (auch Hypnose) sowie Ernährungstherapie sehr wichtig

 Ausleitende Therapie: Darmsanierung

 Neuraltherapie: Störfeldausschaltung

## Immunschwäche (siehe unter Krebs, Seite 73)

## Heuschnupfen

 Luffa, Blütenpollen (Pollinose-S-Kapseln)

 Eukalyptus, Kamille, Lavendel, Melisse als Massageöl und zur Inhalation

 Arsenicum album, Allium cepa, Euphrasia, Natrium muriaticum, Galphimia, Luffa, Euphorbium

 Aquamarin Fluorit, Apophyllit

 Ausleitende Therapie: Darmsanierung, Eigenblutbehandlung mit Ozon, Eigenharntherapie

 Akupunktur

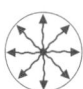 Neuraltherapie: Störfeldausschaltung

## Tinnitus (Ohrensausen)

 Mistelinjektionen s.c. am Ohr, Schlangengiftinjektionen s.c., Gingko, Weißdorn

 China, Graphites, Causticum

 HWS-Stäbchenmassage, Tui-na-Massage

 Entschlackungsfasten

 Regenerationstherapie: Serumtherapie nach Wiedemann

 Ausleitende Therapie: Aderlaß, Eigenbluttherapie, Blutegel, Baunscheidmethode, Cantharidenpflaster, Fiebertherapie

 Ozontherapie: 12 bis 18 Sitzungen

 Sauerstoffmehrschritttherapie: regelmäßig über 4 bis 6 Monate

 Infusionstherapie mit HAES und ACTOVEGIN im Wechsel

 Elektrotherapie: Tens-Elektrotherapie am Mastoid

 Akupunktur: chinesische Akupunktur mit 6 bis 8 Nadeln (auch Elektroakupunktur)

 Psychotherapie: Ohrrauschen als Warnsignal des Körpers

Entspannungstherapie: insbesondere autogenes Training

 Asiatische Heilmethoden

 Neuraltherapie: Quaddelung des Akupunkturpunktes »Tor des Ohres«, Tonsillen-injektionen, HWS-Quaddelungen

## Körpergeruch, verstärkte Schweißbildung

 Hepar sulfuris, Mercurius solubilis, Sepia, Silicea, Sulfur, Thuja, Calcium carbonicum

 Kalt-heiße Waschungen, regelmäßige kalte Güsse

## Übergewicht, vermehrter Appetit

Disziplinierte Anwendung von Ernährungstherapie, Entspannungstherapie, Psychotherapie, Bewegungstherapie und einzelne Formen der integrativen Methoden bieten im Rahmen eines ganzheitlich angelegten Therapiekonzepts jedem Menschen die Möglichkeit, seinen Körper in die Form zu bringen, in der er ihn gerne hätte. Die Stärkung des Willens, der Disziplin und der Geduld entscheidet maßgeblich über Erfolg oder Mißerfolg.

 Kalter Baldrianauszug: 10 Minuten vor jeder Mahlzeit 1 Glas trinken, Löwenzahn, Artischocke, Brennessel, Sellerie, beispiels-weise als Saft (siehe auch Saftfasten, Seite 156)

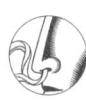 Bergamotte, Fenchel als Badezusatz oder für die Duftlampe

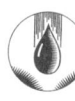 Calcium carbonicum, Ferrum phosphoricum, Sulfur, Lycopodium, Fucus vesiculos; Komplexmittel wie Thyroidea comp zur Stoffwechselanregung oder Hepar comp, Solidagoren

 Versteinertes Holz

 Alle Massageformen zur Gewebedurch-blutung

 Insbesondere Dehnungsübungen als Vorbereitung zum Bewegungstraining

 Ausleitende Therapie: Aderlaß

 Akupunktur: insbesondere Ohrakupunktur (sehr erfolgreich)

 Spirituelle Therapie

 Neuraltherapie: Injektionen an die Schilddrüse

## Appetitlosigkeit

 Absud aus Echtem Alant oder Aufguß von Bockshornkleesamen, Wermutwein, Benediktenkrautwein, Immergrünwein

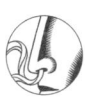 Bergamotte, Fenchel, Ingwer, Kamille für Duftlampe oder als Massageöl (außer Bergamotte)

 Ignatia, Arsenicum album, Abrotanum, Calcium phosphoricum

 Apatit, Topas

 Bewegungstherapie

 Akupunktur: insbesondere Ohrakupunktur

## Neurodermitis (atophisches Ekzem)

Die Neurodermitis ist eine sehr häufige Hauterkrankung, die außerordentlich komplex ist und ein umfassendes Therapiespektrum erforderlich macht.

 Bittersüßstengel, Borretsch, Nachtkerzensamenöl in Tablettenform, Tees aus Birke, Hagebutte, Ackerschachtelhalm, Löwenzahn und Brennessel, Auflagen mit Stiefmütterchenkraut;

Salben aus Cardiospermum, Ringelblume oder Hamamelis, dazu Teer, Fett, Schwefel- und Zinksalben, Lebertran- und Vitamin-A-Salben

 Kamille, Lavendel, Melisse als Badezusatz oder Creme

 Arsenicum album, Sepia, Sulfur, Apis, Graphites, Calcium carbonicum oder Komplexmittel wie Aurum oligoplex, Bellis oder Cistus canadensis

 Chrysopras

 Kalte Güsse, Bäder mit Totes-Meer-Salz, Kleopatrabad (Olivenöl und 1 Tasse Milch), Thalassotherapie, Klimatotherapie

 Klangschalen- und Fußreflexzonenmassage

 Besonders wichtig ist es, systematisch Nahrungsmittel auf allergische Reaktionen mit Hilfe einer Auslaßdiät zu testen und langfristig die Nahrung umzustellen.

 Regenerationstherapie: Serumtherapie nach Wiedemann, Enzyme

 Ausleitende Therapie: Stuhldiagnostik, Darmreinigung durch Einläufe oder Bittersalz und anschließende Darmsanierung durch Autovaccine, Symbioflor Aufbaukur

Umstimmung durch Ozon-Eigenblut-Therapie, Leber- und Nierenentgiftung durch homöopathische Komplexmittel (Hepar comp), Eigenurin (Trinken und Umschläge!)

 Fiebertherapie

 Ozontherapie: bis zu 12 Sitzungen sinnvoll

 Akupunktur: chinesische Akupunktur entsprechender Punkte

 Psychotherapie: Bei Kindern sollten insbesondere die Eltern mit einbezogen werden. Alle Formen der Entspannungstherapie und Ernährungstherapie müssen Grundlage des Therapiekonzepts sein.

 Allgemeine Maßnahmen: Baumwollkleidung, Seide und Leinen, Fingernägel kurz schneiden, eventuell Handschuh bei Kindern gegen Kratzen

 Asiatische Heilmethoden, eventuell spirituelle Therapie (bezogen auf die Eltern – nur bei begleitender Gesprächstherapie)

## Rheuma und degenerative Gelenkerkrankungen

Bei degenerativen Gelenkerkrankungen, zu denen auch Rheuma gehört, handelt es sich im weitesten Sinne um einen schmerzhaften Prozeß im Bereich eines oder mehrerer Gelenke unter Einbeziehung der angrenzenden Bindegewebsstrukturen.

Auslöser sind zumeist Fehlhaltungen, unphysiologische Belastungen und Überbeanspruchungen, oftmals verstärkt durch Bewegungsmangel und Übergewicht. Bestehende Gelenkschäden, altersbedingte Abbau- und Abnutzungsprozesse können darüber hinaus zu einer chronischen Gelenkentzündung mit möglicherweise irreparablen Zerstörungen des Gelenkknorpels und der knöchernen Gelenkenden führen.

Besonders wichtig ist eine vernünftige Lebensweise mit Ausschaltung krank machender Verhaltensweisen (z. B. Fehlbelastung, Fehlhaltung am Arbeitsplatz, nervliche Überlastung etc.)

 Arnikablüten und -wurzel, Brennesselkraut, Kampher, Johanniskrautöl, Fichtennadelöl, Kiefernnadelöl, Terpentinöl, frische Fichtenspitzen, Guajakholz, Heublumen, Kiefernsprossen, Minzöl, Australisches Teebaumöl, Pappelrinde, -blätter, Paprikafrüchte, Weihrauch (Ayurveda-Medizin), Pfefferminzöl, Weidenrinde, Mistel, unspezifische Reiztherapie per Infektion, beispielsweise mit Lachesis (Schlangengift), Teufelskralle, Herbstzeitlose (Gicht),

Kamille, Lavendel, Rosmarin, Eukalyptus, Johanniskraut als Badezusätze und als Massageöl

 Rhus toxicodendron, Berberis, Bryonia, Apis, Arnica, Pulsatilla, Cimicifuga, Belladonna, Ruta. Bewährte Kombinationspräparate beispielsweise Atrhrixyl N (Berberis vulgaris Dil D3 + Bryonia cretica Dil D4 + Colchicum autumnale Dil D4) insbesondere bei akutem und chronischem Gelenkrheumatismus – Rubicolan S (Ledum palustre Dil D2 + Pseudognaphalium obt. Dild D1 + Ruta graveolens Dil D2) insbesondere bei Arthrosen und unspez. Wirbelsäulensyndrom – Harnsäuretropfen N Syxyl (Berberis vulgaris Dil D6 + Colchicum autumnale Dil D6 + Formica rufa Dil D6) insbesondere bei rheumatischen Beschwerden und vorliegender Hyperurikämie – Myolosyx (Berberis vulgaris Dil D2 + Toxicodendron quer. Dil D4) insbesondere rheumatische Schmerzen an Muskeln, Sehnen und Knochenhaut (bei akuten Verlaufsformen stündlich 10 Tropfen, bei chronischen Formen 3 × 5 Tropfen

 Biotiti Linse, Granat, Karneol, Malachit, Variscit, Türkis, Smaragd

 Bäder, Wärme-/Kälte-Packungen, Heublumensäcke, Heilerde, Quarkpackungen, Schwedenkräuterumschläge u.a.

 Lymphdrainage, Fußreflexzonenmassage, Klangschalenmassage

 Ausreichende Bewegung, Dehnungsübungen, Gymnastik, Rückenschulung, Muskelaufbautraining

 Gewichtsreduktion, Ernährungsumstellung auf Vollwertkost, Fastentag, Entschlackungswochen etc.

 Elektrotherapie: Alle Formen der Elektrotherapie, insbesondere Apo-Tens-Reizstromtherapie

 Ausleitende Therapie: mikrobiologische Therapie (Regulierung und Stabilisierung der Darmflora und damit des symbiotischen Gleichgewichts – Eliminierung toxinbildender Keime, Verbesserung der Vitaminresorption – Stärkung des Immunsystems, Immuntherapie mit »Subreum« (sehr erfolgreiche Basistherapie mit E. Coli), gegebenenfalls Hyperthermie, Eigenbluttherapie, Cantharidenpflaster, Schröpfen

 Ozontherapie: Ozon-Sauerstoff-Therapie

 Entspannungsübungen (autogenes Training, Fünf Tibeter, Meditation u.a.), gegebenfalls Lebenshilfe (Schmerz als Streßfaktor!) durch psychosomatisch orientierte Gesprächstherapie, Biofeedback, Hypnose, in schweren Fällen Reinkarnationstherapie

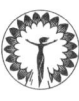 Akupunktur: chinesische Akupunktur, (Nadelung von 8 bis 12 Akupunkturpunkten (gegebenfalls auch Anleitung zur Akupressur), Injektoakupunktur (Quaddelung mit beispielsweise Dolojekt Syxyl + Procain der Akupunkturpunkte)

 Neuraltherapie: Störfeldausschaltung nach Hunecke, lokale Infiltrationstherapie (i.c.+s.c.) mittels beispeilsweise Doloject Syxyl oder Traumeel + Procain (Doloject: Berberis vulgaris Dil D12 + Colchicum auf Dil D12 + Ledum palustre Dil D 12)

# Krebs

Die Entstehung von Krebs ist grundsätzlich ein multikausales Geschehen, an dem eine Vielzahl von auslösenden Komponenten beteiligt ist. Erbanlagen, Viren, Umweltgifte, Ernährungsfehler, Mutationen auf zellulärer Ebene, mechanische Reize, lebensbelastende psychogene Faktoren, soziale, berufliche und klimatische Einflüsse, schicksalhafte karmische Verstrickungen und viele andere Faktoren können dazu führen, daß sich Zellen aus ihrem natürlichen Zellverband herauslösen, um sich ungehemmt zu vermehren. Ziel jeder ganzheitlichen Therapie muß es daher zunächst sein, die krankheitsauslösenden Faktoren aufzudecken und möglichst konsequent auszuschalten. Dies führt in der Regel dazu, daß die Lebensweise grundlegend umgestellt werden muß und vollständig neue Ansätze zur natürlichen Lebensführung entwickelt und praktisch umgesetzt werden müssen. Spirituelle Ansätze sollten nicht unbeachtet bleiben. Philosophische und religiöse Weltanschauungen können dazu dienen, das eigene Weltbild zu überdenken, um so individuelle Auswege aus eingefahrenen Lebenssituationen zu entwickeln. Daher ist es wichtig, viel zu lesen.

Zusätzlich kann ein zeitlich begrenzter Ortswechsel genutzt werden, um sich zumindest vorübergehend von einem möglicherweise krank machenden Umfeld zu befreien. Am besten werden hierbei die Klimatotherapie sowie psychisch stimulierende Effekte durch Sonne, Strand und Meer berücksichtigt.

## Vier-Phasen-Konzept als Grundlage ganzheitlicher begleitender Krebstherapie und Krebsnachsorge.

*Phase A: Bestandsaufnahme*
1. Umfassende Anamneseerhebung

2. Ganzkörperuntersuchung (Check up)

3. Sichtung und Auswertung bisher erhobener schulmedizinischer Befunde

4. Ergänzende Untersuchungen, Laborstatus (beispielsweise Immunstatus, Mineralstoffanalyse und anderes)

5. Erstellung eines individuellen Therapieplans

*Phase B: Einleitung einer begleitenden lebensordnenden Gesprächstherapie*

1. Erfassung der aktuellen Lebenssituation

2. Analyse möglicher Krankheitsursachen

3. Anwendung asiatischer Denkmodelle, um die Krankheitsursache aufzudecken

4. Reinkarnationstherapie, spirituelle Therapie (insbesondere astromedizinische Analysen) zur Klärung möglicher karmischer Ursachen, gegebenenfalls begleitende Reiki-Behandlungen (auch mit Anleitung des Ehepartners)

5. Erörterung von Transformationspotentialen (Krankheit als Chance für individuelles Wachstum)

6. Entwicklung einer an positiven Werten und gesundheitsfördernden Faktoren orientierten Lebensstrategie

*Phase C: Aktivierung der unspezifischen Abwehrkräfte (Immunmodulation)*

Erstellung eines individuellen Jahrestherapieplans durch gezielte Auswahl der medizinisch indizierten Verfahren:

1. Ozon-Sauerstofftherapie mit Vitamin-C-Zusatz (12 bis 18 Sitzungen/2mal pro Jahr)

2. Sauerstoffmehrschritt-Therapie nach Ardenne (12 bis 18 Sitzungen/ 4- bis 5mal pro Jahr)

3. Hämatogene Oxidationstherapie (12 Sitzungen/1mal pro Jahr)

4. Ozon-Eigenblutinjektionen unter Zugabe von Echinacin.

5. Immunstimulation durch Pflanzenpräparate: Thuja, Eleutherococcus, Baptistaextrakte, Echinacea, Ginseng, Teufelskralle (12 bis 18 Injektionen und orale Gabe)

6. Organlysattherapie:
a) Thymusspezialkur (15 bis 18 Sitzungen/ 2mal pro Jahr), beispielsweise Thymoject von Biosyn
b) Kur mit Leber-Milz-Extrakten (regelmäßig begleitend zur Chemotherapie) beispielsweise Faktor AF. Anthroposophische Medizin: Interleukinmodulation durch Mistellektine (7 Injektionen, dann 2 Wochen Pause), beispielsweise Eurixor (Biosyn) oder Iscador. Bei der Misteltherapie mit Iscador verwendet man von Viscum album die gesamte Pflanze, jedoch je nach Art des Krebses entsprechend der anthroposophischen Lehre von verschiedenen Wirtsbäumen: beispielsweise bei Geschwulsten des Verdauungs- und Urogenitaltraktes und der Extremitäten die Apfelbaummistel bei Frauen und die Eichenmistel bei Männern. Bei Geschwulsten des Nasen- und Rachenraumes und der Haut wird die Kiefermistel verwendet, und bei Geschwulsten der Bronchien kommt die Eichenmistel bei Männern und die Kiefer- sowie Ulmenmistel bei Frauen zum Einsatz.

7. IST (Immunstoßtherapie mit 3 homöopathischen Komplexpräparaten je nach Art des Krebses, 3 Injektionen/4mal pro Jahr)

8. Immuntherapie durch Spurenelemente wie insbesondere Selen (vor allem Selenase), Zink (Zinkotase), Kupfer und Lithium

9. Substitutionstherapie mit Enzymen und Vitaminen (insbesondere Vitamin C und E)

 10. Mikrobiologische Therapie und Darmsanierung

*In speziellen Fällen:*

 11. Hyperthermiebehandlung

 12. Vitamin-A-Hochkonzentrattherapie

 13. Autohomologe Immuntherapie

 14. Urintherapie

 15. Unterstützung durch Steine: Aquamarin, Chalcedon, Azurit – Malachit, Baumachat, Calcit, Jaspis, Onyx, Smaragd, Turmalin

 16. Akupunktur und diverse Ansätze der TCM

*Phase D: Das Leben neu gestalten*

Naturgemäße Lebensführung mit aktivem physischen und psychischen Immuntraining

 1. Bewegungstherapie

 2. Ernährungstherapie und Heilfasten

 3. Krankengymnastik

 4. Kneipp-Anwendungen (Abhärtung)

 5. Entspannungstherapie (insbesondere Yoga und Meditation)

 6. Anregende und befriedigende Freizeitgestaltung wie neue Hobbys

 7. Integrative Therapien zur Selbsterkenntnis und individuellen Weiterentwicklung

 8. Entwicklung eines eigenen Weltbildes durch Beschäftigung mit philosophischer Literatur

 9. Geistige Hygiene (Liebe, Güte und ein frohes Herz als die beste Medizin)

# Teil III:

# Bekannte Naturheilweisen

## Heilweisen aus der Natur

 ### Heilkräuter aus aller Welt

Die Bemühungen, Krankheiten mit Hilfe von Pflanzen zu heilen, gehen bis an die Anfänge der Menschheitsgeschichte zurück. Bereits die primitive Medizin gründete sich auf gewisse Erfolgserfahrungen mit Pflanzen, wie Tontafeln vom Persischen Golf belegen, die um 4000 v. Chr. entstanden sind. Andere Überlieferungen von Beschreibungen heilkräftiger Pflanzen sowie einzelne Heilkräuterfunde stammen aus Mitteleuropa und weisen ein Alter von etwa 3000 Jahren auf.

Die altbabylonische Kultur kannte bereits Zubereitungen von Pflanzen wie beispielsweise Senfkörner und Tamarisken gegen Zahnschmerzen, wie Keilschrifttafeln um 2000 v. Chr. beweisen. Der Priester und Arzt Imhotep galt schon um 2500 v. Chr. als Vater der altägyptischen Medizin, als er den an den Pyramiden schuftenden Bauarbeitern zum Schutz vor Infektionskrankheiten tägliche Rationen von Rettich, Zwiebeln und Knoblauch verordnete. Nicht zuletzt durch ihn fanden zu dieser Zeit bereits etwa 250 Arzneipflanzen Verwendung, unter anderem Anis, Bilsenkraut, Fenchel, Huflattich, Kalmus, Myrrhe, Myrthe, Süßholz, Leinsamen, Wacholder und viele andere.

Um 700 v. Chr. entstanden schließlich die ersten Kräutergärten, in denen Knoblauch, Zwiebeln, Fenchel, Safran, Thymian, Senf, Kümmel, Dill und Koriander angebaut wurden. Die über Jahrtausende zu beobachtenden Heilwirkungen dieser Kräuter macht ihre Anwendung medizinisch vertretbar und durchaus sinnvoll. Und dies gilt auch dann, wenn die Wirksamkeit in vielen Fällen bisher wissenschaftlich nicht eindeutig nachgewiesen werden konnte.

Die von der Bundesregierung eingesetzte Kommission E hat in den letzten Jahren begonnen, Heilpflanzen unter schulmedizinischen Kriterien auf ihre Wirksamkeit zu überprüfen. Die inzwischen positiv monographierten Pflanzen sind in der im folgenden aufgeführten Übersicht mit M+ gekennzeichnet. Pflanzen, deren rein wissenschaftlicher Wirkungsnachweis bislang nicht erbracht werden konnte, sind mit M- gekennzeichnet.

**Ein Rat zur Selbstbehandlung: Jeder, der sich oder Angehörige bei leichten Erkrankungen und Alltagsbeschwerden selbst behandeln möchte, muß sich genau an die angegebenen Rezepte und Anleitungen halten. Besondere Vorsicht ist hier bei der Behandlung von Kindern und älteren Menschen geboten. Wenn Sie bei der Behandlung nicht sicher sind oder wenn unvorhergesehene oder unklare Begleitumstände auftreten, rufen Sie einen Arzt. Nicht immer ersetzen Naturheilverfahren eine medizinische Behandlung. Handeln Sie vorsichtig und verantwortungsvoll, und entscheiden Sie, ob und inwieweit die in diesem Buch dargestellten Verfahren oder Mittel für Sie eine Alternative zur Schulmedizin darstellen.**

**F:** Familie
**H:** Herkunft
**W:** Wirkung
**I:** Indikation
**A:** Anwendung
**P:** Präparat

*Adoniskraut (Adonidis herba) M-*
 **F:** Hahnenfußgewächse
 **H:** Osteuropa, Deutschland
 **W:** Herzmuskelstärkend
  **I:** Herzmuskelschwäche, nervöse Unruhezustän-
   de, funktionelle Herzbeschwerden, Hypotonie
 **A:** Blütenextrakte, mittlere Tagesdosis 600 mg
 **P:** In Miroton
Bemerkung: Vorsicht bei gleichzeitiger Einnahme
von Digitalispräparaten, da Wirkungsverstärkung;
Erbrechen, Herzrhythmusstörungen

*Ackerschachtelhalmkraut (Equiseti herba,*
*Syn. Zinnkraut) M-*
 **F:** Schachtelhalmgewächse
 **H:** Nördliche Halbkugel
 **W:** Harntreibend, bindegewebsregenerierend,
   wundheilungsfördernd
  **I:** Harnwegsinfekte, schlecht heilende Wunden
 **A:** Getrocknete grüne Sprossen, 6 g pro Tag als Tee
   oder für Umschläge 10 g auf 1 Liter Wasser;
 **P:** Biolavan

*Aloe (Aloe ferox, Syn. Bärengalle) M+*
 **F:** Liliengewächse
 **H:** Süd- und Ostafrika
 **W:** Anregung der Darmperistaltik, abführend,
   entzündungshemmend, antibakteriell
  **I:** Obstipation, Analfissuren, Hämorrhoiden,
   Hautunreinheiten
 **A:** Eingedickter Saft der Blätter, 50 bis 200 mg
   Trockenextrakt pro Tag
 **P:** Reogen N, KräuterLax
Bemerkungen: Akuter Darmverschluß, Digitalis-
wirkung kann verstärkt werden. Vorsicht bei zu
langer Einnahme (Gewöhnung)

*Ammi-visnaga-Früchte (Zahnstocherammei –*
*Ammeos visnagae fructus) M-*
 **F:** Doldengewächse
 **H:** Arabien, östliches Mittelmeer
 **W:** Krampflösend, durchblutungsfördernd,
   herzmuskelstärkend
  **I:** Vorbeugung und Akutbehandlung des Asthma
   bronchiale, Angina pectoris, Spasmen der
   Harnwege
 **A:** Getrocknete reife Früchte
 **P:** Carduben, Stenocrat

*Ananasstengel (Ananas comosus bromelain) M-*
 **F:** Bromeliaceae
 **H:** Tropen
 **W:** Entzündungshemmend, verdauungsfördernd,
   blutverdünnend
  **I:** Entzündliche Prozesse mit Ödembildung,
   Schwellungen nach Verletzungen, Verdauungs-
   beschwerden insbesondere bei Bauchspei-
   cheldrüsenerkrankungen
 **A:** Rohbromelain wird aus dem Stengel (Mutter-
   stumpf) und teilweise aus der Frucht gewon-
   nen, mittlere Tagesdosis 80 bis 240 mg
 **P:** Bromelain POS, Traumanase, Wobenzym
Bemerkung: Verstärkte Blutungsneigung

*Angelikawurzel (Angelicae radix) M-*
 **F:** Doldenblütengewächse
 **H:** Polen, Holland, Deutschland
 **W:** Krampflösend, fördert die Sekretion von
   Magensaft, harn- und schweißtreibend
  **I:** Blähungen, Völlegefühl, Appetitanregung,
   bei Funktionsstörungen von Leber und Galle
 **A:** Getrocknete Früchte und Wurzeln, als Tee:
   2 Teelöffel kleingeschnittene Wurzeln mit

kochendem Wasser übergießen und 10 Minuten
ziehen lassen
**P:** Carvomin forte, Papayasanit, Abdomilon
Bemerkung: Entzündungen der Haut bei gleichzeitiger starker UV-Bestrahlung

*Anguraté (Mentzelia cordifolia) M-*
**F:** Loasaceae
**H:** Peru
**W:** Motilitätsfördernd
**I:** Störungen des Magen-Darm-Traktes,
Krämpfe, Völlegefühl
**A:** Als Aufguß
**P:** Anguraté-Magentee

*Anis (Anisi fructus) M+*
**F:** Doldenblütengewächse
**H:** Östliche Mittelmeerländer
**W:** Krampflösend, antimikrobiell, schleimlösend,
Steigerung der Milchsekretion bei stillenden
Müttern
**I:** Atemwegskatarrhe, Magen-Darm-Krämpfe
**A:** Mittlere Tagesdosis 3 g
**P:** In Carmol, Weleda-Milchbildungstee

*Arnika (Arnica montana) M+*
**F:** Korbblütengewächse
**H:** Europa, Nordamerika
**W:** Antiseptisch, entzündungshemmend,
antirheumatisch, antiarthritisch, analgetisch
**I:** Blutergüsse, Prellungen, Quetschungen,
Schwellungen, Rheuma, Furunkel, Schleimhautentzündungen, Venenentzündungen,
Thrombosen
**A:** Frische und getrocknete Blüten als Aufgüsse,
Extrakte oder Tinkturen

**P:** Arnika-Salbe DHU oder Arnika-Ess. Weleda
Bemerkung: Vorsicht – Allergie gegen Arnika. Bei
längerer Anwendung sind toxische Hautreaktionen möglich

*Artischocke (Cynarae folium) M-*
**F:** Korbblüter
**H:** Europa
**W:** Gallensaftanregend, leberstimulierend,
fettreduzierend
**I:** Verdauungsbeschwerden (Dyspepsie), Gallensteinleiden, Leberstoffwechselstörungen, Fettstoffwechselstörungen
**A:** Frische und getrocknete Blätter, Aufguß,
Extrakt oder Frischpflanzensaft
**P:** Hepa Besch, Hepar SL
Bemerkung: Akuter Gallengangverschluß, Allergie
gegen Korbblütler

*Augentrostkraut (Euphrasia officinalis) M-*
**F:** Braunwurzgewächse, Rachenblütler
**H:** Europa und Osteuropa bis Sibirien
**W:** Adstringierend, entzündungshemmend
**I:** Lidrand- und Bindehautentzündung der
Augen, Schleimhautreizungen im Hals-
Nasen-Bereich
**A:** Frische oder getrocknete oberirdische Teile
als Teeaufguß für beispielsweise warme
Augenumschläge oder Spülungen
**P:** Euphrasia-Augentropfen Weleda

*Baldrian (Valeriana officinalis) M+*
**F:** Baldriangewächse
**H:** Europa
**W:** Beruhigend, schlaffördernd
**I:** Nervosität, nervöse Erschöpfung, Unruhe,

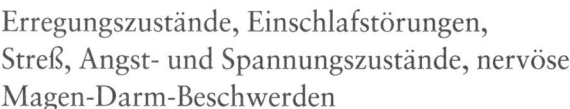 

Erregungszustände, Einschlafstörungen,
Streß, Angst- und Spannungszustände, nervöse
Magen-Darm-Beschwerden
**A:** Getrocknete Wurzelteile (etwa 15 g pro Tag als
Pflanzenpreßsaft, Tee, Tinktur oder Dragees
**P:** Valdispert, Euvegal forte, Vivinox

*Bärentraubenblätter (Uvae ursi folium) M+*
 **F:** Heidekrautgewächse
 **H:** Nördliche Erdkugel
 **W:** Harnwegdesinfizierend, bakteriostatisch
  **I:** Entzündliche Harnwegserkrankungen
 **A:** Trockenextrakte 10 g pro Tag als Aufguß
 **P:** Cystinol akut, Arctuvan
Bemerkung: Wirkungsmaximum 3 Stunden nach
Einnahme. Übelkeit und Erbrechen bei magen-
empfindlichen Patienten

*Bartflechte (Usnea species) M-*
 **F:** Usneaceae
 **W:** Lokal antimikrobiell, entzündungshemmend
  **I:** Mund-Rachen-Entzündungen
 **P:** Dr. Grandel Granobil Rondoletten, Usnetten

*Beinwellwurzel (Symphyti radix,*
*Syn. Comfrey, Wallwurz) M+*
 **F:** Rauhblattgewächse
 **H:** Europa und Osteuropa bis Sibirien,
Nordamerika
 **W:** Entzündungshemmend, fördert die Kallus-
bildung und die Wundheilung
  **I:** Prellung, Zerrung, Quetschung, Verstauchung,
Schleimbeutel-, Sehnenscheidenentzündung
 **A:** Extrakte aus Wurzel und Kraut in Salbenform
 **P:** Kytta-Salbe, Symphytum-Tinktur und Salbe
Weleda

Bemerkung: Vorsicht während der Schwangerschaft und während der Stillzeit. Nur äußerliche
Anwendung (maximal 4 Wochen)

*Belladonnablätter (Belladonna folium,*
*Syn. Tollkirsche) M-*
 **F:** Nachtschattengewächse (Tollkirsche)
 **H:** Nördliche Erdkugel
 **W:** Krampflösend, spezifische parasympathiko-
lytische/anticholinergische Wirkung
  **I:** Kolikartige Schmerzen im Bereich des Gastro-
intestinaltraktes und der Gallenwege
 **A:** Blätter und Wurzelextrakte maximal 0,3 g pro
Tag
Bemerkung: *Gegenanzeigen* sind tachykarde Herz-
rhythmusstörungen, Prostataadenom, Glaukom,
Lungenödem, Stenosen im Magen-Darm-Trakt).
Einnahme ohne medizinische Überwachung ist
nicht anzuraten

*Benediktenkraut (Cnici benedicti herba) M-*
 **F:** Korbblütler
 **H:** Mittelmeerraum
 **W:** Speichel- und Magensaftsekretionssteigernd,
antimikrobiell
  **I:** Appetitlosigkeit, Verdauungsbeschwerden
 **A:** Getrocknete Blätter und obere Stengel, 4 g bis
6 g pro Tag als Aufguß
 **P:** Esberigal
Vorsicht: Allergie gegen Korbblütler

*Berberitzenrinde (Berberidis radicis cortex,*
*Syn. Sauerdorn) M-*
 **F:** Sauerdorngewächse
 **H:** Mitteleuropa
 **W:** Abführend, appetitanregend, harntreibend

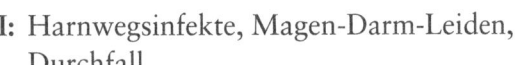

**I:** Harnwegsinfekte, Magen-Darm-Leiden, Durchfall
**A:** Aufguß mit Wurzelrinde
Vorsicht: Nicht sicher belegte Wirkung

*Bilsenkraut (Hyoscyami herba) M+*
**F:** Nachtschattengewächse
**H:** Nördliche Erdkugel
**W:** Parasympatholytisch, anticholinerg
**I:** Magen-Darm-Krämpfe, Gallenkoliken
**A:** Getrockneter Pflanzenextrakt
**P:** Monapax
Vorsicht: Nur unter ärztlicher Kontrolle anwenden wegen starker Nebenwirkungen

*Birkenblätter (Betulae folium, Syn. Maibaum) M-*
**F:** Birkengewächse
**H:** Europa, Asien, Sibirien, Kaukasus
**W:** Blutreinigend, harntreibend
**I:** Harnwegsinfekt, Nierengrieß. Wirkt unterstützend bei Rheuma
**A:** Frischpflanzensäfte oder Blätterextrakte
**P:** Cystinol Tr., Birkencaps Kps., Birkenelixier Weleda
Vorsicht: Ödeme bei eingeschränkter Herz- oder Nierentätigkeit

*Bittersüßstengel (Dulcamarae stipites) M-*
**F:** Nachtschattengewächse
**H:** Europa, Nordafrika, Asien
**W:** Adstringierend, antimikrobiell, schleimhautreizend
**I:** Chronisches Ekzem, Neurodermitis, entzündliche juckende Hautleiden, rheumatische Erkrankung
**A:** Getrocknete Stengel

**P:** Dolexaderm H
Vorsicht: Sehr potentes Mittel – wird auch als »pflanzliches Kortison« bezeichnet

*Blasentang (Fucus vesiculosus) M-*
**F:** Braunalgen
**H:** Atlantikküste
**W:** Abführend, blutreinigend, stimulierend
**I:** Hautkrankheiten, Jodmangel, Schilddrüsenunterfunktion, Asthma, Arteriosklerose, Übergewicht
**A:** Getrockneter Extrakt als Aufguß
**P:** Fucus 2000, Aranikelp
Vorsicht: Nicht bei Schilddrüsenüberfunktion

*Blutwurz (Tormentillae rhizoma) M+*
**F:** Rosengewächse
**H:** Europa, Westsibirien, Vorderasien, Neufundland
**W:** Adstringierend, blutstillend, entzündungshemmend
**I:** Entzündungen im Mundbereich, Durchfall, Blutungen, Blähungen, Magen-Darm-Störungen
**A:** Getrockneter Wurzelstock (auch als Gurgelmittel, Teilbad oder Umschläge)

*Bockshornkleesamen (Foenugraeci semen, Syn. Griechisches Heu) M-*
**F:** Schmetterlingsblütler
**H:** Mittelmeerraum, Südwestasien
**W:** Abführend, appetitanregend, blutzuckersenkend, entzündungshemmend, kräftigend
**I:** Furunkel (Breiumschlag), Verstopfung, Neurodermitis
**A:** Reife, getrocknete Samen

*Boldoblätter (Boldo folium)* M-
 **F:** Monimiaceae
 **H:** Chile
 **W:** Krampflösend, gallenanregend, fördert die
   Sekretion von Magensaft
 **I:** Verdauungsbeschwerden
 **A:** Getrocknete Laubblatter maximal 3 g pro Tag
   als Aufguß
 **P:** Hevert Gall S, Galenavowen N
Vorsicht: Gallengangverschluß, schwere Leber-
erkrankungen

*Borretsch (Borago officinalis)* M-
 **F:** Rauhblattgewächse
 **H:** Orient, Nordafrika, Europa, Mittelmeer
 **W:** Harntreibend, blutreinigend, abführend,
   schweißtreibend
 **I:** Chronisches Ekzem, Akne, Neurodermitis
 **A:** Getrocknete oberirdische Teile
 **P:** Borretschöl Kps.

*Brechwurz (Cephalaea ipecacuanha)* M-
 **F:** Rötegewächse
 **H:** Europa
 **W:** Schleimlösend, amobizid, brechreizauslösend
 **I:** Bronchitis, Amöbiasis, Vergiftung

*Breitwegerich (Plantago major)* M-
 **F:** Wegerichgewächse
 **H:** Europa, Asien, Nordafrika, Kanaren
 **W:** Antibakteriell, hepatoprotektiv, antikanzero-
   gen, entzündungshemmend, wundheilend
 **I:** Mund- und Rachenentzündungen, Furunkel,
   Akne, Wunden, Insektenstiche (Auflagen
   von frischen Blättern)
 **A:** Getrocknetes Kraut

*Brennessel (Urticae herba, Urticae radix)* M+
 **F:** Nesselgewächse
 **H:** Europa
 **W:** Adstringierend, blutreinigend, blutstillend,
   stoffwechselaktivierend, blutbildend,
   harntreibend, milchtreibend
 **I:** Harnwegsinfekte, Nierengrieß,
   Prostatavergrößerungen, Anämie
 **A:** 8 g bis 12 g pro Tag Extrakt von Kraut,
   Wurzeln und Blättern zum Aufguß, Wurzel
   maximal 4 g pro Tag (ausschließlich für
   Prostata)
 **P:** Kneipp-Brennesselsaft, Bazoton (Wurzel-
   extrakt), Reumaless

*Brombeerblätter (Rubi fructicosi folium)* M-
 **F:** Rosengewächse
 **H:** Europa
 **W:** Adstringierend, blutzuckersenkend, blutreini-
   gend, harntreibend, mundreinigend
 **I:** Durchfall, Akne, Mund- und Rachenentzün-
   dungen
 **A:** Extrakte der getrockneten Blätter als Aufguß
   für die innerliche und die äußerliche Anwen-
   dung

*Brunnenkressekraut (Nasturtii herba)* M-
 **F:** Kreuzblütler
 **H:** Weltweit
 **W:** Blutreinigend, fiebersenkend, harntreibend,
   stimulierend
 **I:** Akne, Haarwachstumsstörungen, rheumati-
   sche Beschwerden, Appetitlosigkeit, Verdau-
   ungsbeschwerden
 **A:** Getrocknete oberirdische Teile (ganze Pflanze
   ohne Wurzel)

*Buchweizenkraut (Herba fagopyri esculenti) M-*
 **F:** Knöterichgewächse
 **H:** Osteuropa, Vorderasien, Nordchina
 **W:** Gefäßtonisierend, durchblutungsfördernd
 **I:** Durchblutungsstörungen, Vorbeugung von
   Gefäßbrüchigkeit, Venenerkrankungen
 **A:** Getrocknetes Kraut als Aufguß
 **P:** Fagorutin-Buchweizen-Tee und -Tabletten

*Cayennepfeffer (Capsici fructus acer) M-*
 **F:** Nachtschattengewächse
 **H:** Tropisches Amerika
 **W:** Hautreizend, lokal durchblutungsfördernd,
   Anregung der Peristaltik (innerliche
   Anwendung)
 **I:** Rheumatische Erkrankungen, Muskelhart-
   spann im Schulter-Arm-Bereich, Prellungen,
   Blutergüsse, Neuralgien
 **A:** Äußerlich als Tinktur
 **P:** ABC-Pflaster
Bemerkung: Nicht länger als 2 Tage anwenden
(siehe auch Paprika)

*Cascararinde (Rhamni purshianae cortex) M+*
siehe Faulbaumrinde (**P:** Cascara Salax)

*Chinarinde (Chinae cortex) M-*
 **F:** Rötegewächse
 **H:** Costa Rica, Venezuela, Bolivien
 **W:** Tonisierend, appetitanregend, adstringierend
 **I:** Appetit- und Verdauungsanregung, Malaria,
   dyspeptische Beschwerden
 **A:** Getrocknete Baumrinde
 **P:** Hepaticum Medice
Bemerkung: Kontraindikation bei Schwanger-
schaft

*Curcuma* siehe Javanische Gelbwurz

*Dillfrüchte (Anethi fructus) M-*
 **F:** Doldenblütler
 **H:** Südwestliches Asien
 **W:** Entzündungshemmend, krampflösend, magen-
   saftanregend, entblähend
 **I:** Magen-Darm-Beschwerden, Schlafstörungen,
   Krämpfe, Erbrechen, Blähungen
 **A:** Aufguß der Früchte, 3 g pro Tag

*Efeu (Hedera helix) M+*
 **F:** Efeugewächse
 **H:** Europa
 **W:** Krampflösend, schmerzlindernd,
   menstruationsregulierend, schleimlösend
 **I:** Atemwegskatarrhe, Reizhusten,
   Keuchhusten
 **A:** Junge frische Blätter, Aufguß, 0,3 g pro Tag
 **P:** Prospan Tr., Hedelix
Vorsicht: Viel Vitamin C in frischen Blättern

*Eibischblätter (Althaeae folium) M+*
 **F:** Malvengewächse
 **H:** Mitteleuropa, USA, Asien, Nordafrika
 **W:** Reizmildernd, entzündungshemmend, husten-
   dämmend
 **I:** Schleimhautentzündungen in Mund, Rachen,
   Bronchien und Magen-Darm-Kanal
 **A:** Extrakte von Wurzeln, Blüten oder Blättern
 **P:** Biotuss N (mit Thymian), Solubifix-Tee,
   Eibisch-Sirup

*Eichenrinde (Quercus cortex) M+*
 **F:** Buchengewächse
 **H:** Europa, Asien

**W:** Adstringierend, entzündungshemmend
 **I:** Bäder bei Erfrierungen, Ekzeme, Geschwüre, Analfissuren, Hämorrhoiden, Fußschweiß, Zahnfleisch- und Rachenentzündungen, Durchfall, Magen-Darm-Katarrh
 **A:** Getrocknete Rinde junger Zweige wird abgekocht und abgegossen, mittlere Tagesdosis 3 g
 **P:** Traxaton Tbl.

*Eisenkraut (Verbena officinalis) M-*
 **F:** Eisenkrautgewächse
 **H:** Mittel- und Südeuropa
 **W:** Schleimlösend
 **I:** Atemwegsinfekte
 **A:** Getrocknete Blätter und Stengel
 **P:** Sinupret

*Eleutherococcus senticosus* siehe Taiga-Wurzel

*Enzianwurzel (Gentianae radix) M-*
 **F:** Enziangewächse
 **H:** Mittel- und Südeuropa, Alpen
 **W:** Appetitanregend, fiebersenkend, wurmtreibend, magensaftanregend
 **I:** Appetitlosigkeit, Blähungen, Verdauungsstörend, Würmer, Darmparasiten
 **A:** Getrocknete Wurzel kalt ansetzen, Tagesdosis: 3 g
 **P:** Enziagil, Sinupret, Syxyl-Magentee

*Erdrauchkraut (Fumariae herba) M-*
 **F:** Mohngewächse
 **H:** Mitteleuropa, Asien, Nordafrika, Mittelmeerraum
 **W:** Abführend, appetitanregend, blutreinigend, harntreibend, wundreinigend, krampflösend auf Magen und Gallentrakt
 **I:** Magen-Darm-Krämpfe, Arteriosklerose, Ekzeme, Verstopfung, Gallensteine
 **A:** Blühende Pflanze komplett ohne Wurzel trocknen, Aufguß 6 g pro Tag
 **P:** Bilobene, Bomagall mono, Oddibil

*Eukalyptusblätter (Eucalypti folium) M-*
 **F:** Myrtengewächse
 **H:** Australien, Tasmanien, Mittelmeerraum, Asien, Afrika
 **W:** Adstringierend, antiseptisch, appetitanregend, fiebersenkend, stimulierend
 **I:** Atemwegserkrankungen, Asthma, Stirnhöhlenentzündung
 **A:** Getrocknete Laubblätter, Aufgüsse: 3 g pro Tag, Öl aus Destillation: 0,6 g pro Tag
 **P:** Soledum Kps. und Einreibung, Babix Inhalat

*Faulbaumrinde (Frangulae cortex) M+*
 **F:** Kreuzdorngewächse
 **H:** Amerika, Europa, Asien
 **W:** Abführend, entschlackend, gallentreibend
 **I:** Verstopfung, Leber-Gallen-Beschwerden, Fieber, Hämorrhoiden
 **A:** Rinde der Zweige in Streifen getrocknet und mindestens 1 Jahr gelagert
 **P:** Legapas mono, Solubilax-Tee
Bemerkung: Vorsicht bei zu langer Einnahme (Gewöhnung)

*Fenchel (Foeniculum vulgare) M+*
 **F:** Doldenblütler
 **H:** Mitteleuropa, Mittelmeer

W: Schleimlösend, antiseptisch, krampflösend, appetitanregend, harntreibend, wurmtreibend, verdauungsfördernd
 I: Darmparasiten, Blähungen, Magen-Darm-Krämpfe, Ermüdungserscheinungen der Augen, Steigerung der Milchsekretion
A: Frische Blätter, Wurzel und Früchte, Aufguß
P: Fencheltee, Fenchelhonig

*Fichtennadelöl (Piceae aetheroleum) M-*
F: Fichtengewäche
H: Sibirien
W: Schleimlösend, antibakteriell, hautdurchblutungsfördernd
 I: Atemwegsinfekte, Muskelverspannungen, Rheuma
A: Öl aus frischen Nadeln, Zweigspitzen und Ästen
P: Silvapin-Fichtennadelextrakt, Fichtennadel-Bademilch Weleda, Drosinula-Sirup

*Fieberklee (Menyanthes trifoliata) M-*
F: Enziangewächse; Fieberkleegewächse
H: Europa (Moorgebiete)
W: Appetitanregend, blutreinigend, fiebersenkend, menstruationsregulierend
 I: Verdauungsbeschwerden, Menstruationsbeschwerden
A: Blätter getrocknet, Aufguß

*Fingerhut (Digitalis purpureae folium) M-*
F: Braunwurzgewächse
H: Europa
W: Herzmuskelstärkend
 I: Herzmuskelschwäche, Altersherz, unregelmäßige Herzleistung

Bemerkung: Äußerst giftig, keine Selbstbehandlung

*Flohsamen, Indischer (Plantago ovata, Samenschalen) M+*
F: Wegerichgewächse
H: Indien
W: Abführend, stuhlerweichend, stark quellend
 I: Verstopfung, Morbus Crohn, Hämorrhoiden, Divertikulose, Analfissuren, Kolon irrtabel
A: 5 g Samen mit viel Wasser einnehmen
P: Mucofalk, Metamucil, Agiocur

*Frauenmantelkraut (Alchemillae herba) M+*
F: Rosengewächse
H: Europa
W: Adstringierend, krampflösend, wundheilend, beruhigend
 I: Mundschleimhautentzündungen, Magenbeschwerden, nässende Ekzeme, eiternde Wunden, Spülungen bei Fluor albus (Weißfluß)
A: Ganze Pflanze ohne Wurzel als Aufguß

*Gänsefingerkraut (Potentillae anserinae herba) M+*
F: Rosengewächse
H: Europa
W: Adstringierend, kräftigend, krampflösend, magensaftsekretionsfördernd
 I: Durchfall, Menstruationsbeschwerden, Mundschleimhautentzündungen
A: Frische und getrocknete Blätter, Aufguß: 4 g pro Tag
P: Cefadian Tbl.

*Galgantwurzelstock (Galangae rhizoma) M+*
 F: Ingwergewächse
 H: Südchina
 W: Appetitanregend, krampflösend,
    antibakteriell, entzündungshemmend
 I: Appetitlosigkeit, Magenbeschwerden,
    Seekrankheit
 A: Getrocknete Wurzel, Aufguß: 6 g pro Tag
 P: Galganttabletten Jura

*Glockenbilsenkrautwurzelstock*
*(Scopoliae rhizoma) M+* siehe Bilsenkraut

*Ginkgo bilboa M-*
 F: Ginkgogewächse
 H: Südostchina
 W: Durchblutungsfördernd, Verbesserung der
    zerebralen und peripheren Mikrozirkulation,
    leicht blutdrucksenkend
 I: Hirnleistungsstörungen, arterille Verschluß-
    krankheit, Schwindel, gestörtes Hör- und Sehver-
    mögen, Hautdurchblutungsstörungen, Tinnitus
 A: Extrakt aus getrockneten Blättern,
    100 mg Trockenextrakt pro Tag
 P: Gingko Hevert, Tebonin forte

*Ginseng (Roter Ginseng, Panax pseudoginseng) M-*
 F: Araliengewächse
 H: Korea, China, Japan
 W: Leistungssteigernd, kräftigend
 I: Erschöpfungssyndrom, Rekonvaleszenz
 A: Getrocknete Wurzel
 P: Ginsana G 115

*Goldrute (Solidaginis herba) M+*
 F: Korbblütler

 H: Europa
 W: Entzündungshemmend, harntreibend,
    krampflösend
 I: Harnwegsentzündungen und Steinleiden
 A: Getrocknete oberirdische Teile, Aufguß:
    maximal 10 g pro Tag
 P: Solidagoren, Cystinol, Solubitrat-Tee
Bemerkung: Sehr effizient, jedoch auf ausreichen-
de Flüssigkeitszufuhr achten. Nicht bei Ödemen
durch Herzinsuffizienz anwenden

*Guajakholz (Guajaci lignum) M+*
 F: Zygophyllaceae
 H: Westindien, Venezuela, Kolumbien, Panama
 W: Harntreibend, pilzabtötend, entzündungs-
    hemmend
 I: Rheuma, Gicht, Atemwegserkrankungen,
    Pilzinfektionen
 A: Abkochung von Holz oder Rinde
 P: Syxyl-Rheumatee

*Hafer (Avena sativa) M-*
 F: Süßgräser
 H: Weltweit
 W: Beruhigend
 I: Nervöse Erschöpfung
 A: Getrocknete oberirdische Pflanzenteile
 P: Avena sativa Nestmann, Avenaforce, Vollmers
    Grüner Hafertee, Haferstroh für Bäder

*Hagebutte (Cynosbati fructus) M-*
 F: Rosengewächse
 H: Europa
 W: Harntreibend, verdauungsfördernd, mild
    abführend, mild adstringierend bei Darm-
    katharr

**I:** Vitamin-C-Mangel, Erkältungskrankheiten, Harnwegserkrankungen
**A:** Frische oder getrocknete Scheinfrüchte und Schalen als Aufguß
**P:** Hagebuttenelixier Weleda

*Hamamelis (Hamamelidis cortex, Hamamelidis folium, Syn. Zaubernuß) M+*
**F:** Hamamelidaceae
**H:** Amerika
**W:** Entzündungshemmend, adstringierend, blutstillend
**I:** Hautverletzungen, lokale Haut- und Schleimhautentzündungen, Hämorrhoiden, Krampfadern
**A:** Getrocknete Laubblätter, Rinde oder Zeige, Aufguß: ca. 2mal 10 g
**P:** Hametum-Salbe und -Suppusorien

*Harongarinde (Harunganae cortex) M-*
**F:** Johanniskrautgewächse
**H:** Madagaskar, Mittelafrika, Mauritius
**W:** Steigerung der Sekretion von Magen-, Gallen- und Bauchspeicheldrüsensäften
**I:** Bauchspeicheldrüsenschwäche, Verdauungsbeschwerden, Gallensteine
**A:** Getrocknete Blätter und Rinde als Auszug oder Abkochung (mittlere Tagesdosis eines wäßrig-alkoholischen Trockenextraktes: 10 bis 15 mg)
**P:** Pepsaletten Haronga, Enzym Harongan

*Hauhechelwurzel (Ononidis radix) M-*
**F:** Schmetterlingsblütler
**H:** Europa, Westasien, Nordafrika
**W:** Harntreibend, blutreinigend

**I:** Harnwegsinfekte und -Steine, Rheuma, Gicht, Ekzeme
**A:** Aufguß mit getrockneten Wurzeln
**P:** Cystinol, Uroflux-Blasen- und Nierentee, Syxyl-Nierentee

*Heidelbeeren (Myrtilli fructus, Myrtille folium) M+*
**F:** Heidekrautgewächse
**H:** Mittel- und Nordeuropa
**W:** Adstringierend, durchfallhemmend, (frische Beeren wirken abführend)
**I:** Durchfall, Mundschleimhautentzündungen, Ekzeme, Blasenschwäche, Blutreinigung
**A:** Gequetschte Früchte (und Blätter) abkochen, mittlere Tagesdosis 30 g
**P:** Dynef

*Helenenkraut (Helenii Radix, Syn. Alant) M-*
**F:** Korbblütler
**H:** Rußland, China, Bulgarien
**W:** Harntreibend, schleimlösend
**I:** Atem- und Harnwegsinfekte
**A:** Getrockneter Wurzelstock mit Wurzeln

*Herbstzeitlose (Colchicum autumnale) M+*
**F:** Liliengewächse
**H:** Europa, Nordafrika
**W:** Schmerz- und entzündungshemmende Wirkung beim Gichtanfall
**I:** Akuter Gichtanfall
**A:** Getrocknete Samen, Knollen und Blüten
**P:** Colchysat Bürger, Colchicum dispert

*Herzgespannkraut (Leonuri cardiacae herba) M-*
**F:** Lippenblütler
**H:** Europa, Asien, Nordafrika

**W:** Beruhigend, blutdrucksenkend, krampflösend
**I:** Nervöse Herzbeschwerden, Schilddrüsenüberfunktion
**A:** Mittlere Tagesdosis: 4,5 g als Aufguß (oberirdische Teile)
**P:** Oxacant Sedativ

*Heublumen (Graminis flos) M+*
**F:** Süßgräser
**H:** Weltweit
**W:** Lokal durchblutungsfördernd, beruhigend durch Dämpfe beim Aufkochen, muskelentspannend
**I:** Lokale Wärmetherapie bei Muskelhartspann und schmerzhaften degenerativen Erkrankungen sowie Magen-Darm-Krämpfen
**A:** Als Heublumensack für feuchtheiße Kompressen

*Holunderblüten (Sambuci flos) M-*
**F:** Geißblattgewächse
**H:** Europa, Kaukasus, Kleinasien, Westsibirien
**W:** Schweißtreibend, sekretionsfördernd
**I:** Schwitzkuren im Rahmen von Erkältungskrankheiten
**A:** Getrocknete Blüten als Aufguß: mittlere Tagesdosis 10 bis 15 g
**P:** Weleda-Holunderelixier, Sinupret, Syxyl-Erkältungstee

*Hopfenzapfen (Lupuli strobulus) M+*
**F:** Maulbeergewächse
**H:** Europa, Westsibirien, Asien, Nordamerika
**W:** Beruhigend, schlaffördernd

**I:** Unruhe und Angstzustände, Förderung der Schlafbereitschaft
**A:** Getrocknete Fruchtstände als Pulver für Aufgüsse: 0,5 g pro Tasse
**P:** Vivinox, Phytogran

*Hibiskusblüten (Hibisci flos) M-*
**F:** Malvengewächse
**H:** Europa, Afrika, Ceylon, tropisches Amerika
**W:** Mild abführend, schleimlösend
**I:** Appetitlosigkeit, Atemwegsinfekte
**A:** Getrocknete Kelche (Aromatikum bei Tees und Fruchtsäften)

*Huflattich (Tussilago farfara) M+*
**F:** Korbblütler
**H:** Europa
**W:** Reizlindernd, entzündungshemmend
**I:** Oberflächliche Hautentzündungen, Katarrhe der Atemwege, Mundschleimhautentzündungen
**A:** Getrocknete Laubblätter, bis 6 g pro Tag
Vorsicht: Anwendung nicht länger als etwa 4 Wochen

*Iberis* siehe Schleifenblume
*Immergrün* siehe Kleines Immergrün

*Ingwerwurzelstock (Zingiberis rhizoma) M-*
**F:** Ingwergewächse
**H:** Pazifische Inseln
**W:** Förderung der Speichel- und Magensaftsekretion, Steigerung der Darmperistaltik
**I:** Appetitlosigkeit, Verdauungsbeschwerden, Reisekrankheit
**P:** Zintona Kps.

*Isländisches Moos (Cetraria islandica) M+*
F: Flechten
H: Island, Nordeuropa
W: Antiseptisch, appetitanregend, krampflösend, stuhlerweichend und abführend, fettstoffwechselanregend
A: Getrocknete ganze Pflanze
I: Atemwegserkrankungen, Erbrechen, Verstopfung
P: Isla-Moos-Pastillen

*Jambulrinde (Syzygium cuminii cortex) M-*
F: Myrtengewächse
H: Südostasien, Australien
W: Adstringierend
I: Durchfall, Mund- und Rachenschleimhautentzündungen
A: Getrocknete Rinde
P: Pankreaplex Neu, Galenavowen

*Javanische Gelbwurz (Curcumae xanthorrhizae rhizoma) M+*
F: Ingwergewächse
H: Java
W: Gallensaftsekretionssteigernd
I: Verdauungsstörungen, Völlegefühl nach den Mahlzeiten
A: Getrocknete Wurzelstöcke, mittlere Tagesdosis 2 g
P: Cholagogum, Choleodoron, Curcumen Kps., Syxyl-Gallentee

*Johanniskraut (Hyperici herba) M+*
F: Johanniskrautgewächse
H: Europa
W: Antidepressiv, beruhigend, angstlösend, wundheilungsfördernd, entkrampfend (äußerlich)
I: Depression, Angst, nervöse Unruhe, Muskelverspannungen, Wundheilungsstörungen, Rheuma, Verstauchungen
A: Mittlere Tagesdosis 4 g (oberirdische Teile)
P: Hyperforat, Psychotonin, Esbericum, Johanniskrautöl
Bemerkung: Pralles Sonnenlicht meiden wegen erhöhter Hautempfindlichkeit (Photosensibilisierung)

*Kalmus (Acorus calamus) M+*
F: Aronstabgewächse
H: Europa
W: Appetitanregend, blutstillend, schweißtreibend, beruhigend
I: Magen-Darm-Beschwerden, Erschöpfungszustände (als Bäder)
A: Getrockneter Wurzelstock
P: Kalsaka-Fußbad

*Kamillenblüten (Matricariae flos) M+*
F: Korblütengewächse
H: Europa, Asien, Nordamerika
W: Krampflösend, wundheilungsfördernd, antibakteriell, entzündungshemmend
I: Allgemeine Entzündungen und Reizungserscheinungen am Körper
A: Getrocknete Blütenköpfchen (3 g auf 150 ml Wasser aufgießen und 10 Minuten ziehen lassen)
P: Kamillosan (innerlich und äußerlich), Carminativum Hetterich

*Kampfer (Camphora) M-*
F: Lorbeergewächse
H: Europa, Asien

**W:** Kreislaufanregend, bronchospasmolytisch und schleimlösend bei Inhalation, hautdurchblutungsfördernd bei äußerlicher Anwendung
 **I:** Muskelrheumatismus, Katarrhe der Atemwege, Kreislaufschwäche
**A:** In flüssiger Form gewonnen durch Destillation aus dem Holz des Kampferbaums
**P:** Pinimentol, Diacard, Corodin, Kampfer-Spiritus (äußerlich)

*Kapuzinerkressenkraut (Tropaeoli herba) M-*
 **F:** Kapuzinerkressengewächse
**H:** Kolumbien, Peru
**W:** Harntreibend, entzündungshemmend, schleimlösend
 **I:** Harnwegsinfekte, Nasennebenhöhlenentzündungen, Atemwegsinfekte
**P:** Angocin Anti Infekt N

*Kava Kava (Piper methystici, Syn. Rauschpfeffer)*
 **F:** Pfeffergewächse
**H:** Indonesien, Polynesien
**W:** Angstlösend, stimmungsaufhellend
 **I:** Nervöse Angst-, Spannungs- und Unruhezustände
 **A:** Getrockneter Wurzelstock
 **P:** Neuronika, Kava ratio, Antares
Bemerkung: Berauschendes Getränk bei den Eingeborenen Polynesiens. Wirkung setzt erst nach einigen Tagen ein

*Khella* siehe Ammi visnaga

*Kiefer (Pinus sylvestris)*
 **F:** Kieferngewächse
**H:** Europa, Asien, nördliches Nordamerika

**W:** Schleimlösend
 **I:** Asthma, Keuchhusten, Bronchitis
**A:** Öl aus frischen Nadeln oder Sprossen
**P:** Bronchoforton, diverse Badezusätze

*Kleines Immergrün (Vincae minoris herba) M-*
 **F:** Hundsgiftgewächse
**H:** Mittel- und Südeuropa, Kleinasien
**W:** Adstringierend, antidiabetisch, blutdrucksenkend, gefäßerweiternd, wundheilungsfördernd
 **I:** Diabetes, Schwindel, leichte Wunden, Hirndurchblutungsstörungen, nach Schlaganfall
**A:** Getrocknete Blätter

*Knoblauch (Allium sativum) M+*
 **F:** Liliengewächse
**H:** In Europa in Kultur
**W:** Antibakteriell, antimykotisch, fettsenkend, Verlängerung der Blutungszeit
 **I:** Erhöhte Blutfettwerte, Vorbeugung von Arteriosklerose
**A:** Getrocknete Sproßzwiebeln, 4 g pro Tag
**P:** Kwai Drg., Sapec, Ilja Rogoff

*Königskerze (Verbasci flos, Syn. Wollblume) M+*
 **F:** Rachenblütengewächse
**H:** Mittel- und Südeuropa
**W:** Schleimauswurffördernd, reizlindernd
 **I:** Katarrhe der oberen Luftwege
**A:** Getrocknete Blüten (unbedingt trocken aufbewahren), mittlere Tagesdosis: 3 g
**P:** Eres N
Bemerkung: Als Königsöl bei Ohrenschmerzen, Furunkeln und Ekzemen im Ohr und bei chronischer Mittelohrentzündung

*Koriander (Coriandri fructus) M-*
 F: Doldengewächse
 H: Europa, Nordafrika, Vorderasien
 W: Antimikrobiell, krampflösend,
    verdauungsfördernd, entblähend
 I: Verdauungsbeschwerden, Völlegefühl,
    krampfartige Magen-Darm-Beschwerden
 A: Getrocknete reife Früchte und deren
    ätherisches Öl (Einreibungen bei Neuralgien
    und Rheuma), Gewürz
 P: Carminativum Babynos

*Krappwurzel (Rubia tinctorum rhizom) M-*
 F: Rötegewächse
 H: Südeuropa
 W: Abführend, appetitanregend, harntreibend,
    adstringierend
 I: Harnwegsinfekte, Harnsteine, Arthritis
 A: Getrocknete Wurzel

*Kreuzdornbeeren*
*(Rhamni cathartici fructus) M-*
 F: Kreuzdorngewächse
 H: Europa
 W: Abführend
 I: Verstopfung
 A: Getrocknete Früchte
 P: Laxysat mono Bürger
Bemerkung: Vorsicht bei langfristiger Einnahme
(Laxantienabusus)

*Kümmel (Carvi fructus) M+*
 F: Doldenblütler
 H: Nord- und Mitteleuropa
 W: Antimikrobiell, krampflösend,
    magensekretionsanregend

 I: Verdauungsbeschwerden, Blähungen,
    Völlegefühl, Menstruationsbeschwerden
 A: Reife getrocknete Früchte, bis 6 g pro Tag
 P: Aspasmon N

*Kürbissamen (Cucurbita peponis semen) M+*
 F: Kürbisgewächse
 H: Amerika, Europa
 W: Entzündungshemmend
 I: Reizblase, Prostatavergrößerungen
 A: Samen zerkleinert (10 g pro Tag)
 P: Prostalog, Granufink-Kürbiskern-Kps.
    Cystofink

*Lavendelblüten (Lavandulae flos) M+*
 F: Lippenblütler
 H: Mittelmeergebiet
 W: beruhigend, gallenflußfördernd, lokale Haut-
    durchblutungsförderung, insektizid
 I: Unruhe und Einschlafstörungen, Magen- und
    Darmstörungen, Kreislaufstörungen
 A: Getrocknete Blüten als Aufguß oder öliger
    Auszug (als Badezusatz 100 g auf 20 l)
 P: Bronchobest Kps., Lavendel-Bademilch
    Weleda, Windsalbe

*Lebensbaum-Zweigspitzen (Thuja occidentalis) M-*
 F: Zypressengewächse
 H: Nordamerika
 W: Abwehrsteigernd (mitogene Wirkung auf
    T-Zellen, Interleukin-2-Bildung)
 I: Immunschwäche, Erkältungskrankheiten im
    Anfangsstadium, adjuvante Krebstherapie
 A: Getrocknete Zweigspitzen junger Triebe
 P: Esberitox, Thuja extern
Vorsicht: Magenkrämpfe

*Leinsamen (Lini semen)* M+
 F: Leingewächse
 H: Südeuropa
 W: Als Gleit-, Füll- und Quellmittel, abführend
 I: Chronische Verstopfung, Divertikulitis, Reizdarm, Gastritis, als feuchtheiße Kompresse bei Hautentzündungen (Leinsamenpackungen, siehe auch Bockshornsamenpackungen)
 A: Getrockneter Samen: 1 Eßlöffel auf 150 ml Wasser (wirkt erst nach Tagen), Leinsamenpackungen (bei Furunkel)
 P: Linusit, Leinsamenschrot (kühl aufbewahren)

*Liebstöckelwurzel (Levistici radix)* M-
 F: Doldenblütler
 H: Europa
 W: Harn- und windtreibend, verdauungsfördernd
 I: Menstruationsbeschwerden
 A: Getrocknete Wurzel, Früchte und Blätter

*Linde (Tiliae flos)* M-
 F: Lindengewächse
 H: Europa
 W: Beruhigend, abwehrsteigernd, schweißtreibend
 I: Grippale Infekte
 A: Getrocknete Blüten
 P: Syxyl-Bronchialtee/-Erkältungstee

*Löwenzahn (Taraxacum officinale)* M+
 F: Korbblütler
 H: Europa, gemäßigtes Asien
 W: Anregung der Magensaftsekretion, harntreibend, gallenflußanregend
 I: Verdauungsbeschwerden, Appetitlosigkeit, Entzündung der ableitenden Harnwege, Fettsucht (Saftfasten)

 A: Wurzel und Kraut als Aufguß: 3 g pro Tag
 P: Kneipp-Löwenzahnsaft, Aristochol N Tr.

*Lorbeer (Laurus nobilis)* M-
 F: Lorbeergewächse
 H: Mittelmeergebiet
 W: Antiseptisch, schweißtreibend, beruhigend
 I: Verdauungsbeschwerden, als Öl zur äußerlichen Anwendung bei Gelenkbeschwerden
 A: Getrocknete Blätter ohne Stiel
 P: Windsalbe (Blähungen bei Säuglingen!)

*Luffa (Luffa operculata)* M-
 F: Kürbisgewächse
 H: Mexiko, Brasilien, Peru
 W: Antiallergisch
 I: Heuschnupfen, Rhinitis
 A: Getrocknete Früchte
 P: Heuschnupfenmittel DHU, Luffa Heel
Bemerkung: Luffaschwämme (Luffa cylindrica) werden als vorbeugende Maßnahme zur Abwehrsteigerung und bei Nasennebenhöhlenentzündungen verwendet

*Lungenkraut (Pulmonaria officinalis)* M-
 F: Rauhblattgewächse
 H: Mittel- und Südosteuropa
 W: Schleimlösend, hustenreizmildernd, adstringierend, harntreibend
 I: Durchfall, Atemwegserkrankungen
 A: Getrocknete oberirdische Teile

*Mädesüß (Filipendula ulmaria)* M-
 F: Rosengewächse
 H: Europa
 W: Harntreibend

**I:** Rheuma, Gicht, Harnwegsinfekte
**A:** Getrocknete Blüten und oberirdische Teile als Teeaufguß

*Mäusedorn (Ruscus aculeatus) M-*
**F:** Liliengewächse
**H:** Europa, Mittelmeerraum, Schwarzes Meer
**W:** Venentonisierend, kapillarabdichtend, entwässernd, entzündungshemmend
**I:** Chronisch venöse Insuffizienz, Hämorrhoiden, nächtliche Wadenkrämpfe, Beinschwellungen, oberflächliche Beinvenenentzündungen
**A:** Wurzelstock mit Wurzeln
**P:** Fagorutin, Venobiase, Pflebodril
Bemerkung: Während Schwangerschaft und Stillzeit nicht verwenden. Nicht bei Nierenfunktionsstörungen einsetzen

*Majoran (Majoranae herba) M-*
**F:** Lippenblütler
**H:** Mittelmeerraum, Nordafrika, Südeuropa
**W:** Antimikrobiell
**I:** Appetitlosigkeit, Durchfall; Krämpfe, Blähungen, Magen-Darm-Beschwerden, Rhinitis
**A:** Kraut als Aufguß und Salbe (Einreibungen unter die Nase bei Babys mit Schnupfen, auf den Bauch in der Nabelgegend bei Blähungen der Säuglinge)
**P:** Majoran-Butter

*Malve (Malvae flos) M+*
**F:** Malvengewächse
**H:** Europa, Asien, Mittelmeer
**W:** Adstringierend, entzündungshemmend, reizmildernd
**I:** Trockener Reizhusten, Schleimhautentzündun-

gen im Mund und Rachen. Äußerlich bei Furunkeln und Insektenstichen
**A:** Getrocknete Blüten und Blätter als Umschläge oder zum Gurgeln

*Maiglöckchen (Convallariae herba) M+*
**F:** Liliengewächse
**H:** Europa, Asien, Nordamerika
**W:** Herzstärkend (positiv inotrop), entwässernd
**I:** Altersherz, leichte Belastungsinsuffizienz, Cor pulmonale
**A:** Getrocknete oberirdische Teile (0,6 g pro Tag)
**P:** Miroton, Convacard
Bemerkung: Wegen starker Nebenwirkungen (beispielsweise Herzrhythmusstörungen) nur nach Anweisung in handelsüblicher Form einnehmen

*Mariendistelfrüchte (Cardui mariae fructus) M-*
**F:** Korbblütler
**H:** Europa, Vorderasien, Mittelmeer
**W:** Stärkt die Regenerationsfähigkeit der Leber, gallenflußfördernd
**I:** Toxische Lebererkrankungen, Hepatitis, Leberzirrhose, Gegengift bei Knollenblätterpilzvergiftung
**A:** Zerkleinerte Früchte als Aufgüsse, Extrakte oder Tinkturen
**P:** Hepar loges, Legalon, Solu-Hepar-Tee

*Mateblätter (Mate folium) M-*
**F:** Stechpalmengewächse
**H:** Brasilien, Paraguay, Argentinien, Uruguay
**W:** Anregend (Koffein), herzstärkend (positiv inotrop und chronotrop), harntreibend, fettlösend
**I:** Geistige und körperliche Ermüdungszustände

**A:** Getrocknete Blätter und Stiele als Pulver und
für Aufgüsse

*Medizinische Hefe (Faex medicinalis)*
**W:** Antibakteriell, hautreinigend
 **I:** Akne, Furunkulose, Vitamin-B-Mangel
**A:** Als Hefe 6 g pro Tag
**P:** Levurinetten, Perenterol (anderer Hefestamm:
S. bouladii)

*Meerrettich (Armoraciae rusticanae radix)*
 **F:** Kreuzblütler
**H:** Europa, Asien, Amerika
**W:** Antimikrobiell, durchblutungsfördernd an
Haut und Schleimhäuten (enthält Senföl)
 **I:** Atemwegskatarrhe, Harnwegsinfekte (außer
Nierenentzündungen), Muskelverspannungen
**A:** Frische oder getrocknete Wurzeln (20 g pro
Tag)
**P:** Angocin Drg., Meerrettich-Pflanzensaft
Bemerkung: Nicht anwenden bei Magen-Darm-
Geschwüren oder entzündlichen Nierenerkrankun-
gen. Nicht bei Kindern unter 4 Jahren verwen-
den

*Meerzwiebel (Scillae bulbus)*
 **F:** Hyacinthengewächse
**H:** Mittelmeergebiet
**W:** Herzstärkend (positiv inotrop, negativ
chronotrop)
 **I:** Leichte Formen der Herzinsuffizienz
**A:** Getrocknete Zwiebelschuppen
(0,5 g pro Tag)
**P:** Digitalysat, Scillamiron, Miroton
Bemerkung: Wegen Nebenwirkungen nur unter
Aufsicht einnehmen

*Melissenblätter (Melissae folium, Syn. Zitronen-
melisse)*
 **F:** Lippenblütler
**H:** Europa, Mittelmeer, Asien
**W:** Beruhigend, krampflösend, antibakteriell und
antiviral
 **I:** Nervöse Unruhe, Schlafstörungen, Herpes
(Creme), Magen-Darm-Beschwerden
**A:** Frische oder getrocknete Laubblätter, Aufguß
2 g pro Tasse
**P:** Euvegal forte, Sedariston Tr., Melissengeist,
Lomaherpan-Creme (Herpes)

*Melonenbaumblätter (Caricae papayae folium)*
 **F:** Caricaceae
**H:** Amerika, tropische Gebiete
**W:** Entzündungshemmend, schmerzlindernd, blu-
tungsfördernd
 **I:** Wundheilungsstörungen, Schwellungen, Ver-
dauungsstörungen infolge von Bauchspei-
cheldrüsenerkrankungen
**A:** Rohpapain aus dem Latex von unreifen
Früchten und Laubblättern
**P:** Wobenzym, Papajaforce, Vermizyl
Bemerkung: Nur als Fertigpräparat verwenden.
Nicht in der Schwangerschaft oder bei Blutungs-
neigung anwenden

*Mexikanisches Teekraut (Chenopodiaceae
ambrosioides L., Syn. Jesuitentee)* M-
 **F:** Gänsefußgewächse
**H:** Mexiko, tropisches und subtropisches
Amerika
**W:** Krampflösend, verdauungsanregend,
wurmtreibend, reguliert die Menstruation
 **I:** Wurmerkrankungen, Magen-Darm-Krämpfe

**A:** Blühende Sproßspitzen und Blätter, Extrakt als Aufguß

*Minzöl (Menthae arvensis aetheroleum)* siehe Pfefferminzöl

*Mistelkraut (Visci albi herba/fructus)* M-
**F:** Mistelgewächse
**H:** Europa, Nordwestafrika, Asien
**W:** Zytostatisch, immunstärkend, blutdrucksenkend
**I:** Begleittherapie bei Krebserkrankungen, Reiztherapie bei degenerativ-entzündlichen Gelenkerkrankungen, Arthrose, Bluthochdruck
**A:** Frische oder getrocknete junge Zweige mit Blättern, Blüten und Früchten kalt ansetzen (über Nacht), Misteltropfen Biodiät
**P:** Iscador, Eurixor, Plenosol (Reiztherapie)
Bemerkung: Sehr effizientes Mittel bei allen obengenannten Heilanzeigen. Die Anwendung ist jedoch nur sinnvoll unter ärztlicher Kontrolle. Nebenwirkungen können unter anderem Schüttelfrost, Allergie und lokale Hautnekrosen sein

*Mönchspfeffer (Vitex agnus castus)* M-
**F:** Verbenengewächse
**H:** Südeuropa, Mittelmeerraum, Westasien
**W:** Corpus luteum, hormonähnliche Wirkung (regt verschiedene weibliche Hormone an)
**I:** Menstruationsstörungen, prämenstruelles Syndrom, Mastodynie, Wechseljahrbeschwerden, mangelhafte Stilleistung
**A:** Alkoholische Auszüge aus den zerkleinerten Beeren
**P:** Agnucaston, Cefanorm, Agnolyt

*Myrrhe (Myrrha)*
**F:** Burseraceae
**H:** Arabien
**W:** Lokal adstringierend, desinfizierend, wundheilungsfördernd
**I:** Schleimhautentzündungen im Mund-Rachen-Bereich, Nasennebenhöhlenentzündung, Bronchitis
**A:** Ätherisches Öl aus Rindenharz (5 bis 10 Tropfen pro Glas zum Gurgeln und Spülen)
**P:** Salviathymol-Lösung, Myrrhentinktur, Echtrosept GT

*Nachtkerzenöl (Oenothera biennis)*
**F:** Nachtkerzengewächse
**H:** Nordamerika, Europa, Kleinasien
**W:** Hautreizmildernd, regenerierend
**I:** Neurodermitis, Hautentzündungen mit Juckreiz oder Schuppung, prämenstruelles Syndrom
**A:** Öl aus Samen
**P:** Neobonsen, Epogam

*Nelkenöl (Caryophylli aetheroleum)* M-
**F:** Myrtengewächse
**H:** Molukken
**W:** Antiseptisch, lokal hautreizend und anästhesierend, spasmolytisch
**I:** Mundschleimhautentzündungen, Zahnschmerzen, Mukelverspannungen, insektenabwehrend
**A:** Ätherisches Öl aus Blütenknospen
**P:** Amol, Dschungelmilch
Bemerkung: Verwendung im Zusammenhang mit Baunscheidt-Methode zur lokalen Hautbehandlung bei Muskelverspannungen und Rheuma

*Odermennigkraut (Agrimoniae herba) M-*
 F: Rosengewächse
 H: Europa, Asien, Mittelmeer, Nordafrika
 W: Adstringierend, bakteriostatisch, entzündungs-
    hemmend
 I: Entzündungen der Mund- und Rachenschleim-
    häute, Durchfall, oberflächliche Hautentzün-
    dungen
 A: Getrocknete oberirdische Teile (3 g pro Tag)
 P: Late-Orphon-Tee, Folindor-Tee

*Olivenblätter (Olea folium) M-*
 F: Ölbaumgewächse
 H: Im Mittelmeerraum in Kultur
 W: Blutreinigend, spasmolytisch auf glatter Mus-
    kulatur, blutdrucksenkend, hautpflegend und
    reizmildernd (Öl)
 I: Vorbeugung gegen Gefäßverkalkung
 A: Getrocknete Blätter, kaltgepreßte Früchte
 P: Olivysat Bürger, Olivenöl

*Orangenschalen (Citri sinensis pericarpium)*
 F: Rautengewächse
 H: Südostasien, Amerika, Mittelmeerraum
 W: Krampflösend, magensekretionsanregend
 I: Völlegefühl, Blähungen, Verdauungs-
    beschwerden, Appetitlosigkeit (Bitterstoffe)
 A: Sogenannte Pomeranzenschalen (äußere
    Schicht der Fruchtwand der Bitterorange)
    werden getrocknet und zerkleinert, Aufguß
    oder Tinktur (5 g pro Tag)
 P: Carvomin, Carminativum Hetterich

*Orthosiphonblätter (Orthosiphonis folium)*
 F: Lippenblütler
 H: Südostasien, Australien, tropisches Amerika
 W: Diuretisch, krampflösend auf glatter Muskula-
    tur
 I: Blasen-Nieren-Infekte/-Krämpfe
 P: Indischer Blasen- und Nierentee, Solubitrat-Tee
Bemerkung: Zu gleichen Teilen mit Bärentrauben-
blättern gemischt eine sehr gute Wirkung

*Pappelknospen (Populi gemma)*
 F: Weidengewächse
 H: Europa, Nordafrika, Asien
 W: Wundheilungsfördernd, antibakteriell
 I: Oberflächliche Hautverletzungen, Sonnen-
    brand, Hämorrhoiden, Prostatabeschwerden,
    Rheuma
 A: Getrocknete zerkleinerte Knospen, Rinde und
    Blätter (5 bis 10 g pro Tag)
 P: Phytodolor, Prostamed

*Passionsblumenkraut (Passiflorae herba)*
 F: Passionsblumengewächse
 H: Nordamerika
 W: Beruhigend, antikonvulsiv
 I: Schlafstörungen, Wechseljahrbeschwerden,
    Asthma, Nervosität
 A: Frische und getrocknete oberirdische Teile
    (6 g pro Tag)
 P: Passiflora Drg., Euvegal Tr., Vivinox

*Perubalsam (Balsamum peruvianum)*
 F: Schmetterlingsblütler
 H: Mittelamerika
 W: Antibakteriell, wundheilungsfördernd, parasi-
    tenabtötend (gegen Krätzmilben)
 I: Infizierte, schlecht heilende Wunden,
    Dekubitus, Verbrennungen, Ulkus kruris,
    Prothesendruckstellen

**A:** Zähflüssige Masse aus geschwelten Baum-
stämmen
**P:** Perubalsam, Peru-Lenicet

*Pestwurzwurzelstock (Petasiditis rhizoma)*
**F:** Korbblütler
**H:** Europa, Nord- und Westasien
**W:** Spasmolytisch (glatte Muskulatur)
**I:** Unterstützende Behandlung akuter krampf-
artiger Schmerzen im Bereich der ableitenden
Harnwege, insbesondere bei Steinleiden
**P:** Petadolex, Petaforce V

*Petersilienkraut und -wurzel (Petroselini
herba/radix)*
**F:** Doldengewächse
**H:** Europa, Mittelmeerraum
**W:** Mild entwässernd, blutdrucksenkend
**I:** Ödeme, Herzinsuffizienz, leichter Bluthoch-
druck, Nieren- und Blasengrieß
**P:** Kneipp-Petersilien-Tabletten Sparagus P
Bemerkung: Bei Schwangerschaft kontraindiziert,
da eine extreme Überdosis zum Abort führen
kann

*Pfefferminzblätter (Menthae piperitae folium)*
**F:** Lippenblütler
**H:** Nur in Kultur bekannt
**W:** Krampflösend, gallenflußfördernd, gegen
Übelkeit und Brechreiz
**I:** Krampfartige Beschwerden des Verdauungs-
traktes
**A:** Frische oder getrocknete Blätter (3 g pro Tag;
1,5 g pro Tasse)
**P:** Pfefferminztee, Magentee Stada,
Solu-Vetan-Tee

*Pfefferminzöl (Menthae piperitae aetheroleum, Syn.
brasilianisches, chinesisches, japanisches, indisches
Minzöl)*
**F:** Lippenblütler
**H:** In Kultur
**W:** Krampflösend, schleimlösend, reizmildernd,
gegen Übelkeit und Brechreiz, desinfizierend
**I:** Erkältungskrankheiten, Migräne
**A:** Öl zum Inhalieren, Einreiben und Einnehmen
**P:** JHP Rödler, China-Minzöl
Bemerkung: Vorsicht mit Menthol bei Kleinkin-
dern und Säuglingen (Vergiftungsgefahr)

*Potenzholz (Ptychopetali lignum)*
**F:** Olacaceae
**H:** Brasilien, Surinam, Franz. Guyana
**W:** Potenzsteigernd, sexuelles Stimulanz
**I:** Potenzprobleme
**A:** Holz von Stamm und Wurzeln
**P:** Puamin

*Primelwurzel (Primulae radix)*
**F:** Primelgewächse
**H:** Europa
**W:** Schleimlösend, hustendämpfend
**I:** Akute und chronische Bronchitis
**A:** Getrocknete Blüten mit Kelch oder Wurzeln
(3 g pro Tag)
**P:** Melrosum, Ipalat, Sinupret

*Quendelkraut (Serpylli herba)*
**F:** Lippenblütler
**H:** Europa
**W:** Antimikrobiell, schleimlösend,
bronchialerweiternd
**I:** Infekte der Atemwege, Asthma

**A:** Getrocknete oberirdische Sprossen (6 g pro
  Tag)

*Ratanhiawurzel (Ratanhiae radix)*
 **F:** Krameriaceen
**H:** Peru, Bolivien, Chile
**W:** Adstringierend, desinfizierend
 **I:** Mundschleimhaut- und Zahnfleischent-
  zündungen
**A:** Getrocknete Wurzeln als Aufguß:
  3 g pro Tag
**P:** Parodontax

*Rauwolfiawurzel (Rauwolfiae radix)*
 **F:** Hundsgiftgewächse
**H:** Indien, Thailand, Ceylon,
  Sumatra, Java
**W:** Sympatholytisch (blutdrucksenkend), beruhi-
  gend, antiarrhythmisch
 **I:** Leichter Bluthochdruck, besonders bei Angst-
  oder Spannungszuständen
**A:** Getrocknete Wurzel (600 mg pro Tag)
**P:** Rauwoplant
Bemerkung: Vorsicht wegen Wechselwirkungen
mit Digitalis, nur unter ärztlicher Kontrolle anwen-
den

*Rettich (Raphani sativi radix)*
 **F:** Kreuzblütler
**W:** Antimikrobiell, gallensaftanregend,
  krampflösend
 **I:** Magen-Darm-Krämpfe, Atemwegsinfekte,
  Gallensteinleiden
**A:** Preßsaft aus frischer Wurzel (bis 100 ml
  Preßsaft)
**P:** Schwarzrettichsaft Florabio

*Rhabarber (Rhei radix)*
 **F:** Knöterichgewächse
**H:** China, Tibet
**W:** Abführend, adstringierend
 **I:** Verstopfung, Analfissuren, Hämorrhoiden
**A:** Getrocknete unterirdische Teile als Aufguß:
  bis 5 g pro Tag
**P:** Pyralvex, Rheogen N
Bemerkung: Vorsicht bei zu langer Einnahme
(Gewöhnung)

*Ringelblumenblüten (Calendulae flos)*
 **F:** Korbblütler
**H:** Mittelmeerraum
**W:** Entzündungshemmend, wundheilungsför-
  dernd
 **I:** Schlecht heilende Wunden, Ulkus kruris,
  Verbrennungen, Mundspülung bei
  Schleimhautentzündungen
**A:** Getrocknete Blütenköpfchen als Aufguß für
  Umschläge oder Spülungen
**P:** Calendumed-Salbe, Calendula-Salbe und
  -Essenz Weleda

*Rizinusöl (Ricini oleum, Castor Oil, Syn. Wunder-
baumöl)*
 **F:** Wolfsmilchgewächse
**H:** Tropen und Subtropen
**W:** Abführend
 **I:** Darmreinigung
**A:** Fettes Öl aus Samen
**P:** Laxopol Kps., Rizinusöl

*Rosmarinblätter (Rosmarini folium)*
 **F:** Lippenblütler
**H:** Südwesteuropa

**W:** Krampflösend, herzdurchblutungsfördernd, äußerlich lokal durchblutungsfördernd, kreislaufanregend

**I:** Verdauungsbeschwerden, rheumatische Erkrankungen, Kreislauflabilität

**A:** Frische und getrocknete Laubblätter (5 g pro Tag)

**P:** Rosmarin-Bademilch Weleda, Cor-Vel-Truw-Herzsalbe

*Roßkastanienblätter und -Samen (Hippocastani folium et semen)*

**F:** Roßkastaniengewächse

**H:** Balkan

**W:** Venentonisierend, kapillarfestigend, Förderung des venösen Rückflusses, ödemausschwemmend

**I:** Chronisch venöse Insuffizienz, Wadenkrämpfe, Krampfadern, Ulkus kruris, Weichteilschwellungen nach Traumata, Thrombosen oder Operationen

**A:** Getrockneter Samen zur inneren und äußeren Anwendung (siehe unter Handelspräparate)

**P:** Essaven, Venoplant, Venostasin, Reparil, Kastanienbad Weleda

*Salbeiblätter (Salviae folium)*

**F:** Lippenblütler

**H:** Balkan, Südeuropa

**W:** Adstringierend, Hemmung der Schweißdrüsensekretion, antimikrobiell

**I:** Entzündung der Mundschleimhäute, übermäßiges Schwitzen, Verdauungsbeschwerden

**A:** Als Tee und Rachenspül- oder Gurgelmittel

**P:** Salvysat, Salviatymol, Sweatosan

*Sägepalmenfrüchte/Sabalfrucht (Sabal fructus)*

**F:** Palmengewächse

**H:** Florida

**W:** Entzündungshemmende Wirkung auf Blase und Prostata

**I:** Prostatavergrößerung, Beschwerden beim Wasserlassen, Reizblase

**A:** Getrocknete Früchte (bis 2 g pro Tag)

**P:** Talso uno, Prosta Urgenin

*Sanddornfrüchte (Hippophae rhamnoides fructus)*

**F:** Ölweidengewächse

**H:** Deutschland, Alpen, Ungarn

**W:** Abwehrstärkend

**I:** Erkältung (Vitamin-C-reich)

**A:** Als gepreßter Saft

**P:** Sanddorn-Elixier Weleda

Bemerkung: In der russischen Medizin wird das Öl der Samen bei chronischen Hautkrankheiten, Dekubitus, Verbrennungs- und Strahlenschäden verwendet

*Sanikelkraut (Saniculae herba)*

**F:** Doldengewächse

**H:** Europa, Mittelmeer, Asien

**W:** Adstringierend, auswurffördernd, antimikrobiell, fungistatisch

**I:** Atemwegsinfekte

**A:** Getrocknete oberirdische Teile (4,5 g pro Tag)

**P:** Tussiflorin

*Schachtelhalmkraut (Equiseti herba, Syn. Zinnkraut)*

**F:** Schachtelhalmgewächse

**H:** Nördliche Erdkugel

**W:** Harntreibend, entzündungshemmend

I: Ödeme, Harnwegsentzündungen
A: Frische oder getrocknete grüne Sprossen (6 g pro Tag), Umschläge bei schlecht heilenden Wunden, Bäder bei Rheuma und Gicht
P: Syxyl-Nierentee, Biolavoan, Florabio-Zinnkrautsaft
Bemerkung: Vorsicht beim Sammeln, da die Gefahr einer Verwechslung mit giftigen Arten besteht

*Schafgarbe (Achillea millefolium)*
F: Korbblütler
H: Europa, Asien, Nordamerika, Australien, Neuseeland
W: Adstringierend, krampflösend, gallenflußanregend, verdauungsfördernd
I: Krämpfe und Schmerzen im Magen-Darm-Bereich
A: Getrocknete oberirdische Teile (4,5 g pro Tag), auch als Wickel bei chronischen Lebererkrankungen und als Sitzbäder bei weiblichen Unterleibsbeschwerden
P: Magentee Stada, Aristochol N Tr.

*Schlehdornblüten (Pruni spinosae flos)*
F: Rosengewächse
H: Europa, Vorderasien, Mittelmeer, Nordafrika, Kaukasus
W: Adstringierend, verdauungsfördernd, mild abführend und harntreibend
I: Mundschleimhautentzündungen
P: Schlehenelixier Weleda , Lotio pruni comp. Weleda (Einreibungen)

*Schleifenblume (Iberis amara)*
F: Kreuzblütengewächse
H: Westeuropa, Jugoslawien, Italien

W: Motilitäts- und Sekretionsförderung
I: Appetitlosigkeit, funktionelle Magen-Darm-Störungen, Gallenstörungen
P: Iberogast

*Schlüsselblumenblüten (Primulae flos)*
siehe Primelwurzel

*Schöllkraut (Chelidonii herba)*
F: Mohngewächse
H: Europa, Kanaren, Mittelmeer, Asien
W: Schmerzlindernd, beruhigend, krampflösend, gallenflußanregend
I: Magen-Darm-Krämpfe, Gallensteinleiden
A: Getrocknete oberirdische Teile (bis 5 g pro Tag)
P: Cholagogum, Spasmo Gallo Sanol, Horvilan
Bemerkung: Der frische Preßsaft findet in der Volksheilkunde Anwendung gegen Warzen

*Seifenkraut (Saponariae herba)*
F: Nelkengewächse
H: Europa, Vorderasien, Sibirien
W: Auswurffördernd
I: Atemwegsinfekte
A: Getrocknetes Kraut
P: Bronchicum N

*Sennesblätter (Sennae folium)*
F: Schmetterlingsblütler
H: Indien, Nordafrika
W: Darmperistaltikanregend, abführend
I: Verstopfung, Hämorrhoiden, Analfissuren
A: Getrocknete Blätter und Früchte (Alexandrinerfrüchte)
P: Liquidepur, Solubilax-Tee

Bemerkung: Vorsicht bei zu langer Einnahme (Gewöhnung). Als Tee kalt ansetzen

*Sennesfrüchte (Sennae fructus)* siehe unter Sennesblätter. Die Wirkung ist etwa milder als die der Blätter

*Senegawurzel (Polygalae radix)*
 **F:** Kreuzblumengewächse
 **H:** Nordamerika
 **W:** Schleimlösend, auswurfanregend
 **I:** Infekte der Atemwege
 **A:** getrocknete Wurzel (3 g pro Tag, Teeaufguß 1,5 g pro Tasse)

*Senfsamen, weiße (Sinapis albae semen)*
 **F:** Kreuzblütler
 **H:** Mittelmeer, Vorderasien, Indien
 **I:** Chronisch degenerative Gelenkerkrankungen, Weichteilrheuma
 **A:** Als Breiumschlag für maximal 2 Wochen

*Sojalecithin (Lecithinum ex soja)*
 **F:** Schmetterlingsblütler
 **H:** Alte Kulturpflanze
 **W:** Fettsenkend, hirnstoffwechselstärkend
 **I:** Fettstoffwechselstörungen, Adipositas
 **A:** Zerkleinerter Samen
 **P:** Lipostabil 300, Biolecit, Vita Buerlecithin
Bemerkung: Sojabohnenöl kann als Badezusatz in medizinischen Bädern bei trockenen Hauterkrankungen verwendet werden

*Sonnenhut (Echinaceae purpureae herba, Echinaceae angustifoliae radix)*
 **F:** Körbchenblütler

**H:** Nordamerika bis Texas
**W:** Steigerung der körpereigenen Abwehr
 **I:** Chronisch wiederkehrende Infekte der Atem- und Harnwege. Äußerlich bei schlecht heilenden Wunden
 **A:** Frische oberirdische Teile, Frischpflanzensaft oder Tinkturen aus Kraut und Wurzel
 **P:** Echinacin, Esberitox, Resplant

*Sonnentaukraut (Droserae herba)*
 **F:** Sonnentaugewächse
 **H:** Europa, Asien
 **W:** Hustendämpfend, bronchialerweiternd
 **I:** Reizhusten bei Bronchitis
 **A:** Getrocknete ober- und unterirdische Teile (3 g pro Tag)
 **P:** Makatussin Tr., Drosera, Monapax

*Spargelwurzelstock (Asparagi rhizoma)*
 **F:** Liliengewächse
 **H:** Europa, Mittelmeer, Vorderasien bis Iran, Westsibirien
 **W:** Entwässernd, blutreinigend
 **I:** Harnwegsinfekte, Nierengrieß
 **P:** Aspargus P

*Spitzwegerichkraut (Plantaginis lanceolatae herba)*
 **F:** Wegerichgewächse
 **H:** Mittelmeer, Asien, Europa
 **W:** Adstringierend, antibakteriell, immunstimulierend
 **I:** Atemwegsinfekte, Entzündungen im Bereich der Mund- und Rachenschleimhäute
 **A:** Frische oder getrocknete oberirdische Teile (bis 6 g pro Tag)

**P:** Kneipp-Spitzwegerich-Pflanzensaft,
Bronchoserm

*Stramoniumblätter und -samen (Stramonii folium/
semen, Syn. Stechapfelblätter, Engelstrompete)*
 **F:** Nachtschattengewächse
 **H:** Europa, Balkan
 **W:** Krampflösend, beruhigend
 **I:** Manische Psychosen, Hirnhautaffekte,
Schlafstörungen bei Kindern, Asthma,
Keuchhusten, Tremor
 **A:** Getrocknete Blätter und Samen
Bemerkung: Wegen vielfältiger Nebenwirkungen
ist von einer Selbstmedikation abzuraten

*Steinkleekraut (Meliloti herba)*
 **F:** Schmetterlingsblütler
 **H:** Europa bis Westchina
 **W:** Venentonisierend, gefäßabdichtend,
krampflösend
 **I:** Nächtliche Wadenkrämpfe, chronisch
venöse Insuffizienz, Lymphstau, Krampfadern,
Hämorrhoiden, Thrombophlebitis
 **P:** Pascovenol novo, Venalot, Phlebodril, Syxyl-
Venentee S

*Stiefmütterchenkraut (Violae tricoloris herba)*
 **F:** Veilchengewächse
 **H:** Europa, Westsibirien, Vorderasien,
Mittelmeerraum, Nordafrika
 **W:** Entzündungshemmend
 **I:** Milchschorf bei Kindern, seborrhoische
Hauterkrankungen
 **A:** Getrocknete oberirdische Teile
(beispielsweise Aufguß für Umschläge)
 **P:** Befelka, Violaforce

*Süßholzwurzel (Liquiritiae radix)*
 **F:** Schmetterlingsblütler
 **H:** Südosteuropa, Asien
 **W:** Reizmildernd auf Magen- und Bronchial-
schleimhäute, krampflösend
 **I:** Atemwegsinfekte, Magengeschwüre,
Gastritis, Verdauungsbeschwerden
 **A:** Getrocknete Wurzeln (bis 15 g pro Tag)
 **P:** Biogastrone, Solubifix-Tee, Ullus-
Magenkapseln, Solu-Vetan-Magentee

*Syzygiumsamen (Syzygii cumini semen)* siehe
Jambulbaum

*Taiga-Wurzel (Eleutherococcus senticosus)*
 **F:** Araliengewächse
 **H:** Asien
 **W:** Immunstärkend
 **I:** Schwächezustände, Überanstrengung,
Rekonvaleszenz, Vorbeugung grippaler
Infekte
 **P:** Eleu-Kokk, Eleutheroforce

*Taubnessel* siehe Weiße Taubnessel

*Tausendgüldenkraut (Centaurii herba)*
 **F:** Enziangewächse
 **H:** Marokko, Jugoslawien, Bulgarien, Asien,
Europa, Mittelmeerraum
 **W:** Gesteigerte Magensaftsekretion
(Bitterstoffgehalt)
 **I:** Appetitlosigkeit, Verdauungs-
beschwerden
 **A:** Getrocknete oberirdische Teile
 **P:** Gastroplant, Syxyl-Magentee,
Tausendgüldenkrauttropfen Bioforce

*Teebaumöl (Melaleuca alternifolia)*
**F:** Myrtengewächse
**H:** Australien
**W:** Antiseptisch, stringierend
**I:** Akne, Mundschleimhautenzündungen, Ekzeme, Atemwegsentzündungen, Insektenstiche, Pilzinfektionen, Verbrennungen, Geschwüre, Warzen, Muskelschmerzen
**A:** Durch Destillation aus Blättern gewonnenes Öl
**P:** Teebaumöl und Zubereitungen

*Teufelskrallenwurzel, Südafrikanische (Harpagophyti radix)*
**F:** Pedaliengewächse (Sesamgewächse)
**H:** Südafrika
**W:** Fettstoffwechselanregend, entzündungshemmend
**I:** Rheumatische und degenerative Erkrankungen des Bewegungsapparates, erhöhter Cholesterinspiegel, Verdauungsbeschwerden, Appetitlosigkeit
**P:** Kai Fu, Harpagosan-Tee, Hargagophytum-Salbe DHU

*Thymiankraut (Thymi herba)*
**F:** Lippenblütler
**H:** Mittelmeerraum
**W:** Schleimlösend, auswurffördernd, antibakteriell
**I:** Atemwegsinfekte, Keuchhusten, Reizhusten
**A:** Getrocknete Laubblätter (10 g pro Tag)
**P:** Soledum Tr., Bronchicum Elixier, Bronchipret

*Tollkirsche (Atropa belladonna)* siehe Belladonna

*Topinambur (Helianthus tuberosus)*
**F:** Körbchenblütler
**H:** Nordamerika
**W:** Appetitzügelnd
**I:** Verstopfung, Übergewicht, Blähungen
**P:** Helianthus tuberosus Tr.

*Tormentillwurzelstock (Tormentillae rhizoma, Syn. Blutwurz)*
**F:** Rosengewächse
**H:** Europa bis Westsibirien, Vorderasien, Neufundland
**W:** Adstringierend
**I:** Durchfall, leichte Schleimhautentzündungen im Mund- und Rachenbereich
**A:** Getrocknete Wurzeln (4,5 g pro Tag)
**P:** Cefadiarrhon

*Traubensilberkerze (Actaea racemosa)* siehe Wanzenkraut

*Uzarawurzel (Uzarae radix)*
**F:** Schwalbenwurzgewächse
**H:** Südafrika
**W:** Verstopfend, krampflösend
**I:** Durchfall, Magen-Darm-Krämpfe
**A:** Getrocknete unterirdische Teile
**P:** Uzara Stada Drg. u. Tr.

*Vogelknöterichkraut (Polygoni avicularis herba)*
**F:** Knöterichgewächse
**H:** Nördliche gemäßigte Zonen
**W:** Adstringierend
**I:** Atemwegsinfekte, Mund-Rachen-Schleimhautentzündungen

A: Getrocknetes Kraut (5 g pro Tag)
P: Tussiflorin

*Wacholderbeeren (Juniperi fructus)*
 F: Zypressengewächse
 H: Nördliche Erdkugel
 W: Harntreibend, krampflösend, viruzid
 I: Harnwegsinfekte, Candidapilzinfekte in
  Darm und Blut
 A: Frische und getrocknete Beerenzapfen
  (bis 10 g pro Tag)
 P: Roleca Wacholder Kps., Nierentee 2000
Bemerkung: Wegen Nierenreizung nicht länger als
6 Wochen anwenden

*Waldmeisterkraut (Galii odorati herba)*
 F: Rötegewächse
 H: Europa, Nordafrika, Sibirien
 I: Leberstauung, Verdauungsstörungen, Krämpfe
 A: Getrocknetes Kraut als Tee

*Walnußblätter (Juglandis folium)*
 F: Walnußgewächse
 H: Balkan, Vorderasien, Europa (eingebürgert)
 W: Adstringierend, reizmildernd
 I: Magen-Darm-Katarrhe, Hautentzündungen,
  Geschwüre, Lidrandentzündungen, Ekzeme

*Wanzenkraut (Cimicifugae racemosae herba)* M+
 F: Hahnenfußgewächse
 H: Nordamerika
 W: Östrogenartig
 I: Prämenstruelles Syndrom, Wechseljahr-
  beschwerden
 A: Getrocknete Wurzel
 P: Klimadynon, Remifemin, Klimaktoplant

*Wegwartenkraut und -wurzel*
*(Cichorii herba/radix)*
 F: Korbblütler
 H: Europa, Asien, Sibirien, Nordafrika
 W: Gallenflußtreibend
 I: Appetitlosigkeit, Verdauungsbeschwerden
 A: Oberirdische getrocknete Pflanzenteile oder
  Wurzeln

*Weidenrinde (Salicis cortex)*
 F: Weidengewächse
 H: Europa
 W: Fiebersenkend, entzündungshemmend,
  schmerzlindernd
 I: Rheumatische Beschwerden, Kopfschmerz,
  Fieber
 A: Rinde von jungen Zweigen (2 g pro Tasse Tee)
 P: Rheumatab Salicis, Weidenrinde-Schmerz-
  dragees

*Weihrauch (Boswellia Sacra, Syn. Olibanum)*
 F: Burseraceen
 H: Somalia, Ägypten, Südarabien
 W: Gallentreibend, entzündungshemmend
 I: Gallensteine, Rheuma
 A: Getrocknetes und verriebenes Harz aus dem
  Stamm des Baumes
 P: H 15 Ayurmedica, Olibanum Kps. (hergestellt
  vom Apotheker)

*Weißdornblüten/-früchte/-blätter*
*(Crataegi flos/fructus, olium cum flore)*
 F: Rosengewächse
 H: Europa
 W: Herzdurchblutungsfördernd, herzmuskelstär-
  kend (positiv inotrop und chonotrop)

I: Herzinsuffizienz, Kreislaufschwäche
A: Blätter, Blüten und Früchte (bis 5 g pro Tag)
P: Esbericard, Crataegutt novo, Diacard,
   Corodin

*Weiße Taubnesselblüten (Lamii albi flos)*
F: Lippenblütengewächse
H: Europa, Asien
W: Adstringierend
I: Atemwegsinfekte, Magen-Darm-Beschwerden,
   Schleimhautentzündungen im Mund- und Ge-
   nitalbereich, Hautentzündungen, Vaginalfluor
   (als Spülung)
A: Getrocknete Kronblätter (Umschläge 50 g auf
   500 ml, Tee 1,5 g pro Tasse

*Weißes Sandelholz (Santali albi lignum)*
F: Santalaceen
H: Vorderindien bis Malaysia, Australien
W: Harndesinfizierend
I: Harnwegsinfekte
A: Von Rinde befreites Holz (bis 10 g pro Tag;
   3 g pro Tasse)
P: Gelosantal Kps.

*Wermutkraut (Absinthii herba)*
F: Korbblütengewächse
H: Eurasien, Nordamerika (eingebürgert)
W: Magensaft- und gallensekretionsfördernd,
   appetitsteigernd, krampflösend, appetit-
   anregend
I: Magen-Darm-Beschwerden, Gallenwegs-
   krämpfe
A: Getrocknete Sproßteile und Laubblätter
   (Tee 1,5 g pro Tasse)
P: Wermutsaft Schönberger, Wermutkrauttee H & S

*Wilde Indigowurzel (Baptista tinctoriae radix)*
F: Schmetterlingsblütler
H: Östliches Nordamerika
W: Abwehrsteigernd, temperatursteigernd
I: Immunschwäche, Erkältungskrankheiten im
   Anfangsstadium
A: Getrocknete Wurzelteile
P: Esberitox (mit Thuja und Echinacea)

*Wolfstrappkraut (Lycopi herba)*
F: Lippenblütler
H: Europa, Nord- und Westasien, Mittelmeer,
   Nordafrika, Amerika, Australien
W: Hemmung des Jodtransports zur Schild-
   drüse
I: Schilddrüsenüberfunktion mit nervösen
   Störungen
A: Frische oder getrocknete oberirdische Teile
   (bis 20 mg pro Tag)
P: Lycoaktin M, Thyreogutt, Thyreo-Loges

*Wollblume (Verbasci flos)* siehe Königskerze

*Yohimberinde (Yohimbe cortex)*
F: Rötegewächse
H: Westafrika
W: Potenzstärkend, anregend
I: Sexuelle Erschöpfungszustände des Mannes
P: Testasa E, Puamin

*Zaubernuß* siehe Hamamelis

*Zaunrübenwurzel (Bryoniae radix)*
F: Kürbisgewächse
H: Europa bis Nordiran
W: Brechreizauslösend, abführend, harntreibend

**I:** Magen-Darm-Erkrankungen, Rheuma, Gicht, Atemwegsinfekte
**A:** Getrocknete Pfahlwurzel

*Zimtrinde (Cinnamomi ceylanici cortex)*
**F:** Lorbeergewächse
**H:** Ceylon, Südwestindien
**W:** Magensekretionsfördernd, appetitanregend
**I:** Appetitlosigkeit, Verdauungsförderung
**A:** Getrocknete Rinde (4 g pro Tag)

*Zitterpappel (Populus tremula)* siehe Pappelknospen

*Zwergpalme (Serenoa repens)* siehe Sägepalmenfrüchte

*Zwiebel (Allii cepae bulbus)*
**F:** Liliengewächse
**H:** Nur in Kultur bekannt
**W:** Antibakteriell, fettsenkend, blutgerinnungshemmend
**I:** Fettstoffwechselstörungen, Arteriosklerose
**A:** Zerkleinerte Zwiebelscheiben (maximal 100 g pro Tag, da sonst die Gefahr von Nierenschäden besteht)
**P:** Zwiebelöl Kps., Florabio-Zwiebelsaft

**2. Aromatherapie**

Bei der Aromatherapie werden ätherische Öle verwendet. Sie sollen helfen, das allgemeine Wohlbefinden zu steigern und die Selbstheilungskräfte zu verbessern.

Dabei werden Öle aus Blättern, Stengeln, Früchten und Wurzeln eingenommen, eingerieben (Massage oder Waschung), über eine Aromalampe eingeatmet (Inhalation) oder als Badezusatz oder Wickel (kalte oder heiße Kompresse) verwendet. Besonders wirksam ist die gezielte Inhalation oder in bestimmten Fällen wie bei Mund-Rachen-Infekten das Gurgeln von Aromaölen. Als gesichert kann gelten, daß die Duftstoffe über die enge Verbindung zwischen Geruchssinn und emotionalen Gehirnabschnitten unterschiedliche zentralnervöse Wirkungen entfalten können und damit erheblichen Einfluß auf Stimmung und körperliches wie seelisches Wohlbefinden haben.

Schwerpunkte der Anwendung liegen einerseits in der Prävention von Erkrankungen. Andererseits können die Öle auch bei stoffwechselbedingten Krankheiten und Verdauungsbeschwerden, bei Muskel- und Gelenkschmerzen, bei Infektionen sowie bei psychosomatischen und psychiatrischen Erkrankungen eingesetzt werden. Fast allen Ölen wird eine starke antiseptische Wirkung zugeschrieben. Die Aromatherapie ist zur Behandlung von Befindungsstörungen, zur Stimmungsaufhellung und als nebenwirkungslose Begleittherapie jederzeit zu empfehlen. Allerdings sollten vor allem Allergiker sowie unter Epilepsie leidende Personen vorsichtig mit ätherischen Ölen umgehen.

## DIE WICHTIGSTEN ÄTHERISCHEN ÖLE

*Angelika-Öl*
Seelisch: Nervenberuhigend, aufbauend, stabilisierend
Körperlich: Schleimlösend, durchblutungsfördernd, verdauungsfördernd, abwehrsteigernd

*Basilikum-Öl*
Seelisch: Entspannend, aufbauend
Körperlich: Beruhigend, entkrampfend

*Bay-Öl*
Seelisch: Anregend
Körperlich: Kopfhautberuhigend, haarwuchsfördernd, durchblutungsfördernd, verdauungsfördernd

*Bergamotte-Öl*
Seelisch: Angstlösend, anregend, stimmungsaufhellend
Körperlich: Fiebersenkend, entkrampfend

*Cajeput-Öl (indonesisches »weißes Holz«)*
Körperlich: Muskelentspannend, schmerzlindernd, reizmildernd bei Schnupfen

*Cistrosen Öl*
Seelisch: Stimmungsaufhellend, ausgleichend und harmonisierend
Körperlich: Muskelentkrampfend, durchblutungsfördernd

*Jasmin Öl*
Seelisch: Anregend, erotisierend, harmonisierend
Körperlich: Krampflösend, entspannend

*Kamillen-Öl*
Seelisch: Beruhigend, entkrampfend
Körperlich: Entzündungshemmend auf Haut und Schleimhäuten

*Lavendel-Öl*
Seelisch: Schlaffördernd, beruhigend und ausgleichend, erfrischend
Körperlich: Wundheilungsfördernd, durchblutungsfördernd, insektenabweisend, antibiotisch, antimykotisch und antiviral, schmerzlindernd

*Melissen-Öl*
Seelisch: Ausgleichend und beruhigend bei Nervosität
Körperlich: Schmerzlindernd, galletreibend, appetitanregend, entblähend, entkrampfend

*Mimosen-Öl*
Seelisch: Erheiternd, stimmungsaufhellend, ausgleichend und ermutigend

*Muskatellersalbei-Öl*
Seelisch: Inspirierend, kreativitätsfördernd, vitalisierend, anregend, erotisierend, entspannend

*Nelkenblätter-Öl*
Seelisch: Konzentrationsfördernd, kräftigend
Körperlich: Schmerzstillend, appetitanregend, verdauungsfördernd, stark desinfizierend

*Neroli-Öl (aus Bitterorangen)*
Seelisch und körperlich: Beruhigend und entspannend

*Pfefferminz-Öl*
Seelisch: Erfrischend für den Geist
Körperlich: Entkrampfend, entblähend, abwehrstärkend, entgiftend, reinigend, fiebersenkend, schweißtreibend, erwärmend und oberflächlich kühlend zugleich, abwehrstärkend, antiviral, antimykotisch, antibakteriell (kann auch innerlich eingenommen werden)

*Rosen-Öl*
Seelisch: Harmonisierend, ausgleichend, öffnend, anregend
Körperlich: Entzündungshemmend, wundheilend, entkrampfend, insektenabweisend

*Rosmarin-Öl*
Seelisch: Konzentrationsfördernd, anregend
Körperlich: Kreislaufanregend, stoffwechselanregend, durchblutungsfördernd, schmerzlindernd, entkrampfend

*Sandelholz-Öl*
Seelisch: Harmonisierend, regenerierend, beruhigend, pflegend, luftreinigend

*Teebaum-Öl (Australisches Tea Tree Oil)*
Seelisch: Belebend
Körperlich: Juckreiz- und schmerzlindernd, abschwellend, hautschonend, entzündungshemmend, antibakteriell, antiviral und antimykotisch, neutralisierend bei Mundgeruch und übermäßiger Schweißbildung, insektenabweisend

*Thymian-Öl*
Seelisch: Erotisiernd, gedächtnissteigernd
Körperlich: Schleimlösend, abwehrsteigernd,

appetitanregend, blutdrucksteigernd, verdauungsfördernd

*Tonka-Öl*
Seelisch: Erotisierend, stimulierend, anregend,
wohltuend

*Vetiver-Öl (»Cus-Cus« aus Indien
und Reunion)*
Seelisch: Befreit (von Kopflastigkeit), aufbauend,
entspannend, regenerierend

*Ylang-Ylang-Öl*
Seelisch: Entspannend, ausgleichend,
erotisierend

*Zedernholz-Öl*
Seelisch: Ermutigend, stärkend, aufbauend,
beruhigend
Körperlich: Abwehrsteigernd, schleimlösend,
reinigend

*Zitronen-Öl*
Seelisch: Konzentrationsfördernd, aktivierend,
stimmungsaufhellend, anregend
Körperlich: Fiebersenkend, keimtötend,
entzündungshemmend (besonders bei Erkältungen)

*Zypressen-Öl*
Seelisch: Hilft, innere Verwirrtheit und Zerstreu-
ung zu überwinden, konzentrationsfördernd,
klärend, ausgleichend
Körperlich: Adstringierend (zusammenziehend)
gefäßverengend, entkrampfend, geruch-
neutralisierend, insektenabweisend

## Öle richtig benutzen und anwenden

*Anregende, stimmungsaufhellende* Öle bei Melancholie und Antriebslosigkeit: Eukalyptus, Lemon-
grass, Orange, Pfefferminze, Rosmarin, Jasmin,
Basilikum
*Beruhigende* Öle bei Nervosität und Streß: Bergamotte, Jasmin, Kamille, Lavendel, Majoran, Mus-
katsalbei, Neroli, Rose, Sandelholz, Ylang-Ylang
*Öle bei Erkältungen und Bronchitis*: Myrrhe,
Pfefferminze, Eukalyptus, Sandelholz, Weihrauch,
Zedernholz, Zypresse, Fichtennadeln, Orange, Rosmarin, Thymian, Angelika, Cajeput

Anwendungen:
*Inhalation*: Die einfachste und schnellste Methode
zur Inhalation eines Öls besteht darin, daß man
1 bis 2 Tropfen auf ein Taschentuch gibt, um dann
immer wieder daran zu riechen. Darüber hinaus
gibt es folgende Möglichkeiten der Anwendung
*Innerlich* (kommt nur bei Pfefferminz-Öl, Teebaum-Öl und Lavendel-Öl in Frage): etwa 1 bis 2
Tropfen auf die Handfläche geben und ablecken.
*Duftlampe*: Wasser in die Verdunstungsschale geben und anschließend 2 bis 3 Tropfen der ätherischen Öle hineintropfen
*Inhalation und Gesichtsdampfbad*: Wasser aufkochen, je 3 bis 5 Tropfen der jeweiligen Öle hinzugeben und 5 bis 7 Minuten über die Nase einatmen.
*Sitzdampfbad*: Erst das heiße Wasser einlaufen
lassen, dann Öle hinzugeben und 10 bis 15 Minuten über die aufsteigenden Dämpfe setzen.
*Vollbad*: Wasser knapp über Körpertemperatur
einlaufen lassen, dann je 3 bis 5 Tropfen der Öle in
100 ml Sahne oder 1 Eßlöffel Honig verrühren und

in das Badewasser gießen. Badedauer etwa 15 Minuten. Anschließend 1 Stunde Bettruhe

*Körpermassage*: Für die Massage einzelner Körperregionen braucht man Trägeröle als Basis, um damit die ätherischen Öle zu vermischen und zu verdünnen. Besonders als Trägeröle geeignet sind vor allem Jojoba-Öl, Aloe-Vera-Öl, Süßes Mandel-Öl, Oliven-Öl und Johanniskraut-Öl. Die Massage erfolgt mit leichten, kreisenden Bewegungen. Dabei werden die Beine immer von unten nach oben massiert.

*Feuchtwarme Wickel*: Wasser oder Trägeröl wird auf Körpertemperatur erwärmt, und die entsprechenden ätherischen Öle werden zugegeben. Danach wird ein Baumwolltuch eingetaucht und anschließend vollständig ausgewrungen. Das Tuch wird 2- bis 3mal gefaltet und auf die betroffene Stelle gelegt. Ein mittleres aus Flanell bestehendes Tuch wird darübergewickelt, und zuletzt wird dieses mit einem dritten trockenen Tuch, beispielsweise aus Wolle, umwickelt.

## 3. Bach-Blütentherapie

Der britische Mediziner Edward Bach beschrieb in den dreißiger Jahren den Zusammenhang zwischen Blütenessenzen verschiedener wildwachsender Blumen und Bäume und seelischen Leiden. Er fand heraus, daß die Einnahme von solchen Auszügen in homöopathischer Verdünnung in starkem Maße dazu beiträgt, die gestörte Harmonie von Gemütszustand und Persönlichkeit wieder ins Lot zu bringen. Nach Bach greifen diese Auszüge direkt die Ursache verschiedener psychosomatischer Krankheitsbilder an.

Bach beschrieb eine körperliche Krankheit oder Schwäche als den physischen Ausdruck eines zugrundeliegenden inneren Ungleichgewichts – ein Zeichen, daß der Mensch aus der Harmonie und Einheit mit dem Leben herausgefallen ist. So kann nach seiner Meinung Krankheit mit den gegenwärtigen streng wissenschaftlichen und materialistischen Methoden niemals geheilt werden. Dies habe den Grund, so meinte Bach, da Krankheit in ihrer Ursache nicht materialistisch ist. Sie sei vielmehr nur das letzte Stadium einer sehr viel tiefer liegenden Unordnung, die ihren Ursprung in Irrtümern unserer Gefühls- und Gedankenwelt hat. Ähnlich wie bei Reiki (siehe dort) ist das Ziel der Bach-Blütentherapie, den Patienten wieder mit der Harmonie des Universums in Einklang zu bringen, damit diese Harmonie sich bis in die kleinste Zelle ausbreitet und der Mensch wirklich ganzheitlich, an der Krankheitsursache ansetzend, geheilt wird. Die Bach-Blütentherapie ist geeignet als begleitende und unterstützende Behandlung, wenn man sich seiner eigenen Problematik bewußt und bereit ist, an sich zu arbeiten und Veränderungen herbeizuführen. Ohne diesen Vorsatz ist die Bach-Blütentherapie abzulehnen.

## RESCUE-TROPFEN

Die sogenannten Notfalltropfen wurden von Dr. Bach für akute Krisensituationen komponiert. Besonders hilfreich sind die außergewöhnlichen Streß- und Belastungssituationen, bei Angst und Panikattacken, Verletzungen oder Unfällen, bei Lampenfieber und ähnlichen kritischen Situationen. Sie stabilisieren das seelische Gleichgewicht innerhalb kürzester Zeit. Sie können schnell und effizient in Situationen eingesetzt werden, in denen die Zeit nicht ausreicht, um eine individuelle Auswahl der richtigen Blüten zu treffen. In solchen Notfällen läßt man zwei Tropfen unverdünnt direkt auf die Zunge tropfen.

Im folgenden eine Zusammenfassung, bei welchen Störungsbildern Bach-Blüten eingesetzt werden.

## BACH-BLÜTEN BEI ANGST

*Gelbes Sonnenröschen* (Rock Rose Nr. 26)
Häufig auftretende, plötzliche große Angst, Hilfe, Panik, Hysterie, Schock.
Mögliche Symptome: Zittern, kalter Schweiß, Herzklopfen.

*Gefleckte Gauklerblume* (Mimulus Nr. 20)
Furcht vor »faßbaren« Dingen, beispielsweise vor

Tieren, Höhe, Dunkelheit, vor Alleinsein. Lampenfieber, Schüchternheit.
Mögliche Symptome: Empfindlichkeit gegenüber Geräuschen, flache Atmung, Stottern, Erröten.

*Kirschpflaume* (Cherry Plum Nr. 6)
Angst vor Verlust der Kontrolle, vor dem Verrücktwerden, einem Nervenzusammenbruch, bei Selbstmordgedanken, zwanghaften Ängsten, Wahnvorstellungen.
Mögliche Symptome: Blässe, Unruhe, manchmal nervöser Rededrang oder zwanghaftes Fragen.

*Espe oder Zitterpappel* (Aspen Nr. 2)
Aspen bei psychologischen Ängsten unbekannten Ursprungs, die unerklärlich sind und irgendwie unsinnig scheinen, bei Erwartungsängsten, Angst vor dem Schlaf, vor dem Tod.
Mögliche Symptome: Kopfschmerzen, Überanstrengung der Augen, Schwitzen, Zittern, Gänsehaut, Schlafwandeln und Reden im Schlaf, Müdigkeit und Nervosität.

*Rote Kastanie* (Red Chestnut Nr. 25)
Das Mittel für Menschen, die sich übermäßige Sorgen um andere machen. Sie sehen Schwierigkeiten auf sich oder andere zukommen, stellen sich das Schlimmste vor und machen sich Sorgen um die Probleme anderer Menschen.

## BACH-BLÜTEN BEI UNSICHERHEIT

*Bleiwurz oder Hornkraut* (Cerato Nr. 5)
Cerato-Menschen zweifeln an ihren Fähigkeiten, sind willensschwach, und es fehlt ihnen an Mut.

Sie werden leicht von ihrem Weg abgelenkt, sind häufig auch unvernünftig, wechselhaft und ahmen andere nach.

*Einjähriges Knäuel* (Sclerantus Nr. 28)
Wird bei Menschen angewandt, die sich schwer entscheiden können, wechselhaft und unentschlossen, unkonzentriert, zögernd, labil und häufig unzuverlässig sind. Diese Menschen sind extremen Stimmungsschwankungen ausgesetzt und leiden unter Mangel an Ausgeglichenheit und Unruhe.

*Herbst- oder Bitterer Enzian* (Gentian Nr. 12)
Für Menschen, die sich leicht entmutigen lassen und an Depressionen, Zweifeln, Mangel an Vertrauen leiden; wirksam gegen Melancholie, Skepsis und Enttäuschung.
Mögliche Symptome: Gefühl des Versagens, düstere Stimmungslage, Pessimismus.

*Stechginster* (Gorse Nr. 13)
Für Menschen, die verzweifelt sind, hoffnungslos, depressiv und resignieren. Gorse stärkt den inneren Willen.
Mögliche Symptome: Dunkle Ringe unter den Augen, man sitzt da ohne Leben, ist nicht mehr in der Lage zu weinen oder Trauer auszudrücken.

*Weißbuche oder Hainbuche* (Hornbeam Nr. 17)
Schwächezustände, Mangel an Energie, Interesselosigkeit, Unfähigkeit mit Alltagsdingen fertig zu werden.
Mögliche Symptome: Abgeschlagenheit, das Gefühl haben, die Last des Tages nicht zu ertragen.

*Waldtrespe* (Wild Oat Nr. 36)
Bei Unsicherheit bezüglich der Berufswahl. Menschen, deren Zielgerichtetheit immer wieder nachläßt.
Mögliche Symptome: Mutlosigkeit, allgemeine Unzufriedenheit, Unsicherheit und Langeweile.

## BACH-BLÜTEN BEI DESINTERESSE AN DER GEGENWART

*Weiße oder Gemeine Waldrebe* (Clematis Nr. 9)
Clematis-Menschen sind Träumer, vergeßlich, unkonzentriert, mit wenig Vitalität. Sie haben kaum Interesse an der Gegenwart und sind in ihren Phantasien und Gedanken versunken und unrealistisch. Mögliche Symptome: Schläfrigkeit, Gefühl der Abwesentheit, sich teiben lassen, Empfindlichkeit gegenüber Geräuschen, Gleichgültigkeit, lustlos.

*Geißblatt* (Honeysuckle Nr. 16)
Bach-Blüte bei Nostalgie, Heimweh. Menschen, die stark in der Vergangenheit leben.

*Heckenrose* (Wild Rose Nr. 37)
Menschen, die apathisch und langweilig sind. Sie besitzen keine Vitalität und eine ausdruckslose Stimme.

*Olive* (Olive Nr. 23)
Für Menschen, die an völliger geistiger und körperlicher Erschöpfung leiden. Diese Bachblüte ist eine wervolle Hilfe nach langer Krankheit, nach schweren Prüfungen und Schicksalsschlägen.

*Weißblühende Roßkastanie*
(White Chestnut Nr. 35)
Bei Sorgen und seelischer Bealstung, wenn ein persönliches Drama immer wieder vor dem geistigen Auge aufgeführt wird.
Mögliche Symptome: Verwirrung, Depressionen, Schuldgefühle, Unruhe und Kopfschmerzen.

*Wilder Senf oder Ackersenf* (Mustard Nr. 21)
Bei Depressionen oder tiefer Traurigkeit, Melancholie.

*Knospe der Roßkastanie* (Chestnut Bud Nr. 7)
Für Menschen, die unfähig sind, aus ihrer Erfahrung zu lernen, und immer wieder die gleichen Fehler begehen.

## BACH-BLÜTEN BEI EINSAMKEIT

*Sumpfwasserfeder* (Water Violet Nr. 34)
Ist das Mittel für Menschen, die gern alleine sind und ihre Distanz wahren. Es sind selbständige Menschen, die selbstbewußt, friedvoll und introvertiert sind. Sie behalten Sorgen und Kummer lieber für sich und leiden daher oft unter Steifheit und Verspannungen.

*Drüsentragendes Springkraut* (Impatiens Nr. 18)
Für Menschen, die ungeduldig sind und am liebsten ihr eigenes Arbeitstempo bestimmen. Sie kritisieren gern, sind reizbar und aktiv.
Mögliche Symptome: Krämpfe, Verdauungsstörungen, Verspannungen im Rücken, Neigung zu Wut und Temperamentsausbrüchen.

*Schottisches Heidekraut* (Heather Nr. 14)
Heather-Menschen sind gierig nach Zuwendung, sehr redselig und können nicht allein sein. Man erkennt sie an ihrem ununterbrochenen, kaum zu bremsenden Redefluß und der Neigung zur Hypochondrie.

## BACH-BLÜTEN BEI ÜBEREMPFINDLICHKEIT GEGENÜBER EINFLÜSSEN UND IDEEN

*Odermenning* (Agrimony Nr. 1)
Findet Verwendung bei Menschen, die fröhlich erscheinen, keine Klagen führen, sondern ihr seelisches Leid und ihre Sorgen hinter einer Fassade der Unbeschwertheit verstecken. Sie sind unruhig und streiten Probleme häufig ab.

*Tausendgüldenkraut* (Centaury Nr. 4)
Für schüchterne, ruhige, entgegenkommende Menschen, die gefallen wollen, willensschwach und fügsam sind und sich gern beherrschen lassen. Sie sind unterwürfig und suchen Persönlichkeitsstärke in anderen, anstatt bei sich selbst.
Mögliche Symptome: Schulter- und Rückenprobleme, Mattigkeit und Ringe unter den Augen.

*Walnuß* (Walnut Nr. 33)
Walnut verleiht Schutz bei allen grundlegenden Veränderungen eines geistigen, emotionalen oder körperlichen Zustandes. Walnut wird als Mittel, das »den Durchbruch schafft«, bezeichnet.
Zahnung, Pubertät, Beginn einer neuen Schule, Beginn einer neuen Karriere oder Arbeit.

*Stechpalme* (Holly Nr. 15)
Ist die Bach-Blüte für stark negative Zustände aller Art, beispielsweise Zorn, Eifersucht, Neid, Raserei, Übellaunigkeit, Ärger, Frustration.

## BACH-BLÜTEN BEI MUTLOSIGKEIT UND VERZWEIFLUNG

*Lärche* (Larch Nr. 19)
Findet bei Menschen Verwendung, denen es an Selbstvertrauen fehlt, die leicht nachgeben und an Minderwertigkeitsgefühlen leiden. Das Gefühl des Versagens macht sie mutlos, obwohl sie in Wirklichkeit absolut in der Lage sind, die Dinge zu schaffen, wenn sie nur durchhalten könnten.
Mögliche Symptome: Depressionen auch in Verbindung mit Impotenz.

*Schottische Kiefer* (Pine Nr. 24)
Bei Selbstvorwürfen und Personen, die unzufrieden und selbstkritisch sind.
Mögliche Symptome: Schuldgefühle und Depressionen.

*Ulme* (Elm Nr. 11)
Paßt bei sehr fähigen, tüchtigen Menschen, die normalerweise große Verantwortung tragen. Wenn sie jedoch mitunter schwanken und ihr Selbstvertrauen verlieren, kann seelisches Leid verursacht werden.

*Eß- oder Edelkastanie* (Sweet Chestnut Nr. 30)
Die Bach-Blüte für seelische Qualen und Verzweiflung, für Zustände, in denen man nur noch äußerstes Elend um sich sieht.

*Doldiger Milchstern* (Star of Bethlehem Nr. 29)
Wird angewendet bei Schock, großem Kummer und seelischen Nöten. Sämtliche Auswirkungen und Folgen eines Schocks, wie beispielsweise eines Geburtstraumas, werden neutralisiert.

*Gelbe Weide* (Willow Nr. 38)
Willow ist für Menschen, die dauernd unzufrieden sind, anderen ständig die Schuld geben und sich vom Schicksal bestraft fühlen. Sie sind selbstmitleidige und egoistische Individuen.
Mögliche Symptome: Stirnrunzeln, Grummeln, Murren, Verbreiten einer negativen Stimmung.

*Eiche* (Oak Nr. 22)
Oak paßt bei starken, geduldigen Menschen, die viel leisten und die sich bis notfalls zur Erschöpfung Anstrengungen aufbürden. Es ist das Mittel für Menschen, die niemals aufgeben, auch wenn ihre Situation noch so ausweglos erscheint.

*Holzapfel* (Crab Apple Nr. 10)
Für Menschen, die sich unwohl, unrein, beschmutzt oder infiziert fühlen. Diese Bach-Blüte hilft, das Gefühl für das richtige Maß und Verhältnis wiederherzustellen.
Mögliche Symptome: Hautkrankheiten, Fußgeruch, Abneigung gegen Körperkontakt, beispielsweise beim Stillen.

## BACH-BLÜTEN BEI ÜBERMÄSSIGER BESORGNIS UM DAS WOHL ANDERER

*Wegwarte* (Chicory Nr. 8)
Aufgrund des Egoismus und des Selbstmitleids ent-

steht eine Überbewertung der Beziehungen zu anderen Menschen. Man wird kleinlich, pedantisch und hat dauernd etwas auszusetzen.
Mögliche Symptome: Abneigung gegen das Alleinsein und übermäßig betontes fürsorgliches Verhalten.

*Eisenkraut* (Vervain Nr. 31)
Bach-Blüte für Menschen, die voller Begeisterung und Energie stecken, angespannt und streitlustig sind.
Mögliche Symptome: Überanstrengung der Muskulatur, Kopfschmerzen, Überaktivität und Unfähigkeit, sich zu entspannen.

*Weinrebe* (Vine Nr. 32)
Bach-Blüte für sehr fähige Menschen, die aber ihre Autorität dazu mißbrauchen, Macht über andere zu bekommen.
Mögliche Symptome: Extreme Verspannungen, Rückenbeschwerden und Bluthochdruck.

*Rotbuche* (Beech Nr. 3)
Für unzufriedene, kritische, intolerante Menschen, die nur die negative Seite der Dinge sehen.
Mögliche Symptome: Verspannungen an den Extremitäten.

*Wasser aus heilkräftigen Quellen*
(Rock Water Nr. 27)
Diese Bach-Blüte ist für Menschen, die enthaltsam leben, Teile ihrer Persönlichkeit unterdrücken und ständig versuchen, perfekt zu sein. Es sind vor allem für spirituellen Hochmut anfällige Idealisten. Man beschäftigt sich sehr mit der richtigen Ernährungs- und Lebensweise.

## 4. Homöopathie

Die Homöopathie (*homoios* bedeutet ähnlich, *pathos* ist die Krankheit) ist untrennbar verbunden mit dem Namen ihres Begründers, des deutschen Arztes, Pharmazeuten und Chemikers Dr. Samuel Hahnemann (1755–1843). Er entdeckte in Selbstversuchen mit Chinarinde, die bei Malariakranken zur Fiebersenkung eingesetzt wurde und wird, daß ein gesunder Mensch, der eine gewisse Menge an Chinarinde zu sich nimmt, malariaähnliche Beschwerden bekommt. Diese Beobachtung veranlaßte ihn, gesunden Patienten tierische, pflanzliche und mineralische Substanzen zu verordnen, um schließlich die einsetzenden Symptome genau zu studieren.

Er stellte dabei fest, daß bestimmte Stoffe exakt die Symptome hervorrufen, die sie an Erkrankten heilen können. Diese verblüffende Erkenntnis formulierte er schließlich in dem Leitgedanken der Homöopathie wie folgt: »Wähle, um sanft, schnell, gewiß und dauerhaft zu heilen, in jedem Krankheitsfall eine Arznei, welche ein ähnliches Leiden hervorrufen kann als sie heilen soll.«

Diese »Simile-« oder Ähnlichkeitsregel besagt nichts anderes, als daß Ähnliches Ähnliches heilen soll. Ein stark verdünntes Mittel, das eine Krankheit hervorruft, kann diese auch heilen. Die Ähnlichkeitsregel soll einmal an einem vereinfachten Beispiel erläutert werden: Die Zwiebel ruft bei einem Gesunden Augentränen und Naselaufen hervor. In homöopathischer (also stark verdünnter) Zubereitung kuriert sie diese Symptome bei einem an Schnupfen erkrankten Menschen. Oder: Koffein in hoher Dosis putscht bekanntlich auf und verhindert so abends das Einschlafen. Gleichzeitig hat sich Koffein in homöopathisch verdünnter Form als hervorragendes Einschlafmittel bewährt.

Entscheidend ist neben der Auswahl des geeigneten Medikaments die sogenannte Potenzierung. Hahnemann verabreichte seine Arzneien anfangs in relativ hoher Dosierung, wobei er häufig eine vorübergehende Erstverschlimmerung feststellte. Die Symptome seiner Patienten verschlimmerten sich also zunächst. Um diese lästige Erstreaktion möglichst geringzuhalten, verkleinerte er zunehmend die Arzneidosis. Die Ausgangslösung, auch Urtinktur genannt, wird dementsprechend mit einem Lösungsmittel (meist ein Alkohol-Wasser-Gemisch) stufenweise verdünnt und geschüttelt. Falls die entsprechenden Substanzen nicht löslich sind, werden sie mit Milchzucker zu Globuli oder Tabletten verrieben und gepreßt. Verwendung finden dabei Urtinkturen aus Pflanzen, Tierorgangeweben (oft fötales Gewebe) und Mineralien.

Erst dieser Prozeß der Potenzierung fördert die eigentlichen dynamischen Kräfte der jeweiligen Heilsubstanz. Erfolgt dieser Potenzierungsprozeß in Zehnerschritten (1:10), spricht man von D-Potenzen (Dezimalpotenzen), erfolgt er in Hunderterschritten, spricht man von C-Potenzen (Centesimalpotenzen). Die D1-Potenz entsteht demnach durch Vermischung von 1 Teil Urtinktur mit 9 Teilen Lösungsmittel. Wird ein Teil der derart gewonnenen D1-Potenz erneut mit 9 Teilen Lösungsmittel gemischt und geschüttelt, erhält man die D2 und so fort. Bei diesem exakten und stufenweisen Prozeß der Verdünnung und des Aufschüttelns stellte Hahnemann fest, daß sich die Kraft – und damit die Heilwirkung – eines Arzneimittels mit dem Grad seiner Verdünnung steigert.

In der Praxis heißt das: Je chronischer eine Krankheit ist, desto höher muß die Potenz gewählt werden. Handelt es sich um akute Erkrankungen, so werden meist Potenzen zwischen D4 und D12 verwendet. Bei chronischen Erkrankungen können auch C-Potenzen verabreicht werden.

Häufig wird von Seiten der Naturwissenschaft Kritik an der Homöopathie geübt. Diese Kritik wird unter anderem damit begründet, daß ab einer Potenz von D24 oder C12 aus rein physikalischer Sicht kein Molekül der Ursubstanz mehr in der verabreichten Lösung enthalten sei. Dem steht die sogenannte Imprinttheorie der Homöopathen entgegen, die besagt, daß die verwendete Urtinktur der Lösungssubstanz durch den Vorgang des Verdünnens und Aufschüttelns ihre energetische Information einprägt. Somit trägt die Lösesubstanz die Botschaft zur Heilungsanregung schließlich in sich, um den Organismus entsprechend anzuregen.

## WIRKUNGSWEISE

Homöopathische Arzneien entfalten ihre heilende Wirkung, indem sie auf die Eigenregulationsmechanismen des Körpers einwirken. Sie sprechen den Körper als »Verbündete« in seiner »Sprache« an, um ihm den Weg zur Heilung zu zeigen. Es steht nicht die Bekämpfung von Krankheitserregern im Mittelpunkt der Behandlung, sondern die Stärkung gestörter Lebens- und Abwehrfunktionen. Der Organismus soll unterstützt und in die Lage versetzt werden, selbst aktiv mit der Krankheit fertig zu werden. Dabei ist die Auswahl des richtigen homöopathischen Arzneimittels außerordentlich schwierig, denn wirksam kann nur ein Medikament sein, das exakt auf das erkrankte Individuum abgestimmt ist. Dazu bedarf es jedoch der genauen, also ganzheitlichen Information über den Patienten und all seine Krankheitssymptome. Seine Konstitution und sein Körperbau müssen neben der Erkrankung ebenso beachtet werden, wie sein Seelenzustand und seine Lebensumstände. Homöopathie heilt sicher, schnell und zumeist ohne Nebenwirkungen. Sie verbessert, richtig angewendet, die Gesundheit nachhaltig und wirkt deshalb auch prophylaktisch. Voraussetzung ist jedoch eine sorgfältige und sehr ausführliche Anamneseerhebung insbesondere bei den Einzelpräparaten. Ohne diese Anamneseerhebung kann das geeignete, individuell auf den Patienten zugeschnittene Arzneimittel nicht gefunden werden.

**Für eine Selbstbehandlung gelten die folgenden Einschränkungen: Auf keinen Fall sollten chronische Beschwerden behandelt werden, an denen man seit Monaten oder Jahren anhaltend leidet, ohne mit seinem Arzt oder Heilpraktiker Rücksprache gehalten zu haben. Infektiöse oder entzündliche Erkrankungen sollten nicht selbst behandelt werden. Tauchen Zweifel auf, sollte die Behandlung abgebrochen und ein Arzt aufgesucht werden. Säuglinge, Kleinkinder, Senioren und Gemütskranke sollten nur mit äußerster Vorsicht und sicherheitshalber nur mit ärztlicher Erlaubnis behandelt werden. Dies gilt auch für Schwangere. Vergehen die Beschwerden trotz der Behandlung nicht innerhalb von drei Tagen oder tauchen sie nach der Behandlung wieder auf, suchen Sie einen Arzt oder Heilpraktiker auf. Dies gilt auch bei auftretendem Fieber, Schmerzen oder einer stündlichen deutlichen Verschlimmerung der Symptome.**

Die Vielzahl der homöopathischen Rezepturen macht es an dieser Stelle unmöglich, einen vollständigen Überblick über die Anwendungsbereiche zu vermitteln. Daher werden im folgenden nur einige wenige klassische »homöopathische Hausmittel« vorgestellt, wie sie beispielsweise in einer Haus- oder Reiseapotheke nützlich sein können.

*Acidum fluoricum D6*
Frieseln, eventuell auch Bläschen und Blasen mit Jucken, hervorgerufen durch Sonne und Hitze

*Aconitum D6*
Alle Formen von Entzündungen, Grippe, Aufregung, Wetterwechsel, alle Störungen, die plötzlich und unerwartet auftreten, heftiges Fieber mit Schüttelfrost und klopfendem Puls

*Alium cepa D3*
Wäßriger Fließschnupfen, wunde Nase, milde Tränen

*Aloe D6*
Starke Durchfälle mit Kollern im Bauch, Blähungen, brennender After, Hämorrhoiden

*Antimonium crudum D200* (1×)
Schleimhautkatarrhe, Windpocken, Erkältung, Durchfall, Fieber

*Apis D30* (1×)
Sonnenstich, Fieber ohne Durst, Entzündung mit stechenden Schmerzen, Insektenstich, kühlt und lindert

*Arnica D6*
Bei allen Formen von Verletzungen, Muskelkater, Erschöpfung durch körperliche Überanstrengung

*Arsenicum album D30*
Sonnenbrand ohne Durst, Fließschnupfen in frischer Luft, Verdauungsstörungen, Übelkeit, Leichenblässe mit kaltem Schweiß, Brechdurchfall

*Asa foetida D6*
Blähungen mit Luftaufstoßen, Windabgang, Entzündungen mit stinkenden Sekreten

*Belladonna D6*
Erkältung, Fieber mit Wärmeverlangen, Entzündung, Kolik, Sonnenbrand mit Wärmebedürfnis

*Bellis D3*
Schürfwunden, Ekzeme, Furunkel, Quetschungen und Prellungen, Muskelverspannungen

*Berberis vulgaris D4*
Nierensteine, Gallensteine, Ekzeme, Psoriasis

*Bryonia D4*
Akute Schleimhautentzündungen (auch Hirnhaut), Gastritis, rheumatische Erkrankungen, Bronchitis mit krampfhaftem Husten und Schmerzen hinter dem Brustbein

*Cactus D3*
Herzenge, Herzkrampf, Durchblutungsstörungen in den Beinen (Schaufensterkrankheit)

*Calendula D4*
Rißwunden, Bisse, Abschürfungen

*Camphora-Urtinktur*
1 bis 2 Tropfen unter die Zunge träufeln bei
Kreislaufversagen und Ohnmacht

*Cantharis D200*
Sonnenallergie, Sonnenbrand mit kleinen Bläschen, akute Blasenentzündung mit Brennen

*Carbo vegetabilis D30*
Unwohlsein durch «Überessen» mit Völlegefühl
und Herzdruck, Katerkopf mit gärenden Verdauungsstörungen

*Cepa D3*
Akuter Fließschnupfen im warmen Zimmer

*Chamomilla D30*
Hitziges Fieber mit Kälteverlangen, Schlafstörungen bei Kindern, Zahnungsschmerzen

*Cocculus D12*
Reisekrankheit, Schwindel, Kater, Übernächti-
gung

*Coffea D4*
Nervosität mit Gedankenzudrang und Schlaflosigkeit, Zahnschmerzen, Herzklopfen

*Drosera D3*
Hohl klingender, trockner, oft krampfartiger
Husten, der sich meist gegen Mitternacht verstärkt
(3 × 1), chronische Heiserkeit, Reizhusten

*Eupatorium D200*
Rheumatische Grippe mit Fieber, Gelenk-,
Muskel- und Knochenschmerzen

*Ferrum phosphoricum D12*
Mittelohrentzündung bei Kindern, Durchfall bei
heißem Wetter, Fieber bei klarem Kopf

*Gelsemium D30*
Hinterkopfschmerz, krampfend im Nacken,
Augenflimmern, Benommenheit, Angst, Ärger
(1 × 1)

*Hamamelis D4*
Reißwunden mit anhaltend dunkler Blutung, ver-
letzte Teile wie gequetscht

*Hepar sulfuris D12*
Abszeß, Eiterungen, Nasennebenhöhlenentzündungen, Bronchitis

*Ignatia D30*
Psychische Überempfindlichkeit aufgrund von
Kummer und Ärger, Migräne, Zwölffingerdarm-
geschwür

*Kalium chloratum D4*
Nase wund durch Schnupfen, Ohren wie zuge-
fallen, Kopf »wie zu«

*Lachesis D12*
Septisches Fieber, dunkelrote Entzündung
bei Wunden oder Mandelentzündung

*Ledum D3*
Insektenstiche, Stichwunden

*Luffa D6*
Stechschnupfen besonders in der Wärme,
Heuschnupfen

*Mercurius solubilis D12*
Gelbgrün vereiterte Wunden und Beläge, Fieber, Angina, Schleimhautentzündungen

*Nux vomica D30*
Unwohlsein nach Durcheinander von Nahrung und Getränken, Kater, Migräne, Verstopfung

*Okoubaka D2*
Leichte Verdauungsstörungen bei Klima- und Kostumstellung in südlichen Ländern

*Petroleum D200*
Reisekrankheit mit Übelkeit und Erbrechen

*Pulsatilla D4*
Zäher, milder, gelbgrüner Schnupfen (3 × 1), Bindehautentzündung, Mittelohrentzündung, Verdauungsstörungen, Menstruationsbeschwerden, Muskel- und Gelenkschmerzen

*Pyrogenium D30*
Beginnende Halsschmerzen, Schüttelfrost bei Fieber

*Rhus tox D30*
Kreuzschmerz mit Zerschlagenheitsgefühl, Verschlimmerung nachts, Bewegung lindert, Schmerzen nach Überanstrengung oder Unterkühlung

*Selenium D12*
Nervenschwäche, Akne, trockenes Ekzem

*Silicea D12*
Häufige Erkältungen mit Lymphknotenschwellungen, Überempfindlichkeit, übelriechende Ausschei-

dungen (3 × 1), Muskel- und Gelenkrheuma, chronische Eiterungen, Wachstumsstörungen an Haaren und Haut

*Staphisagria D12*
Vorbeugung von Schnakenstichen, reizbare Schwäche, Zahnschmerzen, Empfindlichkeit

*Tabacum D30*
Reisekrankheit, Schwindel, Übelkeit, Schwäche, Ohrensausen, Sehstörungen

*Thuja D4*
Warzen, Papillome, Polypen an Schleimhäuten

*Zincum D12*
Nackensteifigkeit beim Autofahren, bei langem Sitzen und als Folge geistiger Überarbeitung, Müdigkeit, Kopfschmerz, Unruhe in Beinen

## HOMÖOPATHISCHE THERAPIE MIT MINERALSTOFFEN

Einen wesentlichen Einfluß auf die zellulären Stoffwechselvorgänge im menschlichen Körper haben auch Mineralsalze. Sie steuern die natürlichen Lebensvorgänge der einzelnen Zellen. Diese sind daher zu jeder Zeit abhängig von einem harmonischen Gleichgewicht der enthaltenen anorganischen Mineralsalze. Bereits leichte Verschiebungen dieses Gleichgewichts oder gar ein Mangel an einem dieser Salze können zu einer Krankheit eskalieren. Hier die wichtigsten Mineralsalze im Überblick:

*Arsenum jodatum*
Heuschnupfen, nässende Ekzeme, Akne, Asthma, Schwäche und Abmagerung bei Lungenleiden

*Calcium carbonicum*
Chronische Schleimhautkatarrhe der Augen, Ohren und Luftwege, Lymphknoten-schwellungen
Bemerkung: Sehr wirksam bei kindlichen Infektionskrankheiten

*Calcium fluoratum*
Elastizitätsverlust der Blutgefäße wie bei Krampf-adern, Hämorrhoiden, Arteriosklerose. Knochen- und Zahnerkrankungen, Bandscheibenschäden, Gelenkbeschwerden, Rachitis. Gewebs- und Drü-senverhärtungen, frühzeitige Alterungserscheinun-gen der Haut
Bemerkung: Sehr wirksam als Salbe bei Unter-schenkelgeschwüren

*Calcium phosphoricum*
Knochen- und Zahnerkrankungen, Gelenkergüsse (Salbe), schlecht heilende Knochenbrüche, Blutar-mut, Lungenleiden, Nervosität. Paßt besonders gut bei blassen, blutarmen Menschen mit blassem Ge-sichtsausdruck. Beschwerden sind meist schlimmer bei Nacht und in Ruhe

*Calcium sulfuratum*
Erschöpfungszustände mit Gewichtsverlust trotz Heißhungers

*Calcium sulfuricum*
Abszesse, Furunkel, Karbunkel, Bindegewebsent-zündungen, eitrige Mandelentzündung, Bronchitis, eitrige Kieferhöhlenentzündung, Schwindel, Schlaflosigkeit, Nierenentzündung

*Cuprum arsenicosum*
Neuralgien, Muskelkrämpfe, Ischias

*Ferrum phosphoricum*
Bei Kinderkrankheiten, Anämie, Schmerzen, Wun-den (auch als Salbe), Blutungen, Quetschungen, Verstauchungen, Durchblutungsstörungen mit rheumatischen Beschwerden, Konzentrationsman-gel, akuter Magenkatarrh mit Schmerzen und Er-brechen (Beschwerden meist schlimmer bei Nacht und durch Wärme und Bewegung), Fieber

*Kalium aluminium sulfuricum*
Schwindel, Koliken durch Verstopfung und Blähungen

*Kalium arsenicosum*
Chronische Hauterkrankungen mit Jucken, Schwächezustände, Abmagerung, Bleichsucht, wäßrige Durchfälle

*Kalium bromatum*
Schlafstörungen, Nervosität, Schilddrüsenerkran-kungen, nervöse Sehstörungen

*Kalium chloratum*
Hals-, Augen- und Ohrenentzündungen, Sehnen-scheidenentzündung, Warzen, Frostbeulen, Ver-brennungen, Rheumatismus, Herpesbläschen (Salbe), Verbesserung der Beschwerden bei Wärme und Ruhe

*Kalium jodatum*
Schilddrüsenstörungen, erhöhter Blutdruck,
Arteriosklerose, rheumatische Gelenkschwellung,
Appetitlosigkeit, Verdauungsstörung

*Kalium phosphoricum*
Bei Erschöpfungszuständen, Nervenschwäche, Herzbeschwerden, Übererregbarkeit, Konzentrationsstörungen
Bemerkung: Bei kreisrundem Haarausfall zusätzlich als Salbe

*Kalium sulfuricum*
Förderung der Ausscheidungs- und Entgiftungvor-
gänge, chronische Scheimhautkatarrhe, Hautleiden mit Abschuppungen, Leber- und Nierenentzündungen. Bei Krankheiten, die nicht richtig
ausbrechen wollen. Patient ist ängstlich und
traurig, Beschwerden, die sich am Abend und in
geschlossenen warmen Räumen verschlimmern

*Lithium chloratum*
Chronische Gelenkversteifung, Rheumatismus,
Harnwegsinfekte, Depressionen

*Magnesium phosphoricum*
Krämpfe aller Art, Neuralgien, Migräne, Herzenge,
krampfartige Verstopfung, Zahnungsschwie-
rigkeiten, cholesterinsenkend, Krampfhusten
(Besserung durch Wärme)
Bemerkung: Bei Hautjucken zusätzlich als Salbe,
bei starken Schmerzen 10 Tabletten in heißem
Wasser auflösen und alle 5 Minuten einen Schluck
trinken. Die sogenannten »heißen Sieben«

*Manganum sulfuricum*
Blutarmut, Ermüdungszustände, Nervenschwäche,
Zahnschmerzen

*Natrium chloratum*
Regt die Blutbildung an, reguliert Wasserhaushalt,
bei chronischer Verstopfung, Appetitlosigkeit, Abmagerung, Antriebsschwäche, Migräne, nässende
Hautausschläge, Akne, Hautpilz. Verschlimmerung
am Morgen und bei feuchtkühlem Wetter, viel
Durst

*Natrium bicarbonicum*
Fettsucht, erhöhter Harnsäurespiegel, Anregung
des Stoffwechsels (Entschlackung)

*Natrium phosphoricum*
Übersäuerung, Sodbrennen, Rheuma, Ischias,
Gicht, Gastritis, Gallen-, Nierensteine (Ver-
schlechterung durch fette Speisen), Furunkel
und Hautausschläge (Salbe)

*Natrium sulfuricum*
Regt die Ausscheidung an, nässende Unterschenkelgeschwüre, Ödeme, grippale Infekte, Fettsucht
(ständiges Gefühl des Frierens)
Bemerkung: Als Salbe bei Hautpilz

*Silicea*
Wachstumsstörungen an Haaren und Nägeln,
schlechte Heilungstendenz der Haut, Regeneration
des Bindegewebes, eitrige Entzündungen, Gicht,
Blutergüsse, Drüsenentzündungen, Karies, schlaffe
Haut und Muskulatur, unterernährtes Aussehen,
schlecht heilende Wunden, Nagelbettentzündun-
gen (Salbe)

*Zincum chloratum*
Schlaflosigkeit, Reizzustände des Nervensystems, Nervenschwäche, Schlaflosigkeit, krampfartige Menstruationsbeschwerden

## KOMPLEXMITTEL

Um die Anwendung homöopathischer Arzneien zu vereinfachen und um beispielsweise Zeit zu sparen, gibt es inzwischen sogenannte organo- und funktiotrophe Mischarzneien, die sich nicht an Konstitution oder Lebensenergie des Patienten orientieren, sondern symptomspezifisch eingesetzt werden. Für bestimmte Beschwerden und Symptomkomplexe werden also fertige Mischungen verschiedener homöopatischer Mittel mit dem Ziel eingesetzt, direkt auf Organe oder komplexe Funktionssysteme heilungsanregenden Einfluß auszuüben. Die bekannteste Firmen, die solche Komplexmittel anbieten, sind DHU, HEEL und Syxyl.

## NOSODEN

Nosoden bestehen aus einer Mischung von Sekreten aus beispielsweise Blut, Sputum, Eiter, Gewebe von erkrankten Organen oder abgetöteten Krankheitserregern. Sie werden entweder industriell hergestellt oder als Autonosoden aus körpereigenem Material zusammengemischt, sterilisiert und nach anschließender homöopatischer Potenzierung als Trinkampullen oder Injektionen im Sinne einer Impfung verabreicht. Ziel ist es, die körpereigene Abwehr zu stimulieren und Selbstheilungsmechanismen zu mobilisieren.

## SPAGYRIK

Dies ist eine besondere Form der Homöopathie, die davon ausgeht, daß allen Lebewesen eine »Lebenskraft« innewohnt, die freigesetzt und zu Heilzwecken genutzt werden kann, indem man beispielsweise eine Pflanze zerkleinert, gärt, destilliert und verascht, um schließlich die Asche wieder mit dem Destillat zu mischen und erneut zu filtrieren. Dieses Filtrat ist dann die spagyrische Urtinktur, die wiederum bestimmte Bereiche des Immunsystems stimulieren soll.

## 5. Die Heilkraft der Steine

Mineralien und Edelsteine wurden schon seit Beginn der Menschheitsgeschichte als Heilmittel verwendet, doch blieb dieses Wissen lange Zeit im Besitz weniger Eingeweihter. Heute jedoch hat sich das Bild gewandelt: Noch nie zuvor gab es so viele Mineralien zu erwerben, und noch nie war soviel Wissen frei zugänglich wie im ausklingenden 20. Jahrhundert.

Die Steinheilkunde beruht in erster Linie auf jahrtausendealten Überlieferungen, denen in neuester Zeit weitreichende Erkenntnisse über mineralogische Eigenschaften wie innere Struktur, Entstehung, Mineralstoffzusammensetzung und Farbe neue Nahrung gegeben haben. Die Glaube an die Heilwirkung von Steinen läßt sich in allen Kulturen der Welt bis ins Altertum zurückverfolgen. Zunächst im Zusammenhang mit religiösen Glaubensprinzipien, später durch überlieferte Beobachtungen in unterschiedlichen Kuturkreisen, hat sich im Laufe der Zeit doch ein recht einheitliches Bild der Heilkraft einzelner Steine herauskristalisiert, so daß der Steinheilkunde in der heutigen Zeit zu Recht etwas mehr Aufmerksamkeit gezollt werden darf.

Im folgenden werden die wichtigsten Heilwirkungen einer Auswahl von bekannten Steinen beschrieben. Ein wissenschaftlicher Nachweis über ihre Wirksamkeit steht bislang aus, was jedoch keinesfalls dazu führen sollte, ihre Heilwirkung grundsätzlich anzuzweifeln. Vielmehr handelt es sich bei der im folgenden aufgeführten Auswahl um Wirkungsbeschreibungen, die sich aufgrund langer Beobachtungen ergeben haben und die wegen ihrer erfahrenen Effizienz über Jahrtausende überliefert worden sind.

Die verschiedene Heilwirkung einzelner Steine läßt sich auf deren unterschiedliche Entstehungsweise, ihre innere Struktur, ihren unterschiedlichen Mineralstoffgehalt und auf ihre Farbe zurückführen. Diese vier Prinzipien verbinden sich bei jedem einzelnen Stein zu einem individuellen und charakteristischen Steinbild, welches in ebenso unterschiedlicher Weise auf Körper Geist und Seele des Menschen Einfluß nimmt. Die Heilkraft der Steine ist geeignet bei Befindungsstörungen und zur Unterstützung des spirituellen und geistigen Wachstums. Sie ist auch sinnvoll als Begleittherapie, wenn die wahre Ursache der Erkrankung feststeht.

## DIE AUSWAHL DES RICHTIGEN STEINES

Ein Heilstein kann rational über Wort und Schrift als »für mich passend« ausgesucht werden. Als Information über die Wirkungsweise des jeweiligen Steines kann beispielsweise die Zusammenstellung der wichtigsten überlieferten Heilwirkungen dienen. Darüber hinaus kann ein Heilstein auch intuitiv ohne das Wissen um seine Wirkungen ausgewählt werden. Man kann sich so beispielsweise über das Auge den subjektiv optisch »schönsten« oder wohltuendsten Stein aussuchen, oder mit geschlossenen Augen den angenehmsten Stein ertasten. Man kann ihn aber auch ohne Zuhilfenahme der Sinne zufällig mit geschlossenen Augen ergreifen.

Den letztgenannten drei Varianten sollte jedoch nur dann der Vorrang gegeben werden, wenn es gelingt, sich zuvor innerlich zu reinigen und sich vollständig zu öffnen. Dies bedeutet, sich meditativ frei vom störenden »Kreuzfeuer« der sich jagenden Gedanken auf das einzustellen, was zu diesem Zeitpunkt gut und richtig ist

## ANWENDUNGSMÖGLICHKEITEN DER STEINE

Folgende Anwendungen sind möglich:

– Meditation mit Blick in Richtung des liegenden Steines

– Meditation im Liegen mit aufliegendem Stein über dem Problembereich

– Tragen des Steines als Kette um Hals oder Hand

– Tragen durch Befestigung mit einem Pflaster am Körper über der Problemzone

– Tragen in der Hosen- oder Handtasche

– Aufstellung in der Umgebung, am Arbeitsplatz, neben dem Computer (wichtig: Rosenquarz) oder neben dem Bett.

Grundsätzlich ist die Wirkung um so stärker, je direkter und länger der Hautkontakt ist. Bei direktem Tragen auf der Haut sollte man den Stein zur Eingewöhnung zunächst nur zwei- bis dreimal pro Tag für eine halbe Stunde berühren. Zur Reinigung des Steines sollte dieser einmal pro Woche mit klarem Wasser abgewaschen und dann für mehrere Stunden in die Sonne gelegt werden.

## HEILSTEINE UND IHRE WIRKUNGSWEISE

*Achat*
Gilt in der Antike und in Indien, Tibet und Nepal als Glücksbringer. Fördert bewußte Verarbeitung von Lebenserfahrungen, führt zu innerer Stabilität, geistiger Reife und Wachstum. Vermittelt Geborgenheit und Sicherheit. Fördert Geweberegeneration, wirkt stabilisierend bei Schleimhautentzündungen

*Aktinolit*
Hilft, neue Ziele zu stecken, initiiert zielgerichtetes, konsequentes Handeln, fördert Geradlinigkeit, fördert innere Ausgeglichenheit. Regt Entgiftung und Entschlackung an

*Amazonit*
Regt an, das Leben selbst in die Hand zu nehmen. Hilft, sich von der Vorstellung zu befreien, Opfer des Schicksals zu sein. Gleicht extreme Stimmungsschwankungen aus. Wirkt entspannend und krampflösend

*Amethyst*
Stärkt den Gerechtigkeitssinn, bringt Ehrlichkeit und Aufrichtigkeit hervor, verhilft in der Meditation dazu, den inneren Frieden zu finden, fördert die Intuition, klärt das Traumerleben, erhöht die Konzentrationsfähigkeit und schärft das Denken. Vertreibt nach den Vorstellungen des Mittelalters böse Gedanken und hilft gegen Alpträume. Er hat eine schmerzlindernde und spannungslösende, entkrampfende Wirkung, Migräneschmerz soll deutlich gelindert werden können

*Ametrin*
Verhilft zu wohlbedachtem, sicherem Handeln, fördert Optimismus, Lebensfreude, Harmonie und Wohlbefinden, wirkt sich in positiver Weise auf die Kreativität aus

*Antimonit*
Fördert Kreativität, hilft Gewohnheiten, Ersatzbefriedigungen (auch übermäßiges sexuelles Verlangen) aufzugeben; erleichtert, der eigenen Stimme zu folgen, hilft höhere Ideale mit dem Ego in Einklang zu bringen. In den Vorstellungen der Antike war er ein Heilmittel für Geschlechtsorgane, Hals, Augen und Verdauungsbeschwerden

*Apatit*
Sorgt für Offenheit und Lebenslust, treibt an und motiviert, vermindert Reizbarkeit und Aggression, hilft bei Erschöpfung und Antriebslosigkeit, erleichtert Ärger und Kummer zu überwinden. Fördert die Zellregeneration bei Knorpel-, Knochen- und Gelenkbeschwerden

*Apophyllit* (Fischauge)
Lindert Ängste, Sorgen und Unsicherheit. Fördert Ausgeglichenheit und Gelassenheit und verhilft zu mehr Offenheit. Hilft bei asthmatischen Beschwerden

*Aquamarin*
Fördert geistiges Wachstum, Weitblick und Vorausblick, macht aufrichtig, zielstrebig und ausdauernd, bringt heitere Gelassenheit und Leichtigkeit vermittels der Erkenntnis, daß alles gut ist, so wie es ist. Verbessert Sehkraft, wirkt sich in lindernder Weise auf Allergien aus

*Azurit*
Macht kritisch, fördert die Suche nach Wahrheit und Erkenntnis, fördert Bewußtheit und Selbsterkenntnis, stärkt den Sinn für und das Streben nach Gerechtigkeit

*Baumachat*
Fördert das Bewußtsein der eigenen Stärke, verhilft zu Lebensmut und Vitalität. Weckt die Lust, sich Herausforderungen zu stellen

*Bergkristall*
Galt in allen Kulturen als Heil- und Zauberstein, der Böses vertreibt und zu neuer Vitalität verhilft. Fördert Klarheit und Neutralität, verhilft zu tiefer innerer Selbsterkenntnis. Vitalisiert gefühllose und taube Stellen, wirkt sich anregend auf die Drüsentätigkeit aus, lindert sowohl körperliche als auch seelische Schmerzen

*Bernstein* (mineralisierter Baumharz)
Seit mehr als siebentausend Jahren bei vielen Kulturen als Heilstein und Amulett in Gebrauch. Macht friedliebend, vertrauensvoll, sanft und nachgiebig, stärkt den Glauben an sich selbst, vermittelt Sorglosigkeit und Fröhlichkeit. Hilft bei Beschwerden der Verdauungsorgane und bei Gelenkbeschwerden; erleichtert das Zahnen bei Kindern

*Beryll*
Macht zielstrebig, effektiv, weitblickend und lebensfreudig. In der Antike galt er als entgiftender und augenstärkender Kristall und wurde aus diesem Grunde auch zu Sehhilfen geschliffen (Beryll bedeutet Brille)

*Biotit-Linsen*
Stärken die Fähigkeit, klare Entscheidungen zu treffen, helfen, sich von Fremdbestimmung und Ansprüchen anderer zu befreien. Besonders in Portagal sind sie seit jeher als Schutzsteine in Verwendung, da sie bei der Geburt helfen, indem sie die Wehentätigkeit unterstützen und den Muttermund weich machen

*Boji's*
Macht blockierte Gefühle und Erinnerungen bewußt, verstärkt Emotionen. Fördert die Erkenntnis der eigenen Schattenseiten

*Calcit*
Wirkt gegen Trägheit, stärkt die Fähigkeit zur Überwindung und hilft, neue Ideen in die Tat umzusetzen und den »inneren Schweinehund« zu besiegen. Wirkt bei Kindern wachstumsfördernd. Als Kalk hilft Calcit in Umschlägen bei eitrigen Wunden und Geschwüren

*Chalcedon blau*
Fördert die Freude am Kontakt mit anderen Menschen, vermittelt Leichtigkeit und ein unbeschwertes Lebensgefühl, wirkt beruhigend und streßabbauend. Wurde in der Antike zur Heilung witterungsbedingter Krankheiten verwendet

*Chrysokoll*
Hilft, Situationen zu akzeptieren und einen kühlen Kopf zu bewahren. Wurde in den indianischen Kulturen Amerikas als Heilstein zur Stärkung der Selbstheilungskräfte und zur Wiederherstellung eines inneren harmonischen Gleichgewichts ver-

wendet. Wirkt fiebersenkend, entspannend und krampflösend

*Chrysopras*
Fördert die einfache kindliche Weltsicht, verbindet Wahrheitssuche mit Geduld und Ausdauer, schenkt Vertrauen und Geborgenheit zu sich selbst, lindert Eifersucht und Liebeskummer. Hilft, sich von zwanghaften Denk- und Verhaltensweisen zu lösen. Regt die körperliche Entgiftung an

*Citrin*
Fördert Lebensmut, hilft, Depressionen zu überwinden und sich von bedrückenden Einflüssen zu befreien, stärkt die Nerven. Gilt seit dem Mittelter als Heilstein, der den Verstand stärkt und Lebensfreude weckt

*Diamant*
In den meisten Kulturen gilt er als Befreier von dämonischen Einflüssen, repräsentiert Gerechtigkeit und Tugendhaftigkeit und symbolisiert Mut und Stärke. Hilft, die Lebensprüfungen zu bestehen, die zu einer Veredelung des Charakters führen, stärkt die Fähigkeit, klare Entscheidungen zu treffen, Probleme zu lösen und Krisen besser zu bewältigen. Reinigt den Körper und den Verstand – kann als Kette so auf dem Kopf plaziert werden, daß der Diamant über dem »dritten Auge« zu liegen kommt

*Dioptas*
Galt als »Kupfersmaragd«, als Stein des Reichtums und der Schönheit, stärkt das Selbstwertgefühl und macht den inneren Reichtum bewußter. Wirkt schmerzlindernd und krampflösend

*Dumortierit*
Fördert die positive Lebenseinstellung, verhilft zu Gelassenheit (»take-it-easy«-Stein)

*Falkenauge*
Wurde im Mittelalter als Amulett gegen Verhexung und Dämonen getragen, verhilft, einen besseren Überblick und mehr Weitsicht zu erlangen. Schärft die Sehkraft

*Fluorit*
Hilft, Ordnung im Denken und Handeln zu schaffen

*Granat* (Karbunkel)
Galt besonders im Mittelalter als Stein, der die Seele erhellt und Licht und Hoffnung bringt. Granat-Amulette fördern die Fähigkeit, extreme Lebenssituationen mutig und engagiert zu meistern. Hoffnung und Zuversicht werden gestärkt. Stärkt die Regenerationskraft und das Immunsystem des Körpers, beschleunigt die Heilungsvorgänge, hilft bei Potenzproblemen, Wurzelchakra

*Hämatit*
»Blutstein«, der schon im alten Ägypten als Heilstein zur Blutbildung und zum Stillen von Blutungen benutzt wurde. Anregung der Eisenaufnahme im Dünndarm. Fördert den inneren Weiterentwicklungsprozeß

*Heliotrop*
»Sonnenwender«. Wurde bereits in der Antike als starker Heilstein bei Infektionen und Entzündungen empfohlen, hilft, sich selbst besser zu schützen und Negatives abzuwehren. Beruhigt bei Gereiztheit und Aggressivität

*Jade*
Gilt seit Jahrtausenden im Fernen Osten als Glücksbringer, regt die Kreativität an, weckt verborgenes Wissen. Galt in alten Kulturen Asiens als Nierenheilstein. Reguliert den Wasserhaushalt des Körpers über eine Anregung der Nierenfunktion

*Jaspis* (Quarz)
Amulettstein, der im Mittelalter als Stein der Krieger galt. Er stärkt den Mut, die Kampfbereitschaft und das Durchhaltevermögen. Erhöht die Widerstandskraft und regt den Kreislauf an

*Karneol*
Wurde im alten Ägypten als Schutzstein Verstorbenen ins Grab beigelegt. Vermittelt Standhaftigkeit, Hilfsbereitschaft, Idealismus und Gemeinschaftssinn. Verbessert die Blutqualität durch Anregung des Stoffwechsels und der Nährstoffaufnahme. Hilft auch bei Kopfschmerzen

*Kunzit*
Fördert Hingabe, Demut, Nachgiebigkeit und die Bereitschaft, auf die Bedürfnisse anderer verstärkt einzugehen. Hilft bei Nervenschmerzen, Ischias- und Gelenkproblemen, ebenfalls bei Epilepsie und multipler Sklerose.

*Labradorit*
Buntleuchtender Stein, der die Phantasie, Begeisterung und Intuition anregt

*Lapislazuli*
Tiefblauer Stein, der in Ägypten und später in Persien als Stein der Herrscher und der Freundschaft galt. Er bringt Selbstbewußtsein, Weisheit, Ehrlich-

keit und Würde. Lindert Beschwerden im Bereich Hals, Kehlkopf und Stimmbänder. Kehlkopfchakra

## Magnesit
Wirkt beruhigend und emotional entspannend, mildert Ängstlichkeit und Nervosität. Wirkt krampflösend und körperlich entspannend. Hilft, auf der Haut getragen, bei Magnesiummangel, bei Krämpfen, insbesondere in den Waden, und Migräne, auch zur Vorbeugung von Herzinfarkt

## Malachit
Malachit galt in allen Kulturen als Stein der Frau und wurde immer einer Göttin geweiht (Venus, Aphrodite, Freya). Er repräsentiert Ästhetik, Sinnlichkeit und Verführung, fördert den Gefühlsausdruck und nimmt Hemmungen. Hilft bei Menstruationsbeschwerden und erleichtert als sogenannter Hebammenstein die Geburt. Lindert Erkrankungen der weiblichen Geschlechtsorgane

## Marmor
Verwandelt Leid in Freude, befreit von seelischem Unfrieden und unglücklichen Lebensumständen, gilt symbolisch noch heute als Stein für Pracht und Reichtum. Verbessert durch Tragen am Körper die Kalziumverwertung

## Moldavit
Gilt seit der Steinzeit als magischer Glücksstein und Wunscherfüller, bringt spontane, unkonventionelle Ideen, fördert Kreativität und Intuition. Besonders gute Wirksamkeit bei Auflage auf das »dritte Auge«

## Mondstein
Wurde schon zu allen Zeiten vor allem im Orient und im Fernen Osten als Glücks- und Liebesstein verwendet, der Intuition und Kreativität steigert und Gefühlstiefe und Aufgeschlossenheit bringt. Fördert die Fruchtbarkeit, hilft bei Menstruations- und Wechseljahrbeschwerden. Sakralchakra

## Mookait
Gilt in Australien seit jeher als kraftspendender Heilstein, der die Wundheilung fördert, das Immunsystem stärkt und das Blut reinigt

## Nephrit
Galt schon in den alten Kulturen Südamerikas und Neuseelands als Nierenheilstein, der die Nierenfunktion verbessert und die Entgiftung des Körpers anregt. Hilft, Spannungen, Kummer und Emotionen abzubauen und alte negative Denkmuster aufzulösen

## Obsidian
Gilt seit der Steinzeit als rituelles Hilfsmittel für magische Handlungen (als »Spiegel zur Wahrsagekunst« wurde er auch von Maya-Priestern verwendet) und als Stein, der Dämonen austreibt. Hilft gegen Besessenheit und bringt verborgene Bilder ans Licht. Hilft, die eigenen Schattenseiten zu erkennen und anzunehmen. Löst Verspannungen und energetische Blockaden, beschleunigt die Wundheilung und verbessert die Durchblutung

## Onyx
Galt im Mittelalter als Unheilstein, der Traurigkeit und Ängste erzeugt. Als »Stein der Egoisten« fördert er Selbstverwirklichung, analytisches Denken und Durchsetzungsvermögen, macht nüchtern und realistisch

## Opal

In der griechischen Mythologie entstand der Opal aus den Glückstränen des Zeus nach dem Sieg über die Titanen. Als außerordentlich bunt schillernder Stein lenkt er die Aufmerksamkeit auf die bunten Seiten des Lebens, macht lebenslustig, emotional, verführerisch und spontan, stärkt das Verlangen nach Erotik und Sexualität. Stärkt den Lebenswillen

## Peridot

Wurde schon im alten Ägypten als Heilstein verwendet, der böse Geister abwehrt und den Körper reinigt und entgiftet

## Pietersit

Gilt als Stein, der hilft, aus dem Chaos eine neue Ordnung entstehen zu lassen

## Prasem

Beruhigt hitziges Gemüt und Zorn. Wirkt fiebersenkend und läßt Schwellungen und Prellungen schneller abklingen

## Pyrit

Wird seit der Steinzeit als Feuerstein verwendet (magischer Stein, »in dem das Feuer wohnt«). Fördert innere Erkenntnis

## Rauchquarz

Gilt in den Alpenländern als Schutzstein, weshalb noch heute Kreuze aus ihm geschliffen werden. Er erhöht die Belastbarkeit und hilft, Leid, Anstrengung und auch Streß (»Antistreß-Stein«) besser zu ertragen. Stärkt die Nerven, hilft bei Rückenbeschwerden

## Rhodonit

Befreit von seelischem Schmerz, hilft, alte »Wunden« und »Narben« zu heilen, und wirkt als Wundheilstein, indem man ihn anfeuchtet und mehrmals für einige Minuten auf die Verletzung drückt

## Rosenquarz

Fördert Sensibilität und Hilfsbereitschaft, macht sanft und einfühlsam. Wird in vielen Kulturen als Fruchtbarkeitsstein und Stein gegen physische wie psychische Herzbeschwerden eingesetzt

## Rubin

Repräsentiert als »Stein der Sonne« Lebenskraft, Liebe und Leidenschaft. Er bringt Schwung und Dynamik ins Leben, macht leistungsfähig und regt zu aktiver Sexualität (Wurzelchakra) an. Fördert Fieber als Abwehrreaktion bei Infektionen

## Saphir

Repräsentiert in allen Kulturen Europas und Indiens den Himmel, die Engelswelten, Magie (Saturn) und Freundschaft. Fördert den Wunsch nach Wissen und Weisheit, bündelt geistige Kräfte auf ein Ziel hin und läßt so Wünsche in Erfüllung gehen. Fördert auf diese Weise auch alle Heilungsprozesse durch den Willen zur Gesundheit

## Sardonyx

Fördert den Verstand, die Vernunft und die Tugendhaftigkeit, macht freundlich und hilfsbereit

## Serpentin (Schlangenstein)

Galt bei den Römern als Schutzstein gegen dunkle Mächte. Hilft, inneren Frieden zu finden, beruhigt bei Nervosität. Hilft Frauen, die durch innere Anspannung keinen Orgasmus erleben können, lindert Menstruationsbeschwerden

*Smaragd*
Galt seit jeher als Stein für göttliche Eingebung, er macht zielstrebig, kreativ und lebensfreudig. Er fördert Freundschaft, Liebe und Einigkeit zwischen Partnern. Er bringt Aufmerksamkeit, Konzentration und Weitblick. Verbessert die Sehkraft, heilt Atemwegsinfekte und Entzündungen und stärkt das Immunsystem

*Sodalith*
Fördert Idealismus, Ehrlichkeit und Wahrheitsstreben, hilft, Ordnung zu schaffen und die Dinge verbal so auszusprechen, wie sie sind. Lindert Beschwerden im Halsbereich. Kehlkopfchakra

*Sonnenstein*
Bringt neue Lebenskraft, Selbstbewußtsein und den Glauben an das eigene Glück zurück. Stimuliert das Immunsystem

*Thulit*
Regt die Lebenskraft an, bringt Mut und Stärke, wirkt wohltuend regenerierend

*Tigerauge*
Wurde im Mittelalter als Amulett zur Vertreibung von Dämonen verwendet. Hilft, schwierige Lebensphasen durchzustehen, ohne den Mut zu verlieren

*Topas*
Repräsentiert als Stein des Jupiter Herrschaft, Weisheit und Selbstverwirklichung. Hilft, den inne-

ren Reichtum und damit das wirkliche Glück zu entdecken. Regt den Stoffwechsel an

*Türkis*
In vielen Kulturen wurde er als Amulett für Gesundheit, Kraft und Lebensfreude getragen. Macht bewußt, daß man selbst für sein eigenes Glück verantwortlich ist, belebt und gibt verloren geglaubte Lebenskraft zurück. Wirkt stärkend, schmerzlindernd und entzündungshemmend

*Turmalin*
Nach arabischer Überlieferung ein Stein der Sonne, der das Herz stärkt und vor Alpträumen schützt und je nach Farbe und chemischer Zusammensetzung teilweise heute noch bei verschiedenartigen Krankheiten Linderung bringen soll

*Versteinertes Holz*
Wurde als Kultobjekt bereits in einem 4300 Jahre alten etruskischen Tempel entdeckt. Wurde früher auch als Werkzeug der Götter betrachtet und diente daher bis heute als rituelles Hilfsmittel beispielsweise in der Reinkarnationstherapie. Es vermittelt das Gefühl der Erdverbundenheit, am richtigen Ort zur richtigen Zeit zu stehen, es regt die innere Bilderwelt an und fördert den Wunsch, sich künftig auf ein einfaches Leben mit viel Zeit zur Muße zu beschränken

*Zirkon*
Wurde im Altertum als Heilstein verwendet, um den Wahnsinn zu kurieren. Verhilft dazu, sich vom Materialismus zu lösen und sich mit dem wirklichen Sinn des Lebens auseinanderzusetzen. Wirkt entgiftend

**6. Farbtherapie und Aura-Soma**

Bei der Farbtherapie wird die »biologische Information« bestimmter Schwingungsfrequenzen des Farblichts genutzt, um körperliche und psychische Empfindungen auszulösen.

## ANWENDUNG DER FARBTHERAPIE

Folgende Anwendungsmöglichkeiten bieten sich an:

– Farbtafeln zum Anschauen

– Malen mit diesen Farben

– Verwendung entsprechend gefärbter Objekte (Steine oder gefärbte Kristalle) im Alltag

– Verwendung einer Farblampe, die durch entsprechende Filter das gewünschte Licht in reiner Form ausstrahlt (auch direkt auf das entsprechende Chakra; (siehe unter Chakrentherapie, Seite 197)

– Einrichtung und Farbgestaltung von Wohnung wie auch der Kleidung (siehe unter Feng Shui, Seite 195)

– Meditation oder Yoga mit gedanklichen Farbbildern (siehe unter Visualisierung, Seite 212)

– Einreibungen mit farbigen Ölen (siehe unter Aura-Soma, Seite 134)

Die Farbtherapie gewinnt in nicht unberechtigter Weise zunehmend Anerkennung in der modernen Psychotherapie. Sie ist eine sinnvolle begleitende Behandlung von Befindungsstörungen.

## WIRKUNGSWEISE VERSCHIEDENER FARBEN

*Rot*
Wirkt anregend auf Herz und Kreislauf, stimuliert alle Unterfunktionen wie Blutarmut, Impotenz, Auskühlung und Erschöpfung. Emotionen werden verstärkt, impulsiveres extrovertiertes Verhalten, verstärkte Willenskraft und Ausdauer. Regt das »innere Feuer« an, fördert Lernprozesse und beschleunigt so das geistige und spirituelle Wachstum. Rosa macht durch den Weißanteil dagegen friedlicher und empfindsamer

*Orange*
Wirkt anregend auf Herz und Kreislauf, födert Lebensqualität, steigert Heiterkeit und Lebenslust, hilft, Harmonie und Frieden zu finden, erleichtert die Loslösung von Negativem und Ängsten, ist hilfreich bei nervöser Erschöpfung und bei Verdauungsbeschwerden, fördert den Sinn für Gerechtigkeit

*Gelb*
Regt den Verdauungsstoffwechsel an, entspannt Muskeln, lindert Wechseljahrbeschwerden, schenkt Glück, Sorglosigkeit, steigert das Selbstvertrauen, verhilft dazu, Depressionen zu überwinden, fördert das Verstehen des täglich Erlebten und verhilft so dazu, den Sinn des Daseins zu entdecken und zu verstehen

## Grün

Fördert die Entgiftungs- und Regenerationskraft des Körpers, entspannt Muskeln, dämpft übermäßiges Zellwachstum (Tumore). Es befreit die Gefühle, entlädt Aggressionen, bringt Harmonie, fördert eine bejahende Lebenseinstellung und vermittelt Hoffnung und Lebenswillen. Grün weckt Interesse, fördert die Phantasie und gibt Raum, damit die Seele reisen kann.

## Blau

Wirkt kühlend und beruhigend, schlaffördernd, reguliert den Stoffwechsel und regt die Ausscheidung an, hilft bei Blutergüssen und Quetschungen und bei Problemen im Halsbereich (Kehlkopf). Es fördert Entspannung, Offenheit, Ehrlichkeit und das Streben nach Wahrheit und Erkenntnis, hilft, Angst zu überwinden und neuen Mut zu fassen, und fördert das innere Gleichgewicht

## Violett

Wirkt reinigend und befreiend, lindert Entzündungen, fördert die Gehirntätigkeit, verbessert die Zellatmung, verschafft Erleichterung bei Trauer und hilft, Belastendes loszulassen. Es fördert die Kommunikation und das Verständnis für andere. Violett bringt geistige Freiheit und schärft das spirituelle Sehen

## Schwarz

Absorbiert Licht- und Energieüberschüsse und löst damit Energieblockaden und Energiestaus. Es lindert Schmerzen und wirkt sich auf den gesamten Körper entspannend aus. Es sorgt für Sicherheit und Stabilität

## Weiß

Neutrale Farbe, die uns das Licht zuführt, das alles enthält und damit geeignet ist, das Vorhandene zu stärken. Fördert Klarheit, Reinheit und Neutralität, bringt Fülle und Vollkommenheit

## AURA-SOMA

Es handelt sich bei dieser vor einigen Jahrzehnten von der Engländerin Vicky Wall entwickelten Therapie um eine Methode, bei der ein- und zweifarbige Öle – sogenannte Balance-Öle – auf bestimmte Körperregionen aufgetragen werden. Sie werden vorzugsweise im Bereich der zugeordneten Chakren aufgetragen. Durch die Farbenkombination und die genau definierten Einreibungsstellen sollen sich Krankheiten und Befindungsstörungen heilen lassen. Die Auswahl der geeigneten Farbkombinationen, von denen es mehr als drei Dutzend gibt, erfolgt zumeist intuitiv.

Die wunderschöne Farbenpracht der einzelnen Fläschchen läßt leider schnell erkennen, daß der von Vicky Wall aufgebrachte Grundgedanke der Farbtherapie inzwischen vollständig kommerzialisiert worden ist. Eine besondere Wirkung der völlig überteuerten Farbmischungen ist nicht nachvollziehbar. Die alleinige Anwendung der einzelnen Grundfarben, die man sich ohne große Mühe nahezu sämtlich aus Naturstoffen selbst herstellen kann, kann jedoch unter Umständen bei direktem Auftragen auf die jeweils zugeordneten Chakren (siehe unter Chakrentherapie, Seite 197, und Farbtherapie, Seite 133) die bei der Farbtherapie beschriebenen Wirkungen erzielen.

# Körperorientierte Heilverfahren

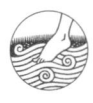 ## 7. Kneipp-Therapie

»Lernet das Wasser und seine Anwendungen und Wirkungen recht kennen, und es wird Euch Hilfe bringen, wo Hilfe noch möglich ist. Je gelinder, je schonender die Anwendungen gemacht werden, desto besser und wirksamer. Der Natur an die Hand gehen, damit sie ihre Dienste wieder von selber versehen kann.«

*Sebastian Kneipp*

Die Ursprünge therapeutischer Anwendungen von Wasser verschiedener Form und Temperatur finden sich bereits in den ältesten Kulturen der Menschheit. Dem Pfarrer Sebastian Kneipp (1821–1897) gebührt die Ehre, entsprechende Verfahren systematisiert und breitenwirksam popularisiert zu haben. Die nach ihm benannte Therapie besteht aus einem ganzheitlichen Zusammenwirken von differenzierter und sich gegenseitig ergänzender Hydro-, Ernährungs-, Bewegungs-, Phyto- und Ordnungstherapie (siehe auch an jeweiliger Stelle). Mit seinem umfassenden naturheilkundlichen Therapiekonzept versuchte er, ganz im hippokratischen Sinne, unter der aktiven Mitarbeit des Patienten den Körper in eine geordnete, stabile Grundsituation zu bringen. Diese körperliche und psychische Stabilisierung ist als Grundlage jeglicher Therapieform anzusehen und daher Grundvoraussetzung für den Heilerfolg, unabhängig davon, um welche Erkrankung es sich handelt.

Im allgemeinen wird heute unter der Kneipp-Therapie jedoch nur noch die Hydro- und Thermotherapie verstanden, auf die in diesem Kapitel eingegangen werden soll.

Diese tragende Säule der Kneipp-Therapie beruht auf mechanischen und thermischen Wirkprinzipien. Durch wohldosierten Druck von warmem oder kaltem Wasser oder auch durch längerfristige Überwärmung werden Impulse über die Haut in tiefergelegene Schichten geleitet, die dort über vegetative Reflexbahnen in vielfältiger Weise auf Immunsystem, Kreislauf und Stoffwechsel stimulierende Reize ausüben. Neben der Anregung von Stoffwechsel, Kreislauf, Durchblutung und der Stärkung des Immunsystems (Abhärtung!) kommt es zudem zu einer deutlichen Schmerzlinderung bei chronischen und akuten Schmerzzuständen und zu einer psychischen Anregung und Stabilisierung (Revitalisierung). Alle Kneipp-Anwendungen eignen sich in hervorragender Weise bei den meisten Erkrankungen. Sie sollten Grundlage jeder ganzheitlichen Therapie sein.

## ANWENDUNG DER KNEIPP-WASSERTHERAPIE

Nach bestimmten ansteigenden Reizschemata werden genau dosierte Wasserreize verabreicht, wobei selbst bei kaltem Wasser nie die Kälteentwicklung das Ziel der Bemühungen ist, sondern immer das Erreichen körpereigener Wärme oder Regulierungen im Wärmehaushalt. Dabei gilt der Grundsatz, daß zu kleine Reize den Körper eher schwächen, ebenso wie übergroße Reize dem Organismus schaden. Dagegen fördern und kräftigen gut dosierte mittlere Reize. Warmes Wasser hat in erster

Linie eine beruhigende, vagotonisierende Wirkung, jedoch kann das Gegenteil in Form von Nervosität oder Schlaflosigkeit eintreten, wenn die Temperatur zu hoch gewählt wird, oder die Badedauer zu lange ist. Folgende Grundprinzipien sind ferner zu beachten:

1. Je weiter Temperaturreize von der Körpertemperatur entfernt sind und je größer die berührte Hautfläche ist und je länger die Anwendung dauert, desto stärker ist der zu verarbeitende Reiz und damit die Gefahr, die körpereigenen Regulationsvorgänge zu überfordern.

2. Jeder Reiz darf nur am warmen Körper und auf warmer Haut verabreicht werden.

3. Nach jeder Anwendung ist die Wiedererwärmung wichtig. Diese sollte nach kleinen Anwendungsreizen aktiv durch Bewegung stattfinden, während nach stärkeren Anwendungen passive Erwärmung durch Bettruhe erreicht werden sollte.

4. Wegen der wechselnden Körpertemperatur spielt die gewählte Tageszeit eine wichtige Rolle. Dabei sollten beispielsweise Ganzwaschungen und Wickel bevorzugt morgens, Güsse und Bäder vormittags und Teilbäder am besten am frühen Nachmittag durchgeführt werden.

5. Etwa 30 Minuten vor und 1 Stunde nach Mahlzeiten sollten keine Anwendungen durchgeführt werden. Auch sind körperliche Anstrengungen nach Anwendungen unbedingt zu vermeiden.

6. Akute Krankheitsprozesse sollten mit Kältereizen, chronische Krankheitsbilder eher mit Wärmereizen oder schonenden Wechselreizen behandelt werden.

7. Mit der mildesten Anwendung, die gerade noch zu einer gewünschten Reaktion führt, sollte begonnen werden. Das vordergründige Ziel ist zunächst eine milde Rötung im Sinne einer Mehrdurchblutung, während eine längerdauernde Blässe oder gar eine bläuliche Marmorierung unbedingt zu vermeiden ist.

## ANREGENDE, STÄRKENDE UND ZUGLEICH HARMONISIERENDE ANWENDUNGEN:

*Trockenbürsten der Haut*
Mit einer Bürste oder einem sehr rauhen Handtuch werden über 5 bis 8 Minuten (am besten morgens bei offenem Fenster gleich nach dem Aufstehen) die Gliedmaßen herzwärts massiert oder gebürstet. Gut für Wasserscheue und Morgenmuffel.

*Luftbad*
Man bewegt sich für 5 bis 10 Minuten unbekleidet im Innenraum bei geöffnetem Fenster oder direkt im Freien. Dabei werden gymnastische Dehnübungen gemacht. Anschließend erfolgt eine Aufwärmung durch Trockenbürsten oder Wechselduschen.

*Waschungen*
Mit einem Waschtuch wird ein dünner Wasserfilm relativ zügig über 2 bis 3 Minuten auf bestimme Körperabschnitte (Ganzwaschung bedeutet ganzer

Körper) aufgetragen. Die zumeist kalt durchgeführten Waschungen sollten möglichst früh morgens durchgeführt werden, jedoch nie auf kalter Haut. Die Temperatur des Wasser sollte anfangs mild, später kühler gewählt werden. Wird das Wasser nicht abgetrocknet, kommt es durch die eintretende Verdunstungskälte zu einer Reizverstärkung. Unterkörperwaschungen können abends mild temperiert als Einschlafhilfe dienen.

## Güsse

Man unterscheidet mit schwachem Druck verabreichte Flachgüsse, bei denen das entsprechend temperierte Wasser (meist 18 Grad) den Körper lediglich leicht ummantelt, und sogenannte Blitz- oder Druckstrahlgüsse, bei denen aus einer Entfernung von 2 bis 4 Meter aus einem speziellen Gießschlauch (3 bis 4 Millimeter Durchmesser) zusätzlich zu dem Temperaturreiz ein druckmechanischer Reiz von 1 bis 3 Bar ausgeübt wird. Bei kalten Güssen sollte zuvor eingeatmet werden, um mit dem Beginn des Gusses wieder langsam auszuatmen.

## Bäder

Die regelmäßige Durchführung von Bädern hat vielfältigen positiven Einfluß auf unterschiedliche Stoffwechselsysteme. Durch die durchblutungsfördernde, beruhigende und krampflösende Wirkung sind Bäder bei einer Reihe von Störungen angezeigt:
– niedriger Blutdruck
– Migräne
– Durchblutungsstörungen
– Rheuma
– Schlafstörungen

– Ekzeme
– Hautkrankheiten
– Infekte
– Immunschwäche
– Hämorrhoiden, Analerkrankungen
– Blaseninfekte (Sitzbäder)
– Depressionen, Nervosität und Unruhezustände

Nicht angewendet werden sollten Bäder bei
– Herzmuskelschwäche
– erhöhtem Blutdruck
– akuten Infekten
– Herzinfarkt, Thrombophlebitis und entzündeten Krampfadern

Je nach Flächenausdehnung unterscheidet man Vollbad, Dreiviertelbad, Halbbad, Sitzbad, Armbad und Fußbad. Die übliche Badedauer beträgt für Voll- und Teilbäder 10 bis 20 Minuten, für temperatursteigende Bäder 20 bis 25 Minuten, für kalte Bäder 6 bis 30 Sekunden, und für Wechselbäder gilt 5 Minuten warm und 10 Sekunden kalt. Als Zusätze eignen sich Pflanzenextrakte, Öle und Salze.

### Bewährte Badezusätze
*Baldrian*: Beruhigend bei Nervosität und Schlaflosigkeit
*Eichenrinde*: Adstringierend bei Ekzemen, Geschwüren und Hämorrhoiden
*Fichtennadel*: Durchblutungsfördernd, anregend, auswurffördernd bei Bronchitis, Durchblutungsstörungen, Depressionen
*Haferstroh*: Entzündungshemmend bei Hautentzündungen
*Heublume* siehe unter Heublumenpackung, Seite **139**

*Hopfen*: Beruhigend, durchblutungsfördernd bei Nervosität und Schlaflosigkeit

*Kamillenblüten*: Krampflösend, entzündungshemmend bei Wunden, Hautentzündungen, Ekzemen, Analfissuren

*Lavendelblüten*: Durchblutungsfördernd, beruhigend bei Rheuma, Juckreiz und Nervosität

*Melisseblätter*: Beruhigend bei Nervosität und Schlaflosigkeit

*Rosmarin*: Durchblutungsfördernd, krampflösend, anregend bei Muskelschmerzen und niedrigem Blutdruck

*Roßkastanie*: Venenstärkend, entzündungshemmend, ödemhemmend bei venösen Stauungen, Krampfadern, Unterschenkelgeschwüren

*Schachtelhalm*: Wundheilungsfördernd bei Wunden und Verbrennungen

*Thymiankraut*: Auswurffördernd, krampflösend und keimabtötend bei Bronchitis

*Wacholder*: Durchblutungsfördernd bei Rheuma und Muskelverspannungen

*Weizenkleie*: Entzündungshemmend, juckreizstillend bei oberflächlichen Wunden und Nesselsucht

*Totes-Meer-Salz*: Entzündungshemmend, wundheilungsfördernd bei chronischen Ekzemen

## Sauna

Die therapeutische Anwendung von Schwitzbädern ist seit Jahrtausenden in beinahe allen Kulturen bekannt. Die bei uns verbreitete Sauna kam vor bereits 2000 Jahren von den Finnen auf das europäische Festland und hat heute durch ihre vielfältigen gesundheitsfördernden Reize eine entscheidende Bedeutung in der Vorsorgemedizin. Die wichtigsten Wirkungen, die der Sauna zugeschrieben werden sind: Stärkung von Herz und Kreislauf (Trainingseffekt), vegetative Stabilisierung und Aufhellung des Gemüts sowie Immunstärkung.

Die Anwendung der Sauna ist angezeigt
– für Kreislauftraining, Abhärtung und Immunstärkung
– zur Vorbeugung und im Frühstadium von Erkältungskrankheiten
– bei Gelenkleiden und Durchblutungsstörungen
– bei Erschöpfungszuständen, vegetativen Fehlsteuerungen sowie bei der Rehabilitation nach Infarkt
– bei kompensierten Herz-Kreislauf-Erkrankungen

Nicht angezeigt ist die Sauna bei
– akuten Infektionskrankheiten
– dekompensierten Organleiden
– Bluthochdruck und Niereninsuffizienz
– entzündlichen Rheumaerkrankungen
– Schilddrüsenüberfunktion und Anfallsleiden
– Lymphödemen
– schwerer arterieller Verschlußkrankheit
– entzündlichen Leber- und Venenerkrankungen.

Je nach Trainingszustand wird zunächst mit Temperaturen um 60 Grad Celsius begonnen, die später bis 95 Grad Celsius steigerbar sind. Hitzeexposition anfangs 2mal 8 Minuten, die später bis 2mal 15 Minuten gesteigert werden können. Vor der Luftfeuchtigkeit ist zu warnen.

## Wickel

Während bei Packungen mehr als die Hälfte des Körpers eingepackt werden, werden bei Wickeln nur einzelne Körperteile wie beispielsweise Gelenke oder Schenkel in ganzem Umfang eingewickelt.

Auflagen liegen nur einseitig auf, wie beispielsweise bei Heilerde oder Quark, und umfassen lediglich einen gewissen Körperabschnitt, wobei Kompressen nur kleinste Körperteile bedecken wie beispielsweise die Herzkompresse.

Unmittelbar auf die Haut kommt das feuchte Innentuch, am besten aus grobem Leinen, darüber etwas breiter ein trockenes Zwischentuch aus Baumwolle und darüber wiederum etwas schmaler ein trockenes Außentuch aus Wolle.

Kalte Wickel entziehen dem Körper sofort Wärme und bewirken im vegetativen System eine Steigerung des Sympathikustonus mit Blutdruckanstieg und Stoffwechselanregung. Nach etwa 5 Minuten läßt diese Wirkung jedoch nach, und es folgt eine Gegenreaktion des Körpers im Sinne eines erhöhten Entspannungszustandes (Vagotonus). Dabei kommt es zu einer erheblichen Muskelentspannung und somit auch zu einer entsprechenden Schmerzlinderung beispielsweise bei Verspannungsschmerzen.

Die Anwendung sollte 20 Minuten nicht überschreiten, wenn Wärmeentzug vorwiegend bei Entzündungen, Schwellungen und Fieber angestrebt wird. Anwendungen bis zu einer Stunde sollen zu einer reaktiven Erwärmung des Körpers bis hin zu Schweißausbruch führen, beispielsweise bei Bronchitis oder im Anfangsstadium einer Grippe.

Die Wirkungswiese der Wickel ist zunächst eine körperliche sowie psychische Entkrampfung und Entspannung. Die Durchblutung wird gefördert, der Stoffwechsel angeregt, und Schmerzen werden gelindert. Allgemein wirken Wickel beruhigend. Besonders erwähnenswert ist der Heublumensack, der fertig in der Apotheke erhältlich ist und der nach Dämpfen über 20 Minuten im heißen Wasser auf entsprechenden Körperabschnitten angebracht wird. Die Liegedauer beträgt hier etwa 45 bis 60 Minuten. Der Heublumensack ist angezeigt bei Verspannungszuständen von Muskulatur und Magen-Darm-Trakt, bei degenerativen Gelenkerkrankungen und Verschleiß sowie bei akuter und chronischer Bronchitis.

*Kryotherapie* (Kälteanwendungen)

Eisbeutel oder Kältepackungen werden 4- bis 5mal pro Tag für etwa 20 Minuten auf die betroffenen Hautareale gelegt. Dabei müssen jedoch Leinenlappen oder ähnliches zwischen Haut und Kältebeutel liegen. Zudem muß der Körper ansonsten gut aufgewärmt sein.

Angezeigt ist die Kryotherapie bei Verstauchungen, Prellungen, Blutergüssen, Schwellungen, Gelenkergüssen, Muskelrissen, Zerrungen, Ödemen, entzündlichen Weichteilschwellungen, akuten Schmerzzuständen, Gelenkentzündungen, Sehnenscheidenentzündungen, Knochenhautentzündungen und Tennisellbogen.

Sie sollte nicht angewendet werden bei schweren Herz Kreislauf Erkrankungen, Störungen der Wärmeregulation und bei akuten Infekten

*Dämpfe*

Dämpfe sind Heißanwendungen durch Aufkochen von Wasser, die schleimlösend, auswurffördernd, entzündungshemmend, hautreinigend, durchblutungsfördernd, stoffwechselanregend, krampflösend und schmerzlindernd wirken.

Dämpfe sind angezeigt bei akuten und chronischen Nasennebenhöhleninfekten, bei Infekten und bei Akne sowie bei krampfartigen Kopfschmerzen.

*Inhalationstherapie*

Durch Einatmung von ätherischen Ölen oder Kräuterextrakten wie Kamille, Salbei oder Thymian über Verdampfungsapparate und Aerosolgeräte kommt es zu einer Erweiterung der Bronchien und zu Schleimlösungen. Die Sekretion wird gefördert und die Entzündung gehemmt. Die einfachste und gebräuchlichste Form der Anwendung ist die 10- bis 15minütige Inhalation durch Mund und Nase unter einem Handtuch, indem zuvor Wasser unter Zugabe von beispielsweise ätherischen Ölen aufgekocht wird. Anschließend ist Bettruhe Pflicht, keinesfalls sollte man sofort an die frische Luft gehen. Heilanzeigen bei Asthma bronchiale, Lungenemphysem, Atemwegsinfekten, Lungenentzündung, Bronchitis und Mukoviszidose

*Klimatotherapie*

Die natürlichen klimatischen Umweltreize besonderer Gegenden werden zur Heilungsbeschleunigung auf natürliche Weise genutzt. Besonders heilsam sind Aufenthalte an der See, im Mittel- und im Hochgebirge insbesondere bei Atemwegserkrankungen und Hautkrankheiten. Folgende Wirkungen sind zu erwarten:

*Meeresküste*: Aerosole der natriumchloridreichen, sauberen Luft wirken auf die Schleimhäute der Atemwege beruhigend. Reizwirkung auf die Haut (durchblutungsfördernd, stoffwechselanregend). UV-Bestrahlung (Vitamin-D-Produktion, Immunstärkung).

*Mittelgebirge*: Luftreinheit. Geopsychische Wirkung durch die Landschaft (befreiende positive Geisteshaltung), durch mildes, reizarmes Sommerklima.

*Hochgebirge*: Niedriger Luftdruck, geringe Luftfeuchtigkeit, Luftreinheit und intensive UV-Strahlung.

*Thalassotherapie*

Aufenthalt am Meer, bei dem die entsprechenden ortsgebundenen Heilverfahren genutzt werden. Empfehlenswert bei allen Erkrankungen, insbesondere jedoch bei Atemwegs- und Hauterkrankungen. Folgende Wirkungen entfalten sich dort besonders:

– Luftreinheit und Aerosol- und Salzgehalt der Meerluft
– Immunstärkung durch Wind, Sonne und Meerwasser
– Training (Spazierengehen, Wattlaufen, Wellenspringen)
– Meerwassertrinkkuren
– Schlickpackungen

## 8. Atemtherapie

Atmung bedeutet Leben. Durch Atmung wird Sauerstoff in die Zellen gebracht, um alle Lebensvorgänge aufrechtzuerhalten und um Kohlensäure als Abfallprodukt aus dem Stoffwechsel abzugeben. Zwar erfolgt die Steuerung der Atmung zunächst unwillkürlich, sie kann jedoch willentlich unterstützt und gestärkt werden. Dies gibt uns die Möglichkeit, den Körper vermehrt mit Energie zu versorgen und darüber hinaus beruhigend auf das vegetative Nervensystem Einfluß zu nehmen. Die Wirkungen der Atemtherapie sind Sekretlösung durch Wechsel zwischen Anspannung und Entspannung, eine Kräftigung der Atemmuskulatur und psychische Stabilisierung. Atemtherapie bewirkt eine körperliche Entspannung und löst die Dauerspannung der Atemwege. Sie verbessert den Zellstoffwechsel und stärkt die körperliche Leistungskraft (siehe auch Sauerstofftherapie, Seite 177 bzw. 180).

Die Atemtherapie ist angezeigt bei allen Krankheiten, die mit einer Behinderung der Atemtätigkeit verknüpft sind, wie Verstopfungen, Blähungen, Wirbelsäulenverkrümmungen, Fehlhaltungen und anderen. Sie wird empfohlen bei allen Lungen- und Bronchialerkrankungen, in der Schwangerschaft, bei vegetativer Dystonie, bei Angstsyndromen, Streß, Unruhe, Überlastung. Sie kann Anwendung finden vor und nach Operationen, bei Herzkrankheiten insbesondere nach einem Infarkt, bei Krankheiten die Bettlägerigkeit erforderlich machen, und bei Schlafstörungen

**So können Sie bei der Atemtherapie vorgehen:**
**Sie sollten geradesitzen, Körper und Gesicht entspannen und die Augen schließen. Lassen Sie den Tag und seine Probleme los und lenken die Gedanken in eine positive, angenehme Richtung. Nun atmen Sie durch die Nase langsam tief ein (langsam bis sechs zählen) und atmen ohne Pause im Fluß bleibend aus (langsam bis sieben zählen). Dann machen Sie eine Pause, bis »es« von selbst einatmet.**

## 9. Chirotherapie und manuelle Therapie

Es handelt sich dabei um diagnostische und therapeutische Handgrifftechniken, die zum Ziel haben, Funktionsstörungen, Bewegungseinschränkungen und schmerzhafte Blockierungen an Extremitäten- oder Wirbelsäulengelenken zu beseitigen.

Heilanzeigen für die Chirotherapie sind:
- schmerzhafte Bewegungseinschränkungen im Bereich der Wirbelsäule und der Extremitätengelenke, zumeist in Verbindung mit Muskelverspannungen
- Oberes Zervikalsyndrom mit Kopfschmerz, Schwindel, Hör- und Sehstörungen
- Unteres Zervikalsyndrom mit Gefühls- sowie Durchblutungsstörungen in den Armen und den Händen
- Schulter-Arm-Syndrom
- Brachialgiea paraesthetica nocturna mit Einschlafen der Hände
- Thorakalsyndrom mit vertebralem Brustschmerz
- Lumbalsyndrom mit Schmerzausstrahlung in die Hüfte und die Beine
- Blockierung des Ileosakralgelenkes

Vor der Therapie muß eine genaue schulmedizinische Diagnostik stehen. Ein aktuelles Röntgenbild ist unbedingt erforderlich. Bei kaum einer anderen Therapie korreliert der Kenntnis- und Erfahrungsstand des Therapeuten derart mit dem Therapieerfolg. Die Chirotherapie ist eine gute Therapiemethode, wenn der Therapeut fachlich kompetent ist.

Vorsicht ist allerdings bei zu häufigen Einrenkungen geboten, da die Gefahr der Abnutzung besteht.

### WIE WIRD BEI DER CHIROTHERAPIE VORGEGANGEN?

Nach sorgfältiger diagnostischer Abtastung erfolgt die gezielte manuelle Manipulation des betroffenen Gelenkabschnitts am entspannten Patienten in maximaler Exspirationsphase. Entscheidend ist neben dem exakten Ansatz und der genauen Kenntnis der Grifftechnik der schnelle Impuls der gezielten Manipulation, um so das blockierte Gelenkspiel zu lösen und die Nervenreizung, die für die Schmerzen verantwortlich sein könnte, zu mildern.
Anschließende mobilisierende leichte Impulse und diverse Weichteiltechniken entspannen die anliegenden verkrampften Muskelgruppen. Flankierende physikalische und krankengymnastische Maßnahmen sollten die Muskulatur stabilisieren. Verhaltensmaßregeln zur artgerechten Körperhaltung bei beispielsweise berufsbedingten Zwangshaltungen oder anderen Fehlhaltungen.

Nicht angewendet werden sollte die Chirotherapie bei:
- Frakturen, Luxationen oder nach Bandscheibenoperationen
- Bandscheibenvorfall
- Osteoporose, Osteomalazie
- Tumoren, Rückenmarksmißbildungen
- akuten entzündlichen Prozessen
- fortgeschrittenen Arthrosen

## 10. Heilmassagen

### KLASSISCHE MASSAGE

Mittels klassischer Grifftechniken (Streichung, Reibung, Knetung, Klopfen, Hacken, Klatschen, Schütteln, Rollen) werden der Stoffwechsel des Körpers belebt, der Abtransport von Schlacken verbessert, die Selbstheilungskräfte angeregt, die Muskelspannung reguliert und reflektorische Verspannungszustände detonisiert. Narben- und Gewebsverklebungen werden gelöst, der Lymphfluß wird angeregt und die Durchblutung gefördert. So kommt es zu einer körperlichen und auch seelischen Entspannung. Eine Kräftigung der Muskulatur ist allerdings nicht zu erwarten. Die Behandlung befreit den Patienten keineswegs von der Notwendigkeit eigener aktiver Muskellockerungs- und Aufbauübungen.

Heilanzeigen bei der klassischen Massage sind:
– alle Muskelverspannungen
– Weichteilrheumatisches Schmerzsyndrom
– Nervenreizsyndrome am Rücken
– reflektorische Verspannungszustände beispielsweise bei Rheuma und Arthrosen
– Muskelrückbildung bei längerer Bettlägerigkeit
– psychovegetative Labilität
– Durchblutungsstörungen

*Vorgehen*
Zunächst wird durch Heißluft, Rotlicht, Fango, warme Güsse oder Infrarot die Durchblutung angeregt. Dann folgt über 20 bis 30 Minuten, 2- bis 3mal pro Woche eine Massage mit insgesamt mindestens 6 Behandlungen. Sinnvoll ist die Kombination mit Bewegungsübungen und Krankengymnastik.

Nicht angewendet werden sollte die Massage bei:
– akuten Entzündungen im Massagegebiet
– Venenentzündungen, akuten fieberhaften Infektionskrankheiten
– Osteoporose
– Morbus Sudeck
– Tumoren
– arterieller und venöser Verschlußkrankheit
– Frakturen, Quetschungen, Hämatomen

### BINDEGEWEBS-/REFLEXZONEN-/SEGMENTMASSAGE

Mechanisches Verfahren, bei dem durch manuelle Einwirkung auf die Unterhaut sowie Verschiebungen zwischen Unterhaut und oberflächlichen Körperfaszien reflektorisch funktionelle Störungen innerer Organe positiv (vegetativ umstimmend) beeinflußt werden. Neben der Lösung reflektorischer Verkrampfungen kommt es zu einer Durchblutungsförderung und zu einer Verbesserung der Sauerstoffutilisation. Als ergänzende Therapie sollte geprüft werden, wie gut der Patient auf die Bindegewebsmassagen anspricht. Die Fußreflexzonenmassage eignet sich hervorragend als Entspannungs- und Beruhigungsmassage bei vegetativer Dystonie.

Heilanzeigen für diese Massagen sind:
– Durchblutungsstörungen
– Asthma bronchiale

– Spasmen im Abdominalbereich
– vegetative Dystonie (insbesondere Fußreflexzonenmassage zur Steigerung des Wohlbefindens)

*Vorgehen*
Mit der Fingerkuppe wird im entsprechenden, zuvor mit den Fingerkuppen ertasteten Segment ein
Dehnungsreiz im subkutanen Bindegewebe ausgelöst. Die Behandlungsdauer beträgt maximal 10
bis 15 Minuten.

## FUSSREFLEXZONENMASSAGE

Massageform, die schon vor Jahrtausenden im Fernen Osten und im alten Ägypten angewendet wurde
und sich lediglich auf die Fußsohlen bezieht. Inzwischen gilt es als bewiesen, daß bestimmte Areale
der Fußsohlen mit bestimmten Körperbereichen
und Organen (siehe auch Reflexzonentherapie,
Seite 143, und Neuraltherapie, Seite 164) in enger
Verbindung stehen. Die Fußsohlen bilden quasi
eine Art Landkarte des Körpers. Ist beispielsweise
ein Organ oder ein Körperteil erkrankt oder
schlecht durchblutet, dann ist ein bestimmter genau definierter Punkt auf der Fußsohle besonders
druck- und schmerzempfindlich. Massiert man diese Stelle, so wird das zugehörige Organ oder die
entsprechende Körperregion verstärkt durchblutet
und damit ein Selbstheilungsprozeß eingeleitet
oder zumindest beschleunigt. Sinnvoll ist die
Fußreflexzonenmassage vor allem bei vegetativen
Störungen (auch Depressionen), Migräne, Schmerzen am Bewegungsapparat und bei funktionellen
Störungen innerer Organe.

## LYMPHDRAINAGE

Die Lymphdrainage ist eine sanfte Massageform,
die den Abfluß gestauter Lymphflüssigkeit über das
Lymph- und Venensystem beschleunigen soll. Sie
steigert die Transportkapazität der Lymphgefäße
und beschleunigt so die Ausscheidung von Stoff-
wechselabfällen. Außerdem wirkt sie beruhigend
und schmerzlindernd beispielsweise nach Operationen. Ödeme können gebessert und oftmals völlig »ausgestrichen« werden. Die Lymphdrainage ist
eine viel zu häufig vergessene Form der Massage,
die eigentlich nach jeder Operation, besonders nach
Brustoperationen, durchgeführt werden sollte.

Heilanzeigen für die Lymphdrainage:
– Alle Krankheiten, die mit Ödemen einhergehen
– Wundheilungsbeschleunigung nach Operationen
  (besonders nach Brustoperationen)
– Knochenbrüche und Blutergüsse

*Anwendung:*
Die gestaute Flüssigkeit wird mit sanften, kreisenden Pumpbewegungen in die Richtung des Lymph-
abflusses massiert.
Die Hauptgriffe werden mit Daumen und vier Fin-
gern ausgeführt, wobei die Bewegungen mit sehr wenig, jedoch an Intensität zu- und wieder abnehmendem Druck sanft aus dem Handgelenk kommen.

Die Lymphdrainage sollte nicht angewendet wer-
den bei:
– Krebserkrankungen mit Verdacht auf Metastasen
– akuten Entzündungen
– AVK
– Thrombosen

## PERIOSTMASSAGE NACH VOGLER

Durch punktförmige Massage schmerzhafter Knochenhautpunkte kommt es zu einer Entspannung und Schmerzfreiheit zugeordneter innerer Organe (siehe auch Segmenttherapie, Seite 164). Dabei übt im schmerzfreien Intervall der behandelnde Finger einen intermittierenden schmerzhaften Druck auf das Periost aus. Dauer etwa 3 Minuten.

Heilanzeigen:
– Harnsteinkoliken
– Magen-Darm-Spasmen
– Angina pectoris
– Schmerzzustände an Muskeln und Gelenken

Nicht anwenden bei:
– Hauterkrankungen im betroffenem Gebiet
– akuten Infektionskrankheiten
– Tumorerkrankungen

## UNTERWASSERDRUCKSTRAHLMASSAGE

Kombination von Wassertemperatur und Wasserdruck auf Muskeln, Venen, venöses und lymphatisches System. Wirkt muskelentspannend, durchblutungsfördernd und stoffwechselanregend.

Heilanzeigen:
– primäre Muskelerkrankungen und Myogelosen
– Bindegewebs- und Narbenkontrakturen

Nicht anwenden bei:
– akuten fieberhaften Infekten
– Varikosis

– Hyper- und Hypotonie
– Herzinsuffizienz
– entzündlichen Hauterkrankungen
– schwerer Osteoporose
– Blutungsneigung

## KOLONMASSAGE

Manuelle Beeinflussung der Darm- und Verdauungstätigkeit durch gezielte Reizgriffe und Friktionen im Verlauf des Dickdarms. Sehr gute Anwendbarkeit bei chronischer Obstipation, indem man den Darm in Flußrichtung ausstreicht.

## TIBETISCHE KLANGSCHALENMASSAGE

Asiatische Entspannungstechnik, bei der tibetische Klangschalen aus Messing auf die Chakren gestellt und dann mit einem Filzschläger angeschlagen werden. Es kommt zu einer Schwingungsausbreitung über die Chakren auf den ganzen Körper mit sehr guten harmonisierenden und sedierenden Effekten. Sehr zu empfehlen bei Erschöpfungssyndrom und psychovegetativer Labilität mit Depressionen (siehe auch Chakrentherapie, Seite 197)

## TUI-NA

Hierbei handelt es sich um eine chinesische Massagetechnik, die sich an den Meridianen und Akupunkturpunkten orientiert. Sie umfaßt etwa 35 verschiedene Grifftechniken mit dem vorrangigen Ziel, versteifte Gelenke und verspannte Muskeln zu lockern, die Blutzirkulation anzuregen und Schmerzen zu beseitigen. Darüber hinaus können durch gezielte Drucktechniken entlang der Meridiane und an den Akupunkturpunkten (auch mit Hilfe von Holzstäbchen oder Steinen) Körperpartien erwärmt werden, um so über Reflexbahnen Einfluß auf innere Organe zu nehmen. Aus dieser Form der traditionellen chinesischen Medizin ging später die Akupunktur hervor.

In der traditionellen chinesischen Medizin wird diese Massage von speziell über viele Jahre ausgebildeten Therapeuten bei fast allen Erkrankungen als Basistherapie durchgeführt. Hier im Westen ist die Anwendung bisher auf Verspannungszustände beschränkt.

## SHIATSU

Es handelt sich bei Shiatsu um eine in Japan entwickelte Massagetechnik, die ursprünglich aus der chinesischen Massage hervorgegangen ist. Durch Druck und Reibung auf bestimmten Hautbereichen werden Akupunkturpunkte gereizt, um so den Fluß der durch die Meridiane verlaufenden Lebensenergie anzuregen. Der durch unmäßigen Lebensstil, emotionalen Streß oder Erschöpfung ins Stocken gebrachte Energiefluß wird wieder entstaut, Blockaden werden aufgelöst und der Energie wieder ein ruhiges Fließen ermöglicht.

Die einzelnen Punkte und Meridiane werden durch kreisende Bewegungen unter leichtem Druck für jeweils 10 bis 20 Sekunden angeregt, um die gewünschten Organreaktionen zu erzielen. Shiatsu lindert Schmerzen, entspannt Muskeln, lockert Gelenke, erhöht die körpereigenen Abwehrkräfte, wirkt beruhigend und entspannend bei Schlafstörungen, Nervosität und Ängsten und ist grundsätzlich sehr zu empfehlen.

**11. Bewegungstherapie**

Die natürliche und ausreichende Bewegung ist eine der grundlegenden Voraussetzungen für die menschliche Gesundheit. Ein Großteil der sogenannten Zivilisationskrankheiten ist auf einen Mangel an Bewegung und Sport zurückzuführen. Die vorbeugende Wirkung wohldosierten Ausdauer- und Krafttrainings ist heute unbestritten.

Nur zögerlich setzt sich jedoch in schulmedizinischen Kreisen die Erkenntnis durch, daß die Bewegungstherapie auch Bestandteil vieler ganzheitlicher Behandlungsformen sein muß, um gestörte Funktionen beispielsweise am Bewegungsapparat oder am Herz-Kreislauf-System wiederherzustellen oder zu fördern. Wurde früher noch konsequent strenge Bettruhe nach Herzinfarkt, Schlaganfall oder chirurgischen Eingriffen verordnet, so sind heute gezielte Trainings- und Gymnastikprogramme unter fachmännischer Anleitung fester Bestandteil der Behandlung.

Ziele der Bewegungstherapie sind:
– Lockerung, Dehnung und Kräftigung des Bewegungsapparats
– Aufbau von Körperbewußtsein und körperlicher Leistungsfähigkeit
– Durchblutungsverbesserung, Entstauung, Lymphabflußverbesserung, Tonusverbesserung
– psychische Stabilisierung, Streßabbau
– Schonung des Bewegungsapparats durch harmonische Übungen
– Training des Herz-Kreislauf-Systems, Vermeidung von Thrombosen und Embolien
– Immunstärkung

– Spannungs- und Angstlösung, euphorisierende Wirkung

Heilanzeigen:
– Trainingsmangel mit Herz-Kreislauf-Schwäche
– Streß, Unruhe, Nervosität, Angst, Depressionen
– Blutdruckstörungen
– Übergewicht, hoher Cholesterinspiegel, Diabetes
– Durchblutungsstörungen
– chronische Schmerzzustände
– degenerative Erkrankungen aufgrund von Immobilisation

Nicht anwenden bei:
– dekompensierten Organerkrankungen
– akuten Infektionskrankheiten
– Thrombosen
– Herzrhythmusstörungen

*Ausdauertraining*
Rasches Gehen, Laufen, Radfahren, Schwimmen, Rudern, Skilanglauf oder Tanzen sind Sportarten, die jedermann täglich durchführen kann. Ein Ausdauertrainingseffekt tritt ein, wenn täglich einmal eine Pulsfrequenz von 170 minus Lebensalter für die Dauer von 10 Minuten erreicht wird.
Dabei sollte nur das getan werden, was Freude und Spaß bereitet. Ebenso wie Entspannungsübungen täglich durchgeführt werden sollten, so sollte auch eine der obengenannten Sportarten regelmäßig angewendet werden, um Körperbewußtsein und Leistungsfähigkeit aufzubauen.

*Krafttraining*
Zur Verbesserung gezielter körperlicher Bewegungsabläufe kann ein sorgfältig individuell ausge-

arbeitetes Trainingsprogramm sinnvoll sein. Insbesondere in der Rehabilitation nach Immobilisation (beispielsweise nach Knochenbrüchen in Gips) oder Bettlägerigkeit ist ein gezieltes Training notwendig, um die ursprünglichen Kraftverhältnisse wiederherzustellen. Bei Wirbelsäulenverkrümmungen oder häufig wiederkehrenden fehlhaltungsbedingten Rückenschmerzen ist Krafttraining sinnvoll, da eine gestärkte Rückenmuskulatur erheblich zur Entlastung der Wirbelsäule beiträgt.

Beim Krafttraining ist auf Komplikationen zu achten, die durch zu starkes Pressen den Kreislauf erheblich belasten und den Blutdruck erheblich zum steigen bringen.

## HIPPOTHERAPIE ALS HEILSPORT

Die Hippotherapie, oder auch therapeutisches Reiten genannt, ist ein sogenannter Heilsport. Hier werden sportliche Prinzipien eingesetzt, um gezielt krankhafte Funktionszustände zu beseitigen.

Beim therapeutischen Reiten wird das Pferd als Vermittler von Bewegungsimpulsen eingesetzt, was zu einer Lockerung, Kräftigung und Korrektur des Bewegungsapparates führt. Durch die dauernde Anpassung der Muskulatur und ihrer Steuerungssysteme an die Bewegung des Pferderückens kommt es zu einer schonenden Kreislaufstabilisierung und zur Harmonisierung und Lösung von körperlichen und seelischen Verspannungen. Besonders die Rhythmisierung der Bewegung und der Balance führt zu einer besonderen Form der Losgelassenheit mit erstaunlich positiven Wirkungen auf Lebenskraft und Lebensfreude. Die Hippotherapie ist eine hervorragende Therapie mit sehr guten

Aussichten auf Besserung der Beschwerden. Voraussetzungen sind jedoch ein spezieller Physiotherapeut, ein gut ausgebildetes Therapiepferd und ein Therapiehelfer mit besonderer Ausbildung.

Heilanzeigen bei der Reittherapie sind:
– degenerative Wirbelsäulenschäden
– Erkrankungen des zentralen Nervensystems, multiple Sklerose
– vegetative Labilität, Depressionen, Ängste, Verhaltensstörungen
– Querschnittslähmungen, Zerebralparesen, Skoliose, Lähmungen

Die Hippotherapie sollte nicht angewendet werden bei:
– entzündlichen und zerstörenden Prozessen in der Wirbelsäule
– Anfallsleiden
– akuten entzündlichen Schmerzzuständen
– Bechterev-Krankheit
– nach Bandscheibenoperation (bis 6 Monate)

## KRANKENGYMNASTIK

Unter Krankengymnastik versteht man gezielte Übungsbehandlungen zur Erhaltung, Wiederherstellung und Verbesserung der Beweglichkeit des aktiven und passiven Bewegungsapparates.

Die Krankengymnastik läßt sich in unterschiedliche Gruppen einteilen, etwa die passive Krankengymnastik, die Lagern, Bewegen, manuelle Mobilisation und Traktionen umfaßt. Daneben gibt es auch die aktive Krankengymnastik, bei der dynamische isometrische Techniken, Schulungen (Gehschule, Rückenschule), neurophysiologische Bewegungstechniken, Rollstuhltraining und Extensionstechniken zur Anwendung kommen. Und es gibt spezielle Techniken in der Krankengymnastik wie die Atemgymnastik, die manuelle Therapie nach Zyriak oder Bobath, die Geburtsvorbereitung, die Skoliosebehandlung und viele andere.

Sämtliche Methoden der Krankengymnastik und der sportlichen Betätigung sind heutzutage ein absolutes »Muß« bei allen Formen von Erkrankungen am Bewegungsapparat und zur Gesundheitserhaltung. Es lohnt sich, nach besonders gut geschulten Krankengymnasten wegen ihrer speziellen Kenntnisse zu suchen.

**12. Ernährungstherapie**

»Der Weg zur Gesundheit führt nicht durch die Apotheke, sondern durch die Küche.«
*Sebastian Kneipp*

Die Ordnung der Ernährung ist die unverzichtbare Grundlage für Wohlbefinden und Gesundheit, für Widerstandskraft und Leistungsfähigkeit (»Der Mensch ist, was er ißt«). Kein Umweltfaktor wirkt so direkt und so intensiv auf die Zellfunktionen des Körpers ein wie die Nahrung. Unmäßigkeit und Mangel an Selbstdisziplin, aber auch schlichte Unwissenheit über das, was der Körper wirklich an Nahrung für ein optimales Funktionieren benötigt, sind das Grundübel aller Zivilisationskrankheiten. Schon Galenus bemerkte vor 2000 Jahren, daß der »Fraß« mehr Menschen töte als das Schwert.

Neben der Zusammensetzung der Nahrung spielt auch die Art der Ernährung eine ganz wesentliche Rolle. Folgende grundsätzliche Faktoren sollten beachtet werden, die für jeden, der Gewichtsprobleme hat, ein absolutes »Muß« sind:

1. Nahrungsmittel sind nicht das gleiche wie Lebensmittel. Von Nahrungsmitteln kann man zwar satt werden, nicht immer aber unbesehen gesund leben! Nahrungsmittel sind nur dann Lebensmittel, wenn diese die zum Leben nötigen Vitalstoffe, Vitamine, Mineralien, Proteine, Kohlenhydrate usw. enthalten. Sie sollten möglichst keine Schadstoffe, wie beispielsweise chemische Konservierungsstoffe, Farbstoffe oder künstliche Geschmackszutaten, enthalten. Sie sollten nicht künstlich hergestellt oder industriell denaturiert worden sein, indem ihnen beispielsweise die Schale (wie bei Reis) oder der Kern (wie bei Getreide) entfernt wurde. Vitalstoffe und Vitamine sollten nicht durch Erhitzen, Konservieren, Bleichen, »Veredeln« und sonstige chemische Aufbereitungsprozesse zerstört worden sein.

2. Es sollte zwar regelmäßig gegessen, jedoch zu den entsprechenden Zeiten lediglich so viel verzehrt werden, daß der echte Hunger gestillt ist. Über den Hunger hinaus sollte auf keinen Fall gegessen werden! Der Mensch ißt in der Regel dreimal soviel, wie der Körper tatsächlich braucht. Die übrigen zwei Drittel der aufgenommenen Nahrung belasten den Körper unnötig. Ein einfaches Mittel, nicht über den Hunger hinaus zu essen, besteht darin, daß man die Speisen so lange wie möglich kaut. Je länger man eine Speise kaut und einspeichelt, desto schneller stellt sich ein Sättigungsgefühl ein und desto besser funktioniert die Verdauung.

3. Man sollte nie mit Unlust oder unkonzentriert essen, ohne dabei die Speisen auch wirklich – und mit Dankbarkeit! – zu genießen gemäß dem Satz »Wer nicht genießt, wird ungenießbar«. Einen Kranken zur Nahrungsaufnahme zu zwingen, ist lediglich in Ausnahmefällen angebracht, da jedes zwanghafte Essen den ohnehin schon geschwächten Körper nur unnötig belastet.

4. Man sollte nie unter Zeitdruck, in Hektik oder Streß essen, da unter diesen Umständen Verdauung und Ausscheidung stark beeinträchtigt werden. Der Mensch nimmt nicht die Nahrung

auf, die er ißt, sondern nur die, die er verdaut. Unverdautes, also überflüssig Gegessenes belastet unnötig und vergiftet zudem den Körper.

5. Da der Mensch zu 60 bis 80 Prozent aus Flüssigkeit besteht, ist die ausreichende und regelmäßige Zufuhr von Flüssigkeit – ganz besonders bei älteren Menschen – zumindest genauso wichtig wie die Aufnahme fester Nahrung. Im Durchschnitt sollten wenigstens zwei bis drei Liter pro Tag getrunken werden. Dies geschieht am besten zwischen den Mahlzeiten, um so Speichel und Verdauungssäure nicht zu verdünnen.

6. Von nicht zu unterschätzender Bedeutung ist die Auswahl des richtigen Essens zur richtigen Zeit. Das Essen sollte dabei dem Tagesablauf angepaßt werden, um so das Leistungsvermögen des Körpers zu verbessern und ihm gleichzeitig zu ermöglichen, giftige Abfallprodukte auszuscheiden. Die gleichbleibende Regelmäßigkeit ist von großer Bedeutung. Während des aktiven Tagesabschnitts sollte die Leistungsfähigkeit nicht durch verdauungsbedingten Energieverlust gemindert werden. Das würde bedeuten, morgens ein einfaches und leichtes Frühstück mit frischen Früchten und Fruchtsäften, Vollkornbrot oder Müsli zuzubereiten. Im Laufe des Tages folgen Gemüse und Salat mit kleinen Käse- und Fischbeilagen, und erst am frühen Abend werden ausgiebigere Mahlzeiten verzehrt. Anschließend sollte – insbesondere wenn zusätzlich ballaststoffreiche Nahrung konsumiert wird – auf jeden Fall ausreichend Zeit zu einem Verdauungsspaziergang bestehen. Bis zum Schlafengehen können mindestens noch drei Stunden vergehen.

**Auf der nächsten Seite finden Sie eine kurze und vereinfacht formulierte Zusammenfassung der wichtigsten Ernährungsempfehlungen mit einer Ernährungspyramide als Wegweiser zur Gesundheit.**
**Beachten Sie auch im Anschluß daran die spezielle Lebensmittelauswahl für eine fettreduzierte Ernährung.**

# DIE ERNÄHRUNGSPYRAMIDE
## von Dr. med. Ingfried Hobert

## Gesund ernähren – Risiko senken:

Eine gesunde Ernährung ist Ihr ganz persönlicher Beitrag, die Risikofaktoren zu senken. Und weil Essen natürlich auch ein Genuß sein soll, brauchen Sie auf Leckereien nicht zu verzichten. Wichtig ist allerdings zu wissen, in welcher Menge Sie was essen dürfen. Nutzen Sie die Pyramide als Wegweiser für Ihre Gesundheit!

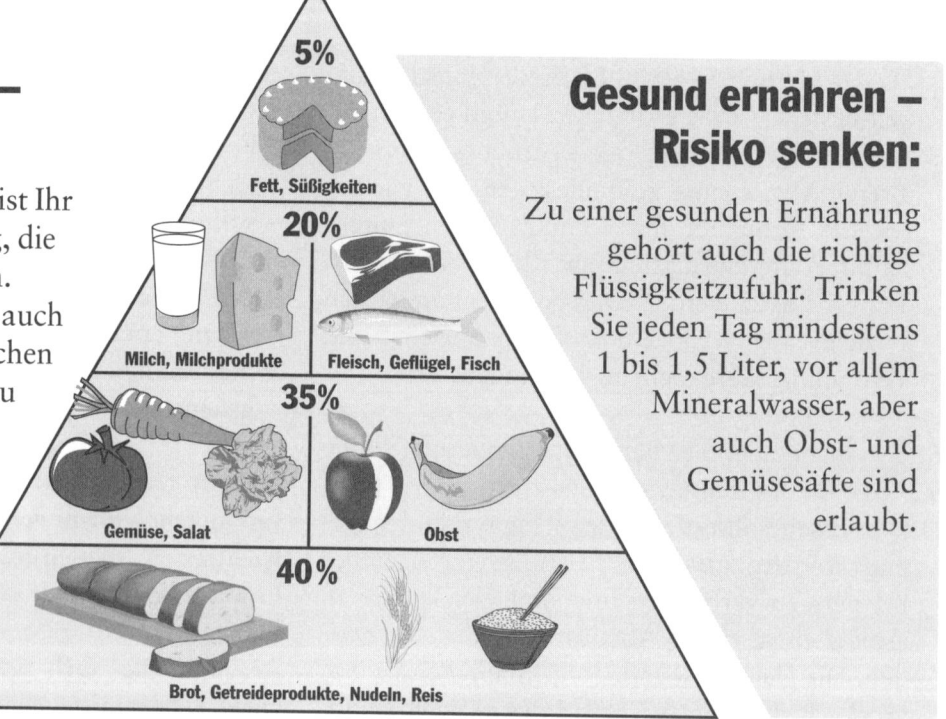

5%
Fett, Süßigkeiten

20%
Milch, Milchprodukte • Fleisch, Geflügel, Fisch

35%
Gemüse, Salat • Obst

40%
Brot, Getreideprodukte, Nudeln, Reis

## Gesund ernähren – Risiko senken:

Zu einer gesunden Ernährung gehört auch die richtige Flüssigkeitzufuhr. Trinken Sie jeden Tag mindestens 1 bis 1,5 Liter, vor allem Mineralwasser, aber auch Obst- und Gemüsesäfte sind erlaubt.

### Zum Sattessen:

Bei den wichtigsten Bausteinen für eine gesunde Ernährung können Sie ruhig zugreifen: Getreideprodukte wie Brot, Nudeln, Reis und andere Getreiderzeugnisse sollten mit einem Anteil von etwa 40% auf Ihrem Speiseplan stehen.

**40%**

### Zum Genießen:

Verzichten brauchen Sie auf tierische Erzeugnisse nicht – allerdings sollten Sie Nahrungmittel wie Milch- und Milchprodukte, Käse, Fleisch, Wurst und Fisch auf etwa ein Fünftel des Speiseplans reduzieren. Bevorzugen Sie vor allem magere und fettarme Sorten.

**20%**

### Nach Belieben:

Wichtig für unsere Gesundheit ist auch alles, was über und unter der Erde sonst noch wächst: Kartoffeln, frisches Obst, Salate und Gemüse sollten gut ein Drittel der täglichen Nahrung ausmachen, wobei ein leichter Schwerpunkt bei Gemüse liegen sollte.

**35%**

### Daran Sparen:

Süßigkeiten sollten Sie nur gelgentlich essen. Verwenden Sie auch Fette und Öle sparsam. Diese Produkte sollten einen Anteil von nicht mehr als 5% Ihrer Ernährung ausmachen.

**5%**

# Die richtige Lebensmittelauswahl für eine fettsenkende Ernährung

| Lebensmittelgruppen | ungeeignete Lebensmittel (fett- und cholesterinreich) | geeignete Lebensmittel (fett- und cholesterinarm) |
|---|---|---|
| Fleisch- und Wurstwaren | fettes Fleisch, Speck, Innereien, Hirn, alle Wurstsorten mit einem Fettgehalt über 20% | mageres Fleisch, Wildfeisch, Wurstsorten mit einem Fettgehalt unter 20% |
| Geflügel | Ente, Gans | alle übrigen |
| Fisch | Aal, Tintenfisch, Schalen- und Krustentiere, panierter Fisch | alle übrigen wie Heilbutt, Kabeljau, Seelachs, Forelle, Hering, Makarele |
| Fette, Speiseöle Mayonnaise | Butter, Schmalz, Mayonnaise Kokosfett, Palmöl | Planzenöle, hochwertige Pflanzenmargarine (über 50% ungesättigte Fette), Spezialmayonnaise |
| Ei | Eidotter und damit hergestellte Speisen | Eiklar |
| Milch, Milchprodukte | Vollmilch und -produkte, Sahne, saure Sahne, Crème fraîche, Käse mit mehr als 30% Fett | fettarme Milch und -produkte (1,5%), Magerquark, Hüttenkäse, Käse mit weniger als 30% Fett |
| Kartoffeln | Kartoffelgerichte mit zusätzlicher Fettzufuhr wie Bratkartoffeln, Pommes frites, Chips | alle übrigen Kartoffelgerichte |
| Reis und Teigwaren | Eierteigwaren | alle Sorten (am besten parboiled und Vollkornreis), eifreie Teigwaren |
| Gemüse und Obst | Avocado | alle Sorten |
| Brot und Gebäck | alle handelsüblichen Back- und Konditoreiwaren außer Brot und Brötchen | Vollkornbrot, Gebäck, das ohne Eigelb und mit fettarmer Milch zubereitet wurde, Gebäck aus Hefeteig |
| Süßwaren | Schokolade, Pralinen, Marzipan Nougat, Milch- und Sahnekaramellen | auch fettarme Sorten nur in geringen Mengen, Frucht- und Wassereis |
| Nüsse | Kokosnuß | alle übrigen in Maßen |
| Getränke | Vollmilch, Eiskaffee Kaffeesahne | Magermilch, Obst- und Gemüsesäfte, Kaffee, Tee, Mineralwasser, Kaffeeweißer aus pflanzlichem Fett |

## INTENSIVDIÄTETIK

Hierunter versteht man einen »therapeutischen Eingriff« in die Stoffwechsellage des Körpers, indem die Ernährung befristet und intensiver umgestellt wird. Im folgenden sind die wichtigsten und sinnvollsten Diätkuren kurz zusammengefaßt. Es wurde bewußt darauf verzichtet, andere gerade populäre Diätformen vorzustellen, da die hier aufgeführten vollkommen ausreichend sind.

## HEILFASTEN

Regelmäßiges Fasten als Form der Selbstreinigung und Entgiftung ist seit Jahrtausenden in fast allen Kulturen und Religionen gebräuchlich. Fasten bedeutet für die Seele Um- und Einkehr, ein Sichfinden und Selbsterkennen. Fasten führt zum Nachdenken, zum Umdenken und zur Neuordnung. Es wird als Weg betrachtet, Körper und Seele zu reinigen, um so Gott bzw. sich selbst näher zu kommen. Fasten bedeutet eine echte körperliche wie geistige Entgiftung und Entschlackung. So werden nicht nur körpereigene Gifte und Umweltgifte ausgeschieden, vielmehr führt auch die innere Entrümpelung zu einer Befreiung und zu einer Stärkung des Selbstwertgefühls.

Die eindrucksvollste Erfahrung, die jeder Erstfaster macht, ist die Tatsache, daß bereits nach drei Tagen jegliches Hungergefühl verschwunden ist und sich zunehmend ein befreiendes Gefühl grenzenloser Leichtigkeit einstellt. Der Organismus stellt sich auf das Fasten ein, wenn dem Körper über mehrere Tage nicht mehr als etwa 500 Kalorien zugeführt werden. Dabei kann variiert werden zwischen reinem Tee- bzw. Wasserfasten oder der zusätzlichen Gabe von Säften, Gemüsebrühen oder Molke.

Ziel des Fastens ist es, die in Darm und Bindegewebe abgelagerten Schlacken und Schadstoffe auszuscheiden und eine Umstimmung des Stoffwechselgeschehens einzuleiten.

Bereits nach wenigen Tagen wird der Energiebedarf des Körpers fast nur noch durch den Abbau der körpereigenen Fettreserven gedeckt, so daß mit einem Gewichtsverlust von bis zu 400 Gramm täglich gerechnet werden kann. Neben der Entgiftung kommt es so zu einer deutlichen Entlastung der Wirbelsäule und der tragenden Gelenke. Darüber hinaus werden Fett- und Blutzuckerwerte deutlich reduziert. Auch Leberwerte lassen sich durch Heilfasten meßbar verbessern. Heilfasten ist grundsätzlich als Vorbeugemaßnahme, aber auch als Therapie bei sehr vielen Erkrankungen sinnvoll, besonders bei Hautkrankheiten, Rheuma sowie bei Erkrankungen des Verdauungstraktes.

*Die richtige Anwendung von Heilfasten*
Zunächst beginnt man mit 2 bis 3 Übergangstagen, an denen schonende, kalorienreduzierte Kost verspeist wird. Parallel dazu wird Bitter- oder Glaubersalz (siehe Ausleitung, Seite 169) eingenommen. Anschließend folgt eine 2- bis 3wöchige Fastenperiode, in der 3 bis 4 Liter Flüssigkeit in Form von Mineralwasser, Kräutertees, Säften, Molke oder Gemüsebrühen zu sich genommen wird. Dieser Zeit sollte eine mindestens 1- bis 2wöchige Aufbaukur folgen. Dabei wird zunächst vorwiegend Rohkost, später in langsam steigender Menge Vollwertkost gegessen. Ziel ist, durch die Aufbaukur zu einer grundsätzlichen neuen Form der vollwertigen Ernährung zu finden.

Diese »harte« Diät vermittelt schon nach weniger als einer Woche ein ganz neues Lebensgefühl von Freiheit. Sinnvoll ist auch das inzwischen weitverbreitete Fastenwandern, das sich bei Patienten mit Medikamentenmißbrauch bewährt hat.

## SCHROTHKUR

Bei der Schrothkur werden über 2 bis 4 Wochen etwa 100 Gramm Kohlenhydrate, 7 Gramm Eiweiß und 1 Gramm Fett täglich gegessen. Dazu kommen jeden 2. Tag 0,5 Liter Weißwein. Begleitend findet eine Entschlackung und Entgiftung in Form von Schwitzpackungen statt. Diese werden als kalte Leinentücher morgens zwischen 5 und 9 Uhr als Dreiviertel- oder Ganzpackungen über 2 bis 3 Stunden gegeben. Eine Schrothkur ist nur sinnvoll in einer entsprechenden Kureinrichtung. Kritisch zu beurteilen ist die relativ hohe Alkoholmenge.

## MOLKEKUR

Täglich werden 1 bis 1,5 Liter Kurmolke oder Molkepulver verdünnt mit Wasser verteilt als 6 bis 8 Einzelportionen in kleinen Schlucken getrunken. Dazu werden 2 bis 3 Liter Mineralwasser oder Kräutertees oder basische ungesalzene Gemüsebrühe getrunken. Ergänzend können auch Frischpflanzensäfte von Brennessel, Löwenzahn oder Artischocke zur Blutreinigung und Entgiftung getrunken werden. Die Molkekur ist die beste Diätkur zur gezielten Gewichtsabnahme, bei ihr werden etwa 400 bis 500 Gramm Gewicht pro Tag reduziert.

## MAYR-KUR

Die Mayr-Kur ist auf dem Prinzip aufgebaut, daß insbesondere der Darm zunächst gereinigt werden muß, damit er seiner Ausleitungs-, Entschlackungs- und Resorptionsfunktion wieder gut nachkommen kann. Der Darm als »Wurzel der Pflanze Mensch« befindet sich in einem chronisch leicht entzündeten Zustand, da er Säuren, Alkohol und Eiweißabbauprodukte aufnehmen muß. Dieser Vorgang reduziert die Verdauungsleistung des Körpers erheblich.

Durch die Beschaffenheit der Haut – sie ist beispielsweise teigig oder trocken – läßt sich feststellen, in welchem Stadium der »Selbstvergiftung« durch den Darm sich der Patient befindet. Abhilfe schafft dann die sogenannte Milch-Semmel-Diät, bei der kleine Stückchen altgebackener Semmeln zusammen mit löffelweise Milch gegessen und dabei über viele Minuten lang gekaut werden. Dabei gibt es nur morgens und abends je 1 Semmel mit etwas Milch, dazu 3 bis 5 Liter Wasser und Kräutertee.

Ziel ist die Ausleitung von Körpergiften im Zusammenhang mit einem intensiven Kautraining, das zu einer langfristigen Verbesserung der Eßgewohnheiten führen soll. Es soll einerseits gelernt werden, langsam zu kauen und zu genießen und Essen wieder als bewußten Vorgang ohne Hast und Stereotypie zu erleben, um so auch im weiteren Sinn zu einem aufmerksameren intensiveren Lebensstil zu finden.

Eine Mayr-Kur im klassischen Sinn dauert in der Regel 3 bis 5 Wochen und wird begleitet von Kneipp-Anwendungen, Bewegungstherapien und ordnungstherapeutischen Vorträgen zur gesunden Lebensführung. Für hektische Menschen ist die

Mayr-Kur als Diät und als ordnungstherapeutische Maßnahme sehr zu empfehlen.

## SAFTFASTEN

Das Saftfasten ist eine Form des Heilfastens, bei der dem Körper lediglich 1 bis 1,5 Liter Gemüse- und Obstsäfte zugeführt werden.
Der Körper erhält nur geringste Mengen an Eiweiß (etwa 2 Gramm pro Tag) und Kohlenhydrate (6 bis 10 Gramm pro 100 Milliliter bei Obst und 2 bis 8 Gramm bei Gemüsesäften). Ideal ist ein Tag zur Gewichts- und Stoffwechselentlastung alle 10 bis 14 Tage.

## ROHKOSTKUR NACH BIRCHER-BENNER

Der Schweizer Arzt Bircher-Benner (1867–1939) kam durch langjährige Beobachtung zu der Überzeugung, daß frische Nahrung pflanzlicher Herkunft (Rohkost) noch hohe Mengen chemisch gebundener Sonnenenergie enthält und daß diese Form der Nahrungsenergie für den Organismus hohen Heilwert besitzt. Er vertrat die Überzeugung, daß die tägliche Nahrungszufuhr nur den gerade benötigten Bedarf decken soll, daß die eingenommene Nahrungsmenge dafür jedoch qualitativ optimal – also absolut frisch vom Feld, naturbelassen und ungekocht – auf die energetischen Bedürfnisse des Körpers abgestimmt sein muß. Die vorwiegend vegetabile Rohkostform wendet sich dementsprechend gegen jeglichen Fleischverzehr sowie gegen denaturierte Nahrungsmittel, insbesondere Weißmehl. Der Anteil ungekochter

Nahrung sollte mindestens 50 Prozent betragen. Heute entsprechen Birchner-Benners Diätempfehlungen einem modernen Konzept vollwertorientierter Ernährung. Das nach ihm benannte Müsli umfaßt demzufolge die wichtigsten Grundelemente einer Vollwertmahlzeit: wie frische Milch, Vollkornhaferflocken, Äpfel, Zitronensaft, Beeren, Trauben, Nüsse und Honig. Die Bircher-Benner-Diät ist sehr empfehlenswert als Grundlage des eigenen täglichen Speiseplans.

## HAYSCHE TRENNKOST

Der amerikanische Arzt Howard Hay entwickelte Ende des 19. Jahrhunderts die Theorie, daß Eiweiß und Kohlenhydrate nicht zusammen verspeist werden dürfen, da bei einer Kombination beider die Kohlenhydrate nicht verdaut werden können und dadurch im Darm zu gären beginnen. Diese Gärungsvorgänge sollen, so Hay, eine bedeutende Krankheitsursache darstellen. Das Trennen von eiweißreicher und kohlenhydratreicher Kost soll nicht nur den Verdauungsvorgang regulieren, beschleunigen und gesund erhalten, sondern auch eine Vielzahl von Krankheiten heilen können. Die Haysche Trennkost ist im Alltag nur schwer praktikabel und umständlich. Die tatsächliche Auswirkung dieser Theorie ist noch nicht ausreichend geklärt

## MAKROBIOTIK

Hinter der Makrobiotik (makros bedeutet groß, bios bedeutet Leben) verbirgt sich die Weltanschauung fernöstlicher Philosophie. Eckpfeiler sind die Begriffe Yin und Yang aus der traditionellen chinesischen Medizin. Danach werden alle Lebensmittel nach ihrem Yin- und Yanggehalt eingeteilt und die Speisen derart zusammengestellt, das diese beiden Kräfte in einem ausgewogenen Verhältnis von 5 zu 1 stehen.

Der Yin-Charaktcristik entsprechen beispielsweise abkühlen, verdünnen, Kalium, Zucker, Früchte, feines Zerteilen, Säure. Der Yang-Charakteristik entsprechen beispielsweise aufwärmen, Natrium, Salz, Getreide, Alkalität. Nach dieser Lehre führt eine Stufenfolge von −3 bis +7 über 10 Etappen zur gesunden Ernährung. Die niedrigen Stufen mit Fleisch und Obst sollen nicht angewandt werden, wer die höchste Stufe erklimmen möchte, muß sich ausschließlich von Getreide ernähren. Flüssigkeit darf nur in sehr geringem Umfang getrunken werden. Die Makrobiotik ist durch fehlendes Eiweiß und zu geringe Flüssigkeitsmenge eine sehr riskante Mangelkost. Sie kann für Säuglinge und Kleinkinder lebensgefährlich sein.

## ERNÄHRUNG NACH BRUKER

Der Internist Max Otto Bruker (geb. 1909) ist strikter Vertreter einer frischen, natürlichen, nicht künstlich denaturierten und vollwertorientierten Kostform, die reich an Ballaststoffen, dafür aber arm an niedermolekularen Kohlenhydraten ist. Für Bruker sind vor allem der Industriezucker und das raffinierte Weißmehl die Ursachen allen Übels. Besonders diese Lebensmittel gilt es zu meiden. Diese wichtigsten Ansätze von Bruker sollten grundsätzlich den täglichen Ernährungsplan mitbestimmen.

## NULLDIÄT

Null Diät bedeutet totalen Verzicht auf jegliche Kalorienzufuhr und feste Nahrung. So wird ausschließlich kalorienfreie Flüssigkeit unter Zugabe von Mineralien und Vitaminen getrunken. Bei dieser Diät ist auf ausreichende Flüssigkeitszufuhr von mindestens 3 bis 4 Litern zu achten. Da dabei Kreislaufstörungen, Gichtanfälle und Gallen- wie Nierensteinkoliken ausgelöst werden können, ist die Diät ausschließlich unter strenger ärztlicher Aufsicht anzuwenden.

Nicht angezeigt ist die Null Diät bei Herzrhythmusstörungen, Diabetes, Nieren- und Gallenleiden. Sie bringt gegenüber dem Heilfasten bei gleichzeitig hohen gesundheitlichen Risiko keinen Gewinn.

## APFELDIÄT

Abgesehen davon, daß einmal pro Woche durchaus ein Apfeltag eingelegt werden könnte, eignet sich die Apfeldiät jedoch auch für eine mehrtägige Diätkur. Bei Hunger sollten demnach pro Tag bis zu 6 Äpfel verzehrt werden. Darüber hinaus sind nur hohe Trinkmengen erlaubt. 100 Gramm Äpfel enthalten 13,5 Gramm Kohlenhydrate, 0,2 Gramm Eiweiß und 0,6 Gramm Fett. Die Apfeldiät ist sehr empfehlenswert.

# Spezielle Heilverfahren

 ## 13. Regenerationstherapien

## PROCAINKUR NACH ASLAN

Die Wirkung von Procain bei Durchblutungs-störungen und bei der allgemeinen Revitalisierung im Falle nachlassender körperlicher Leistungsfähigkeit wurde zuerst von der rumänischen Ärztin Aslan Ende der fünfziger Jahre beschrieben und damals übertrieben als »Wundermittel gegen das Altern« oder gar als »Verjüngungsserum« gefeiert. Selbst W. Hunecke, dem Vater der Neuraltherapie, fiel eine »verjüngende Wirkung« auf.

*Ziel der Procainkur*
Procain ist ein Wirkstoff, der die Enzymaktivität in Hirn- und Muskelzellen erhöht und damit auch zu einem Anstieg der Proteinbiosynthese führt. Stoff-wechselstörungen, die auf längere Sicht die Lei-stungsfähigkeit des Körpers senken und die Le-bensdauer von Zellen im Organismus reduzieren, können durch Procain ausgeglichen werden.
Durch eine generalisierte Durchblutungsförderung aller Organe, insbesondere des Gehirns, kann be-sonders beim älteren Menschen neben einer Er-höhung der Konzentrationsfähigkeit auch eine Stärkung der geistigen und körperlichen Leistungs-fähigkeit und eine Erhöhung des Wohlbefindens und der Lebensqualität erreicht werden. Die Pro-cainkur ist eine klassische Regenerationskur, eine der tragenden Säulen der »Wiedemann-Kur«.

*Anwendung*
Im Rahmen einer Regenerationstherapie werden über einen Zeitraum von 4 Wochen insgesamt 12 Injektionen mit 2prozentigem Procain (5 Milli-liter) durchgeführt (3mal pro Woche)

*Heilanzeigen*
– Regenerationstherapie
– körperliche und geistige Leistungsschwäche
– Nachbehandlung von Schlaganfall
– Arteriosklerose
Es sind keine Nebenwirkungen bekannt.

## THYMUSKUR

Die Thymusdrüse (Bries) liegt hinter dem Brustbein und entfaltet ihre Hauptaktivität während der Wachstumsphase bei Kindern und Jugendlichen. Nach der Pubertät erfolgt ein langsamer Rückbil-dungsprozeß, bei dem das spezifische Drüsenge-webe durch unspezifisches Fett- und Bindegewebe ersetzt wird. Die Thymusdrüse hat eine Schlüssel-stellung sowohl im Immunsystem als auch bei der Immunabwehr des Organismus und wird daher auch als Gehirn der Immunabwehr bezeichnet. Sie steuert über Produktion und Stimulation der soge-nannten T-Zellen, des Interleukin 2 und anderer wichtiger Immunfaktoren die immunologische Ab-wehr. In Experimenten konnten eine wachstums-fördernde Wirkung der Thymusdrüse auf Lymph-gewebe, eine Förderung der Regeneration des Knochenmarks, eine beschleunigte Wundheilung und eine Verbesserung der immunzellabhängigen Abwehrlage nachgewiesen werden. Desgleichen scheint ihre Aktivität Allergien und Autoimmunerkrankungen (Reaktionen gegen körpereigene Substanzen und Zellen, Bildung von Autoantikörper- und Entzündungsstoffen) günstig zu beeinflussen. Darüber hinaus kommt der Thymusdrüse eine entscheidende Bedeutung bei der Überwachung und Regulierung des Energiegleichgewichts zu. Widerstandskraft, Leistungsstärke, Ausdauer und Lebensenergie werden von den Thymusfaktoren (chemische Peptide) maßgeblich gestützt.

*Ziel der Thymuskur:*
Zielsetzungen einer Thymuskur sind die Stärkung des Immunsystems, der körpereigenen Abwehr und die positive Beeinflussung unterschiedlicher Stoffwechselvorgänge, die den Körper stärken, widerstandsfähiger machen und ihm neue Energie zuführen. Bei der Kuranwendung werden niedermolekulare, immunaktive Thymuspeptide 2- bis 3mal pro Woche injiziert. Es werden insgesamt 12 bis 18 intramuskuläre Injektionen zu 2 Milliliter verabreicht. Die Kur mit Thymuspeptiden hat sich als Regenerations- und Stärkungskur sehr bewährt und ist heute fester Bestandteil eines ganzheitlichen immunogenen Therapiekonzepts in der Krebsnachsorge und dient der Verbesserung der Lebensqualität und des Wohlbefindens des Tumorpatienten.

*Heilanzeigen:*
– sekundäre Immunschwäche und Infektanfälligkeit
– körperliche Schwäche infolge anhaltender Erkrankungen
– Erschöpfungszustände, Streß
– Appetitlosigkeit
– degenerative Knochen- und Gelenkleiden
– Durchblutungsstörungen

– Arteriosklerose
– Asthma bronchiale, Allergien und Neurodermitis
– Kolitis ulzerosa und Morbus Krohn
– Immunmodulation bei Krebserkrankungen
– Leberzellschäden
– multiple Sklerose
– Bindegewebsschwäche

*Art und Dauer der Anwendung:*
Als Injektionsmittel kommt das Präparat Thymoject der Firma Biosyn-Arzneimittel in Frage. Eine Ampulle dieses Präparates enthält hochkonzentriert 100 Milligramm Thymus-Extrakt standardisierte Polypeptide aus dem deutschen Kälberthymus.

Die Thymuskur sollte nicht angewendet werden bei:
– Eiweißallergie
– Schwangerschaft
– Schilddrüsenüberfunktion
– akuten Infektionen
– akuter rheumatischer Arthritis

*Komplikationen:*
Bei Patienten mit Eiweißallergie können Haut- oder systemische Reaktionen auftreten.

## SERUMTHERAPIE NACH WIEDEMANN

Zellen und Gewebe eines Organismus befinden sich in einem ständigem Umbau- und Reinigungsprozeß. Dieser ist Ausdruck einer natürlichen, jedem Körper innewohnenden Selbstheilungs- und Regenerationskraft. Diese natürlichen Heilkräfte haben die Aufgabe, Störungen zu beseitigen und

natürliche Stoffwechselgleichgewichte wiederherzustellen. Schon die alten Griechen wußten um
diese innewohnende Selbstheilungskraft und be-
zeichneten sie als das »biologische Gewissen«
(Syneidisis) des Körpers.

*Ziel der Serumtherapie:*
Das Ziel der Serumtherapie ist eine biologische
Ganzheitsbehandlung im Sinne einer umfassenden
Regeneration und Revitalisierung, indem spezifische Antikörper und Organhydrolysate verabreicht werden, die gezielt die natürlichen Heilkräfte
einzelner Organe zu mobilisieren vermögen. Die
Herstellung der einzelnen Sera erfolgt über ausge-
suchte gesunde »Passagetiere«, meist Kaninchen,
die mit den jeweiligen humanen Organextrakten
immunisiert werden. Aus dem Tierblut wird das
mit Antikörpern angereicherte Serum gewonnen
und nach einer speziellen Methode aufgearbeitet.
Die Wirkung der einzelnen Sera ist bestimmt durch
die Antikörper gegen die Elemente der jeweils zur
Immunisierung verwendeten Organe. Diese spezifi-
schen Antikörper führen in sehr kleinen Dosen zu
einer Stimulierung der Organfunktion.

Zwei Effekte können so erzielt werden:
1. Über die Blutbahn gelangen Immunglobuline
   (IgG-Antikörper) zum Erfolgsorgan und binden
   dort die entsprechenden Rezeptoren. Über zell-
   eigene Sekundärreaktionen werden die Stoff-
   wechselfunktionen angeregt, die dann das gesamte Organ vitalisieren.

2. Zusätzlich wird durch die Reizreaktion der en-
   trakutanen Serumquaddel, die in der Regel mit
   einer lokalen Durchblutungsförderung verbun-

den ist, die Wirkung einer Segmentbehandlung
(siehe Seite 164) beziehungsweise der Serum-
Akupunktur erreicht.

Durch den zusätzlichen Serumakupunktureffekt ist
die Serumkur eine sehr gute Regenerationstherapie. Die klassische Wiedemann-Kur beinhaltet
ebenfalls eine Injektionsserie von Procain (siehe
auch Procainkur nach Aslan, Seite 158) und Thymus und ist sehr zu empfehlen

*Anwendung:*
Wiedemann Organ-Combi-Seren I und II sind
Kombinationspräparate von verschiedenen ausge-
wählten Organ-Seren. Ihr Einsatz ermöglicht eine
ganzheitliche Behandlung des obengenannten immunologischen Wirkprinzips.
Organ-Combi I enthält Seren, die aus der Immunisierung mit Milz, Knochenmark, Herz und Leber
gewonnen wurden, und Organ-Combi II (Gesamt-
organ sowie Haut und Nierenextrakte) wurde zusammen mit R.A.S-Serum (retikuloendothel akti-
vierendes Serum aus Immunisierung mit Milz und
Knochenmark) zur allgemeinen Vitalisierung zusammengestellt. Darüber hinaus werden je nach
Indikation einzelne Organsera (maximal 6 pro
Sitzung) für insgesamt 13 Organe variabel zusammengestellt. Die Behandlung erfolgt kurmäßig mit
10 bis 12 Injektionssitzungen innerhalb von 3 bis 5
Wochen.
Wiederholungsbehandlungen empfehlen sich nach
6 bis 12 Monaten. Die Injektionen erfolgen intrakutan in die dem jeweiligen Organ zugeordneten
Head-Zonen. Sie können jedoch auch beiderseits
der Wirbelsäule im Abstand von 2 bis 3 Zentime-
tern von den Dornfortsätzen appliziert werden.

*Heilanzeigen für ein spezifisches Organserum:*
- Gelenk: Halswirbelsäule-, Lendenwirbelsäule-Syndrom, degenerative Gelenkleiden, Arthrose
- Haut: chronisches Ekzem, Neurodermitis, verzögerte Wundheilung, Akne und Bindegewebsschwäche
- Herz: Koronarinsuffizienz, Durchblutungsstörungen
- Hirn: Depression, Zerebralsklerose, Konzentrationsschwäche
- Leber: Fettstoffwechselstörungen, Fettleber, Übergewicht; Hepatitis
- Lunge: Asthma bronchiale, chronische Bronchitis
- Nieren: erhöhte Harnsäure im Blut, durch die Nieren bedingter Bluthochdruck
- Nebennieren: Hypotonie, Asthma bronchiale, Allergien, Rheuma
- Ovarien: Eierstockunterfunktion, Menstruationsstörungen, Wechseljahrbeschwerden
- Pankreas: Verdauungsstörungen, beginnender Diabetes
- Prostata: Prostatavergrößerung und -entzündung, Probleme bei Wasserlassen
- Testes: Potenzstörungen, Oligospermie
- Thymus: Infektanfälligkeit, Rheuma, Immunschwäche, Krebsnachsorge
- R.A.S.: Bindegewebsschwäche, Durchblutungsstörungen, nach Operationen

*Die Serumtherapie sollte nicht angewendet werden bei*
- Unverträglichkeit von Kanincheneiweiß
- akuten entzündlichen Prozessen
- schwerer Herz- und Niereninsuffizienz
- allen lebensbedrohlichen Zuständen

*Nebenwirkungen:*
Als Lokalreaktion können bis zu markstückgroße Rötungen mit Schwellung und Juckreiz auftreten. Selten kann es auch zu Fieber kommen. Die Beschwerden klingen meist nach 1 bis 2 Tagen ab.

# ORGANHYDROLYSAT-THERAPIE NACH KASAKOW

Zellen und Gewebe des Organismus befinden sich in ständigem Umbau, so daß Veränderungen, Erneuerungen und damit regenerative Prozesse kontinuierlich erfolgen können. Bei sehr starker Beanspruchung, im Krankheitsfall oder im Alter reichen die Reperaturmechanismen unter Umständen nicht aus, um das körperliche Gleichgewicht wiederherzustellen.
Die von Kasakow 1925 entwickelte Polyhydrolysat-Therapie stellt in ihrer heutigen Form eine wirksame und gut verträgliche Variante der Regenerationsbehandlung mit Organpräparaten dar. Es handelt sich dabei um Protein- und Nukleotidfragmente aus verschiedenen Organen. Diese niedermolekularen Bausteine haben neueren Untersuchungen zufolge eine ausgleichende, reparierende und aktivierende Wirkung insbesondere auf den Stoffwechsel der Organe, aus denen sie gewonnen werden. Darüber hinaus wirken sie entgiftend auf den gesamten Organismus.

*Heilanzeigen:*
- Drüsenunterfunktionen und Drüsenfehlfunktionen
- niedriger Blutdruck
- Wechseljahrbeschwerden

– Leistungsschwäche (auch sexuell)
– Altersbeschwerden
– chronische Gelenkerkrankungen, Rheuma

*Anwendung*:
10 bis 12 Injektionen über 2 bis 4 Wochen tief intramuskulär, gegebenenfalls auch intrakutan über dem betroffenem Gelenk.

*Gegenanzeigen*:
– akute Entzündungen
– hochgradige Allergien

## PLAZENTA-THERAPIE

Die Plazenta-Therapie läßt sich in der Medizin früherer Jahrhunderte weit zurückverfolgen. Schon seit langer Zeit finden sich im Schrifttum der Volksheilkunde Beschreibungen vom Einsatz plazentarer Zellen zur Revitalisierung des Bindegewebes.

Durch eine sorgsame Aufbereitung menschlichen Plazentagewebes bleibt der extrem hohe Gehalt an natürlichen Wirkstoffen und Spurenelementen wie Hormonen, Enzymen, Aminosäuren und Vitaminen voll erhalten und umfassend weiter aktiv. So werden die Zellatmung und die Durchblutung aller Organe angeregt, die Wundheilung wird beschleunigt, intensiviert und darüber hinaus das Wachstum bösartiger Zellen gebremst.

*Heilanzeigen*:
– Durchblutungsstörungen
– Rheuma, Arthritis
– Erschöpfungssyndrom

– Magen-Darm-, Unterschenkelgeschwüre
– Kolitis Ulzerosa

*Anwendung*:
10 bis 12 Injektionen zu 1,5 Milliliter in 2- bis 6tägigem Abstand tief intramuskulär

*Gegenanzeigen*:
– schwere Infekte
– Herzmuskelschwäche
– frischer Herzinfarkt

## ENZYME – KATALYSATOREN FÜR DIE GESUNDHEIT

Enzyme sind Proteine, die als Biokatalysatoren die chemischen Reaktionen im Körper ermöglichen und beschleunigen. Sie sind, abgesehen von der Erbsubstanz, die wichtigste Steuereinheit aller Stoffwechselprozesse im Organismus. Sie bilden die Grundlage allen Lebens, indem sie bewirken, daß wir atmen können, daß unser Körper Energie aus der Nahrung aufnehmen kann, daß Wunden heilen und Krankheitserreger bekämpft werden. Enzyme beugen Arteriosklerose und Herzinfarkt vor, sie wirken blutverdünnend, ausschwemmend und entzündungshemmend. Die Behandlung mit Enzymen hat sich als zusätzlich unterstützende Therapie bei den folgenden Erkrankungen als sinnvoll erwiesen. Außerdem zeigt sie gute Erfolge in der begleitenden Krebstherapie.

*Heilanzeigen*:
– Sportverletzungen, Blutergüsse, Schwellungen
– Wundheilungsstörungen

– Entzündungen

– Hämorrhoiden

– Krampfadern, Thrombosen, Venenentzündungen

– begleitende Krebstherapie

– Arteriosklerose

– Angina pectoris, Herzinfarkt, Durchblutungsstörungen

– Fettsucht und Zellulitis

– Bandscheibenbeschwerden, degenerative
Gelenkerkrankungen, Arthrose, Rheuma

– Verdauungsstörungen, Blähungen

– Immunschwäche

*Anwendung:*
Sinnvoll ist die Einnahme von Kombinationsprä-
paraten, die mehrere Enzyme wie beispielsweise das
aus Ananas gewonnene Bromelain oder Enzyme
wie Pankreatin, Trypsin, Papayotin, Lipase, Chymo-
trypsin enthalten.

*Gegenanzeigen:*
– Erkrankungen mit erhöhtem Blutungsrisiko

## ORTHOMOLEKULARE MEDIZIN

Die orthomolekulare (griech. ortho: richtig, gesund) Medizin, deren Begründer der Nobelpreis-
träger Linus Pauling ist, bemüht sich um die richtige, gesunde Versorgung des Organismus mit den
lebensnotwendigen Nährstoffen, die der Mensch
für seine Gesundheit benötigt. Hiermit sind neben
Eiweiß, Kohlenhydraten und Fett vor allem Vitamine, Mineralien und Spurenelemente gemeint.
Grundsätzlich sprechen die meisten chronischen
Krankheiten günstig auf eine orthomolekulare Be-

handlung an und können durch diese gebessert
oder sogar geheilt werden. Dies ist um so mehr der
Fall, wenn die Krankheit in direktem oder indirek-
tem Zusammenhang mit einer längerfristigen un-
ausgewogenen nährstoffarmen Ernährung steht.
Wenn man berücksichtigt, daß heute bereits jedes
zweite Krankenhausbett mit einem Wohlstands-
kranken belegt ist, so kann man sich leicht ein Bild
davon machen, wie wichtig eine zusätzliche Zufuhr
von bestimmten Nährstoffen ist, die in Nahrungsmitteln in immer geringerem Umfang zu finden
sind. Die Substitutionstherapie ist sinnvoll als begleitende Therapie und zur Vorbeugung. Sie zeigt
keine Nebenwirkungen.

*Heilanzeigen:*
– Herz-Kreislauf-Erkrankungen
– Magen-Darm-Erkrankungen
– Leber- und Gallenleiden
– Stoffwechselleiden
– Immunschwäche, Infektanfälligkeit
– rheumatische Erkrankungen
– Erschöpfungssyndrom, Altersbeschwerden
– Nervenschwäche und Erkrankungen des Geistes
– allergisch bedingte Erkrankungen
– Krebs
– Entzündungen
– Hautkrankheiten

*Anwendung:*
Zur Anwendung kommen Vitamine, Mineralien und
Spurenelemente.

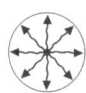 ## 14. Neuraltherapie und Segmenttherapie

Bei der Neuraltherapie werden Lokalanästhetika wie beispielsweise das Procain an genau definierten Körperstellen injiziert, um körpereigene Regelkreise positiv zu beeinflussen. Der Körper wird auf diese Weise in die Lage versetzt, Selbstheilungsprozesse zu reaktivieren und Krankheiten selbst auszuheilen.

Die Neuraltherapie geht auch davon aus, daß sich verschiedenste schmerzhafte Vorgänge selbstständig in Gang halten. Wird dieser Prozeß jedoch durch die Injektion eines Lokalanästhetikums unterbrochen, so findet eine Entblockung dieser nerval vermittelten Ursache-Wirkung-Beziehung statt. Ein sogenanntes Störfeld wird somit ausgeschaltet, damit an dem erkrankten Organ die natürliche Heilung einsetzen kann. Dieser Zusammenhang wurde 1925 von Ferdinand Huneke zufällig erkannt, als er einer Patientin mit Migräne unabsichtlich Procain in die Vene statt in den Muskel spritzte. In Sekundenschnelle waren die Schmerzen wie weggeblasen. Dieser Effekt wurde später als Sekundenphänomen bezeichnet. Huneke ging in seinen nachfolgenden Studien dieser Beobachtung davon aus, daß solche Störfelder selbst Ursache langjähriger chronischer Erkrankungen sein können. Solche sogenannten Herde sind also unnatürlich entstanden, und sie senden Störimpulse aus, die sich im Segment oder an einem fern gelegenen Empfängerorgan als Schmerz oder chronische Erkrankung präsentieren können. Solche Herde sind meist alte Narben, verheilte Knochenbrüche, entzündete Zahnwurzeln oder auch Amalgamfüllungen. Sie lasssen sich durch intra- oder subkutane Injektionen von Lidocain, Procain oder Kochsalzlösung ausschalten. Die Neuraltherapie ist eine der effektivsten Therapien zur natürlichen Schmerzbeseitigung.

*Heilanzeigen:*
– alle Formen von Schmerzzuständen und Neuralgien
– ein Drittel aller chronischen Krankheiten kann störfeldbedingt sein

*Anwendung:*
Man unterscheidet grundsätzlich mehrere Vorgehensweisen.

1. Unterspritzung von Störfeldern zur Herdausschaltung. Hier werden je nach Länge der Narbe bis zu 10 Milliliter 1- bis 2prozentiges Procain oder Lidocain verwendet.

2. Injektionen von Procain, Lidocain oder Kochsalz bis zu 5 Milliliter am Punkt des stärksten Schmerzes, entweder subkutan oder mit einer tiefen Stichtechnik, wobei pharmakologische Entzündungen gehemmt, Schmerzen beseitigt, Krämpfe gelöst, Gefäße abgedichtet werden und das Fieber gesenkt wird.

3. Intrakutane Quaddelungen bestimmter Hautareale gemäß der Segmenttheorie, wonach jedes Hautareal über Nervenreflexbahnen mit bestimmten inneren Organen verbunden ist. Diese noch nicht vollständig aufgeklärte Verknüpfung führt einerseits dazu, daß eine bestimmte Hautzone auf Berührung übermäßig empfindlich rea-

giert. Dies läßt Rückschlüsse auf eine Erkrankung des entsprechenden Organs zu. Auf der anderen Seite führt eine Reizung des entsprechenden Hautareals beispielsweise durch eine Bindegewebsmassage, durch Schröpfen oder neuraltherapeutische Injektionen dazu, daß sich das kranke Organ heilungsfördernd stimulieren läßt.

*Gegenanzeigen*:
– Allergie gegen Lokalanästhetika
– Blutgerinnungsstörungen

## 15. Ab- und ausleitende Heilverfahren

### BLUTENTZIEHENDE MASSNAHMEN

Bis zu den Anfängen der modernen naturwissenschaftlich orientierten Medizin deutete die europäische Heilkunde Krankheiten im wesentlichen als Störung des Gleichgewichts der Körpersäfte. Der bekannteste Verfechter dieser Theorie war Hippokrates von Kos. Die Basis seines therapeutischen Konzeptes war die Lehre von den vier Kardinalsäften: gelbe und schwarze Galle, Blut und Schleim. Während die Verschlackung oder fehlerhafte Zusammensetzung dieser Körpersäfte für Krankheiten verantwortlich sei, so sei ein Mensch durch eine gesteigerte Ausscheidung oder Ausleitung »übler Säfte« von ebendieser Krankheit zu befreien. Kranke Organe würden so gereinigt und damit der Heilungsprozeß eingeleitet.

Der Wiener Gynäkologe Bernhard Aschner nahm in den zwanziger Jahren diesen therapeutischen Ansätze wieder auf und behandelte seine Patienten mit verschiedenen ableitenden, ausleitenden und umstimmenden Verfahren. Im Vordergrund steht die Ausleitung von Giften über die Harnorgane, die Verdauungsorgane, die Haut und gegebenenfalls über die weiblichen Geschlechtsorgane. Dies geschieht, indem gezielte Reize gesetzt werden, die einerseits eine Reaktion des Organismus als Ganzes und andererseits eine lokale Reaktion im gereizten Segment bewirken sollen. Die lokale Reaktion im gereizten Segment besteht in veränderter lokaler Durchblutung und Umverteilung von Gewebsflüssigkeit zum Reizort hin, der Ableitung. Als weiterer Effekt verringert sich aufgrund der so ausgelösten Konkurrenzschmerzreize die Schmerzempfindung aus dem erkrankten Organ. Durch diese Effekte kommt es zu einer Umstimmung des Organismus hin zu einem harmonischen vegetativen Tonus, zu deutlich gesteigerter Abwehrfunktion und zu einer Entlastung des Stoffwechselsystems.

*Heilanzeigen*:
– Immunschwäche
– chronische Entzündungen
– Durchblutungsstörungen
– Stoffwechselstörungen mit chronischer Giftbelastung des Körpers
– chronische degenerative Veränderungen, bei denen eine kräftigere Durchblutung und Reinigung angestrebt werden, Rheuma, Gicht
– funktionelle Organstörungen mit gestörter Eigenregulation
– psychische Störungen (negativ »besessen«)
– begleitend bei Krebs

*Gegenanzeigen*:
Akute und schwere chronische Erkrankungen. Im Akutstadium wendet der Körper bereits maximale Reaktionskraft auf, bei schweren chronischen Erkrankungen ist die Regulationsfähigkeit schon erschöpft und nicht weiter anregbar.

*Anwendungen*:
Bei den *blutentziehenden Techniken* finden vor allem der Aderlaß, das Schröpfen und die Blutegel-Therapie Verwendung. Bei der *Ableitung auf den Darm* werden Darmreinigung und Einläufe, die Kolon-Hydrotherapie sowie die Symbioselenkung und die mikrobiologische Therapie angewendet.

Bei *Ableitung auf die Nieren* sind Trinkkuren mit Teemischungen ideal. Bei *Ableitung über die Haut* macht man Schwitzkuren durch Wickel, Packungen, Bäder oder Sauna (siehe auch Kneipp-Therapie, Seite 135). Es kommen außerdem hautrötende Maßnahmen sowie blasenbildende Maßnahmen und der Baunscheidtismus zur Anwendung. Bei den *Ableitungen über die weiblichen Geschlechtsorgane* wird die Menstruation durch äußere und innere Maßnahmen reguliert. Zu den *Umstimmungsmethoden* gehören die Eigenbluttherapie, die Fiebertherapie, die Hyperthermie (Überwärmungstherapie), die Urintherapie und die Immuntherapie.

Die Methoden im einzelnen:

### Aderlaß

Der Aderlaß ist eine der ältesten Heilmethoden der Menschheit, um »krank machende Gifte« aus dem Körper auszuleiten. Er führt zu einer Blutverdünnung und Reinigung sowie zu einer Verbesserung der Sauerstoffversorgung des Organismus. Der Aderlaß ist eine gutverträgliche Behandlungsmaßnahme, die in der Regel vom Patienten gern angenommen wird.

*Heilanzeigen:*
– Polyglobulie und Polyzytamia vera, sogenanntes dickes Blut
– Bluthochdruck
– entzündliche rheumatische Erkrankungen
– Stoffwechselerkrankungen
– Durchblutungsstörungen
– akute Maßnahme bei Lungenödem (Wasser in der Lunge)
– Wechseljahrbeschwerden

*Anwendung:*
Nach erfolgter Blutdruckmessung erfolgt die Blutentnahme über eine Kubitalvene. Dabei läßt man 250 bis 500 Milliliter in eine Vakuumflasche über ein geschlossenes System oder in ein Meßgerät abtropfen. Bei verdicktem Blut (Hämatokritwert über 45 Prozent) reinfundiert man anschließend die gleiche Menge eines Plasmaersatzes oder einer isotonischen Kochsalzlösung. Der Patient sollte in jedem Fall anschließend viel Mineralwasser trinken und noch mindestens 20 Minuten unter Beobachtung bleiben. Wiederholung je nach Heilanzeige in 3- bis 4wöchigen Abständen. Am Rande bleibt zu erwähnen, daß früher viele Ärzte streng darauf achten, daß ein Aderlaß ebenso wie Fastenwochen grundsätzlich bei abnehmendem Mond zu erfolgen hatten.

*Gegenanzeigen:*
– Blutarmut (Anämie)
– Kreislaufschwäche
– Herzrhythmusstörungen
– Angina pectoris, koronare Herzkrankheit
– psychovegetative Labilität
– körperliche Schwäche
– akuter Durchfall

*Komplikationen:*
Es kann zu Schwindelanfällen oder sogar zu einer vorübergehenden Kreislaufschwäche kommen.

### Schröpfen

Das Prinzip des Schröpfens ist aus verschiedenen Medizinkulturen bekannt. So wurden bereits im alten Ägypten Schröpftechniken erfolgreich eingesetzt. Im klassischen Griechenland wurde die

Schröpfglocke zum Symbol des Ärztestandes. Mit ihr sollten Krankheitserreger aus dem Körper »gezogen« werden.

*Heilanzeigen:*
- Bluthochdruck
- Muskelverspannungen und Schulter-Arm-Syndrom
- Neuralgien und Ischiasprobleme
- Tinitus
- Asthma bronchiale
- Lungenentzündung
- Migräne
- Pruritus (Juckreiz)
- Ekzeme

*Anwendung:*
Beim *unblutigen* oder *trockenem Schröpfen*, das in seiner Reizqualität etwa einer Eigenblutbehandlung im Segment entspricht, werden sogenannte »Leergelosen« (als Ausdruck des Yin-Geschehens – siehe auch traditionelle chinesische Medizin, Seite 190), die durch kalte, blasse und schlecht durchblutete Haut charakterisiert sind, behandelt. Ein Energiemangel oder ein energetisches Ungleichgewicht im Gewebe soll so harmonisiert werden.
Nach einer Erwärmung der Haut mit beispielsweise Rotlicht werden auf den entsprechenden Reflexzonen des Rückens Schröpfglocken plaziert, indem durch Verbrennen eines benzingetränkten Wattebauschs oder mit Hilfe eines Feuerzeugs zuvor in der Schröpfglocke ein Vakuum erzeugt wurde. Dieses löst eine Sogwirkung auf der Haut aus, wodurch sich die feinen kapillaren Blutgefäße weiten und blaue Flecken und Blasen auf der Haut entstehen. Dauer der Behandlung 10 bis 15 Minuten.

Beim *blutigen Schröpfen* wird vor dem Ansetzen des Schröpfkopfes mit einem sterilen Einmalskalpell ein 1 Zentimeter langer, kreuzförmiger, oberflächlicher Hautschnitt über der betroffenen, zuvor desinfizierten Region angelegt. In der Regel wird das Glas nach 5 bis 10 Minuten abgenommen und die Wunde versorgt.
Über 10 bis 20 Minuten können auf diesem Weg bis zu 200 Milliliter Blut ausgeleitet werden. Dies ist ein schmerzhaftes Verfahren der letzten Wahl, hat sich jedoch bei Schmerzzuständen als sehr wirksam erwiesen.

*Blutegel*
Seit Jahrtausenden werden Blutegel zu therapeutischen Zwecken benutzt. Das in den Blutegeln enthaltene Hirudin entfaltet eine blutreinigende, entgiftende und krampflösende Wirkung. Es wird heute gentechnisch hergestellt und als Fertigpräparat vornehmlich zur Thromboseprophylaxe eingesetzt. Weitere Hirudinwirkungen sind die Gerinnungshemmung, die Entzündungshemmung, die Lymphstrombeschleunigung, die Gefäßentkrampfung sowie eine allgemeine bakterizide und antibiotische Wirkung. Dies ist eine zeitraubende Behandlung für Arzt und Patient, und meist haben die Patienten eine Abneigung gegen Blutegel am Körper. Ein Behandlungsversuch ist jedoch als Begleittherapie nach anderen erfolglosen Therapieversuchen zweckmäßig, beispielswcisc beim Tinnitus.

*Heilanzeigen:*
- Abszeß, Furunkel
- Thrombophlebitis, Krampfadern und Thrombose

– Arthrose
– chronische Entzündung innerer Organe
– Ulcus cruris
– Tinnitus
– Migräne
– Herzinsuffizienz

*Anwendung:*
Der sterile medizinische Blutegel aus der Apotheke wird mit einer Pinzette auf die zuvor gereinigte Hautpartie aufgesetzt. Das Tier saugt sich sofort fest, fällt aber von selbst wieder ab, sobald es sich vollgesaugt hat. Dabei saugt es etwa 10 Milliliter in meist 15 bis 30 Minuten. Anschließend erfolgt eine lokale Behandlung der Einstichwunde mit einem sterilen Verband, gegebenenfalls auch mit einem Kompressionsverband. Es können bis zu sechs Blutegel gleichzeitig angesetzt werden. Die Egel werden anschließend über den Apotheker entsorgt oder durch Einlegen in Essig abgetötet.

*Gegenanzeigen:*
– Blutarmut
   Diabetes mellitus
– Erschöpfungszustand
– Kachexie
– nicht über Krampfaderknoten

*Komplikationen:*
Es können allergische Reaktionen, Infektionen an den Bißstellen bei unsauberer Handhabung oder durch Kratzen auftreten. Auch kann es zu längeren Nachblutungen kommen.

## ABLEITUNG ÜBER DEN DARM

*Darmreinigung, Einläufe und die Kolon-Hydrotherapie*
Die Ausleitung über den Darm besitzt in allen Kulturen einen sehr hohen Stellenwert. Durch eine zunehmend schlechtere, weil unnatürlicher werdende Ernährung kommt es zwangsläufig zu häufigen Verstopfungen und damit zu einer Anhäufung von giftigen, krankheitsauslösenden Stoffwechselprodukten. Mittels Bittersalz (1 Teelöffel auf ½ Liter lauwarmes Wasser mehrmals pro Tag trinken) oder Mannitlösung (3 bis 4 Liter pro Tag trinken) läßt sich der Darm sehr leicht und schnell auf natürlichem Wege reinigen. Eine andere Methode ist der Einlauf, der in der Heilkunde vergangener Tage mit verschiedensten Flüssigkeiten vom Tee bis zur Seifenlauge durchgeführt wurde und eine tiefgreifende, gründliche »innere Reinigung« verspricht.

*Heilanzeige:*
– zur Ausleitung bei allen Erkrankungen sinnvoll
– bei Erkältungskrankheiten entlastet der Einlauf den Organismus in erheblicher Weise und bringt schlagartig Erleichterung
– sehr empfehlenswert vor Fastenkuren und bei Ernährungsumstellungen

*Anwendung:*
Für den *Einlauf* werden ein Spülgefäß, ein sogenannter Irrigator, ein Schlauch und ein Darmrohr benötigt. Das Spülgefäß wird mit 1 Liter Kamillentee (etwa 2 Grad Celsius unter Körpertemperatur) gefüllt, nachdem das Darmrohr, welches vorher mit Vaseline bestrichen wurde, in den After des mit angezogenen Beinen liegenden Patienten eingeführt

wurde. Durch Öffnen des Irrigatorhahns läuft das Wasser in den Darm, wo es so lange wie möglich gehalten werden sollte.

Bei der *Kolon-Hydrotherapie* wird Wasser in unterschiedlicher Menge und Temperatur über den Analkanal ein- und ausgelassen. Mit Hilfe speziell entwickelter Geräte und Einlaufbestecke können das Wasservolumen, der Einlaufdruck und die Temperatur gezielt auf die Bedürfnisse des Patienten abgestimmt werden. Die Dauer einer Behandlung liegt meist bei 30 bis 45 Minuten.

*Mikrobiologische Therapie und Darmsanierung*
Menschen und Mikroorganismen bilden eine natürliche Lebensgemeinschaft. Bei jedem Menschen »wohnen« auf der Haut und den Schleimhäuten, in der Nase, in Hals und Mund, in der Blase, in Dünn- und Dickdarm milliardenfach Bakterien, deren Menge größer ist als die Zahl aller Zellen des menschlichen Körpers zusammengenommen. Das harmonische Zusammenleben von Mensch und Bakterien ist Voraussetzung für eine stabile Gesundheit und für ein gutes Funktionieren des Abwehrsystems. Die physiologische Darmflora ist der Garant für eine gesunde Widerstandskraft, indem sie durch ihren niedrigen pH-Wert krank machende Bakterien abwehrt und Stoffwechselgifte abbaut. Die mikrobiologische Therapie arbeitet mit abgetöteten Bakterien und deren Stoffwechselprodukten, um gezielt die Abwehrleistung des Immunsystems zu steigern, Stoffwechselgifte auszuscheiden und das physiologische Symbiosegleichgewicht zwischen Flora und Organismus wiederherzustellen. Die mikrobiologische Therapie ist eine ausgezeichnete, leider zu häufig vergessene Immuntherapie mit sehr guten Heilerfolgen insbe-

sondere bei Kindern und bei chronischen Hautkrankheiten wie der Neurodermitis.

*Heilanzeigen:*
– häufige Infekte
– chronische Infektionskrankheiten insbesondere der Atemwege und Harnwege
– Magen-, Darm-, Leber- und Gallenleiden, Blähungen, Verdauungsstörungen, Kolitis
– Allergien
– Hauterkrankungen
– Rheuma
– Krebs
– Begleittherapie bei Antibiotikagabe zur Wiederherstellung der Darmflora

*Anwendung:*
Eine Ableitung über den Darm sollte zunächst durch eine Darmreinigung mit Glaubersalz (Bittersalz) derart eingeleitet werden, daß 1 Teelöffel Salz mehrere Male am Tag in ½ Liter lauwarmem Wasser gelöst und dann schluckweise getrunken wird. Anschließend folgt eine mehrtägige oder mehrwöchige Fastenperiode (siehe unter Fasten, Seite 150ff.) oder eine Darmsanierung mit Wiederherstellung der physiologischen Darmflora mittels Bakterienkonzentraten. Es können hierzu Fertigpräparate mit abgetöteten typischen Bakterien aus dem jeweiligen Erkrankungsgebiet in sich langsam steigernder Dosierung eingenommen werden. Typische Präparate können Broncho-vaxom bei chronischer Bronchitis, Uro-vaxom bei chronischer Blasenentzündung, Biocult oder Symbioflor bei Darmerkrankungen sein. Alternativ dazu sollten je nach Krankheit Rachensekrete, Urin oder Stuhl an ein Spezialinstitut eingesandt werden, um

zunächst eine Analyse der Keimflora durchführen zu lassen. Bei entsprechendem Befund kann auf Wunsch ein individueller Impfstoff aus körpereigenem Gewebe, eine sogenannte Autovakzine, hergestellt werden. Die Einnahme zur Darmsanierung erfolgt bei vollwertiger Ernährung parallel zu den obengenannten Fertigpräparaten über 6 bis 10 Wochen in drei Stufen:

1. Stufe: Es werden sogenannte Autolysaten von Bakterienkulturen – keine Lebendbakterien, sondern nur Stoffwechselprodukte von Bakterien –, etwa Pro-Symbioflor, verwendet.

2. Stufe: Ungefährliche Lebendkeime und zusätzlich Lactobazillen und Bifidumkulturen, beispielsweise Symbioflor 1, Biocult N, Acidobif, werden verabreicht.

3. Stufe: Potentiell pathogene Kolibakterien, beispielsweise Symbioflor 2, werden im Sinne einer Provokationstherapie oder eines immunologischen Trainings verabreicht.

## ABLEITUNG ÜBER DIE NIEREN

*Trinkkuren*
Die Durchspülung der Nieren wird durch harntreibende Frischpflanzensäfte wie Brennesselsaft oder Löwenzahnsaft sowie Tees aus Bärentraubenblättern, Wacholder, Petersilie, Goldrute, Hauhechel oder Birke angeregt. Die tägliche Mindestmenge beträgt 4 bis 5 Liter. Dazu wird nur Obst gegessen oder Fruchtsaft getrunken. Empfohlene Dauer: 1 Tag pro Woche und 2 mal 1 Woche pro Jahr.

*Schwitzkuren (Hyperthermie)*
Durch schweißtreibende Maßnahmen sollen Gifte über die Haut abgeleitet werden. Dazu kommt es zu einer Stoffwechselanregung und zu einer Stimulation des Immunsystems. Eine regelmäßige Anwendung einfacher Schwitzkuren ist zur Vorbeugung und Behandlung sinnvoll. Vor und nach der Behandlung ist auf eine ausreichende Flüssigkeitszufuhr zu achten, nach der letzten Nahrungsaufnahme sollte mindestens eine Stunde vergangen sein. Eine zielgerichtete Hyperthermie-Therapie sollte jedoch ausschließlich unter ärztlicher Überwachung erfolgen.

*Heilanzeigen:*
– chronische Bronchitis
– allgemeine Entschlackung
– physische und psychische Stabilisierung
– Immunstärkung beispielsweise im Anfangsstadium grippaler Infekte
– Asthma bronchiale, Lungenentzündung, Nebenhöhlenentzündung
– Rheuma, Arthrosen, Bechterew-Krankheit
– Neuralgien, multiple Sklerose
– begleitend bei Krebserkrankungen; hier als lokal applizierte Tumorhyperthermie bis zu 43 Grad Celsius

*Gegenanzeigen:*
– Herzmuskelschwäche besonders bei Dekompensation
– Zustand nach Herzinfarkt
– Niereninsuffizienz
– Hohes Alter
– TBC
– Schwangerschaft

*Komplikationen:*
Es kann zu einer vorübergehenden Kreislaufschwäche kommen.

*Anwendung:*
*Körpererwärmung durch Wickel,* Packungen (siehe
auch Schroth-Kur, Seite 155) oder Sauna. Die Behandlung dauert etwa 30 Minuten nach Beginn des
Schwitzens. *Überwärmungsbad nach Schlenz:* Die
Temperatur von 38 auf 41 Grad innerhalb von 30
bis 45 Minuten ansteigen lassen, wobei die Körpertemperatur nicht über 40 Grad Celsius ansteigen
sollte. Maximale Dauer 60 Minuten, danach kurze, kühle Abgießung und 2 Stunden Bettruhe.

## ABLEITUNG ÜBER DIE HAUT

*Das Kantharidenpflaster (spanische Fliege)*
Das Kantharidenpflaster gehört zu den sogenannten blasenziehenden Mitteln, die in der Naturheilkunde seit Jahrtausenden eingesetzt werden, um
den Organismus von krank machenden üblen Säften zu befreien. Die dabei verwendeten Kanthari-
denextrakte stammen aus der spanischen Fliege
(Cantharidin aus dem Laufkäfer »Lytta vesicato-
ria«). Heute kann man zur Vereinfachung der Anwendung fertige Pflaster mit bereits aufgebrachtem
Cantharidin verwenden. Diese rufen an der aufge-
legten Stelle bereits nach wenigen Stunden Verbrennungen zweiten Grades hervor und führen zu
einer Brandblase, in der sich Sekret bildet, welches
später abpunktiert wird. So kommt es zu einem
Abbau des sauren Gewebe-pH-Wertes, indem sau-
re Stoffwechselmetaboliten und Lymphe über die
Haut ausgeleitet werden.

*Heilanzeigen:*
– Periarthritis humeroscapularis, das sogenannte
  Schulter-Arm-Syndrom
– Ischialgie und Hexenschuß
– Gelenkergüsse, besonders des Kniegelenks
– lokale Schmerztherapie
– chronisch degenerative Gelenkerkrankungen,
  Rheuma, Gicht
– Mittelohrentzündung

*Anwendung:*
Zunächst wird der Patient über die Schmerzen, die
Infektionsgefahr und die zeitweilige Hautwunde
bei der Behandlung aufgeklärt. Dann wird die
Haut gereinigt und desinfiziert. Ein etwa 5 mal 5
Zentimeter bis 5 mal 10 Zentimeter großes Pflaster
wird direkt über dem Schmerzpunkt angebracht
und mit zwei sterilen Kompressen fixiert. Das
Pflaster bleibt über Nacht, mindestens für 12,
höchstens für 24 Stunden auf der Haut. In dieser
Zeit kommt es zu einer massiven Hautrötung mit
anschließender Blasenbildung. Nach der Entfernung des Pflasters wird das Sekret aus der »Brandblase« abgesogen und die Wunde sauber verbunden. Eine Reinjektion des abgesogenen Wund-
sekretes in den Gesäßmuskel kann im Sinne einer
autologen Immuntherapie von weiterreichendem
Erfolg sein. Nach etwa 2 Wochen kann ein erneutes Pflaster aufgelegt werden.

*Gegenanzeigen:*
– Niereninsuffizienz

*Baunscheidtieren*
Im 19. Jahrhundert erfand der deutsche Feinmecha-
niker Carl Baunscheidt den sogenanten »Lebens-

wecker«. Dies war eine mit 1 bis 2 Millimeter langen Nadeln gespickte Rolle, die über bestimmte Hautareale gerollt wurde, um an diesen Stellen die Haut punktförmig zu verletzen. Die so verwundeten Stellen wurden anschließend mit Reizöl wie beispielsweise Nelkenöl eingerieben, wodurch sich innerhalb kurzer Zeit Eiterpusteln als Zeichen der Giftausleitung an den betroffenen Stellen bildeten. Dieses Verfahren wurde zur damaligen Zeit sehr oft mit gewissem Erfolg bei vielen Krankheiten angewandt. Bei therapieresistenten Schmerzen des Bewegungsapparates kann ein Therapieversuch als letztes Mittel der Wahl unternommen werden, ansonsten steht diese Therapie wegen der außerordentlichen Schmerzhaftigkeit, möglicher Wundheilungsstörungen und Narbenbildung in unzureichendem Verhältnis zu dem möglicherweise eintretenden Therapieerfolg.

## ABLEITUNG ÜBER DIE WEIBLICHEN GESCHLECHTSORGANE

Dies ist ein altes, heute nicht mehr praktiziertes Verfahren zur Förderung der Menstruationsblutung, um auf diese Weise »üble Säfte« aus dem Körper zu entfernen. Es wurde beispielsweise bei Rheuma, Migräne und Depressionen angewandt. Verwendet wurden Pflanzenextrakte wie beispielsweise Muskat, Nelken, Rosmarin, Sennes, Aloe, Anis oder Safran. Auch wurden Sitz- und Fußbäder unter Beimischung von Senföl angewandt.

## 16. Umstimmungsmethoden

Ziel der Umstimmungstherapie ist, die gestörte Autoregulation des menschlichen Organismus in positiver Weise zu beeinflussen. Der Organismus soll mittels unspezifischer Reize in eine positive körperliche wie psychische Stimmungslage versetzt werden.

## EIGENBLUTTHERAPIE

Die Eigenbluttherapie ist eine klassische, bewährte Naturheilmethode zur Immunstärkung und körperlichen Umstimmung im Sinne einer Eigenregulierung und Harmonisierung eines gestörten Regelkreises. Ihr Zweck besteht darin, körpereigene Gegenregulationen gegen einen gesetzten Reiz auszulösen.

*Heilanzeigen:*
– chronische Hauterkrankungen wie Neurodermitis, Akne, Pruritus, Furunkulose
– chronische Erkrankungen des Bewegungsapparates
– Asthma bronchiale, chronische Bronchitis
– Allergien
– Kolitis ulcerosa, Morbus Krohn, Autoimmunerkrankungen
– Krebsnachsorge
– Viruserkrankungen
– immer wiederkehrende Infektionen, Immunschwäche
– Haarausfall
– Durchblutungsstörungen
– Lebererkrankungen, Diabetes, Gicht

*Anwendung:*
Etwa 0,1 bis 10 Milliliter Venenblut werden entnommen und intramuskulär zurückinjiziert. Bei akuter Erkrankung werden täglich bis zu 10 Milliliter entnommen und reinjeziert, bei chronischen Erkrankungen wird in täglich steigender Dosierung mit 0,1 Milliliter begonnen und bis 1 Milliliter gesteigert. Dann werden in 3tägigem Abstand weitere 5 bis 8 Injektionen zu je 1 Milliliter gegeben. Es empfiehlt sich, zur Verstärkung des Reizes 1 Milliliter Echinacin oder ein entsprechendes homöopathisches Mischpräparat wie Engystol oder Lymphomyosot vor der Reinjektion zuzumischen.

*Gegenanzeigen:*
– Tuberkulose

*Komplikationen:*
Es kann möglicherweise zu einem Spritzenabszeß kommen.

## FIEBER- UND ÜBERWÄRMUNGSTHERAPIE

Fieber ist die biologische Antwort des Körpers auf einen Entzündungsherd im Organismus. Ein solcher Entzündungsherd kann eine Infektion, können aber auch Nekrosen, Metastasen oder anderes sein. Fieber ist somit Ausdruck eines intakt funktionierenden Selbstheilungssystems des Körpers und damit ein eindeutig positiver Heilfaktor. Die Heilkraft des Fiebers zu nutzen ist der Zweck der Fiebertherapie, die versucht, mit fiebererzeugenden Stoffen künstlich Fieber zu erzeugen, um so eine immunogene und vegetative Umstimmung des Organismus zu erreichen. Darüber hinaus wird eine thermische Auswirkung auf Tumorzellen bei bestimmten Krebsarten diskutiert.

*Heilanzeigen*:
– Kolitis ulcerosa
– Neurodermitis, Akne, Ekzeme
– Morbus Krohn
– chronische Bronchitis
– chronische Infektionskrankheiten
– Krebserkrankungen

*Anwendungen*:
Bettruhe mit konstanter Kreislaufüberwachung. Ausreichende Flüssigkeitszufuhr, leichtverdauliche Nahrung oder Fasten.
Fiebererzeugung durch Echinacin oder Mistelpräparate. Die Präparate sind Iscador, Plenosol, Helixor oder abgetötete Bakterienlysate (Coley-Toxine). Da eine strenge Überwachung aufgrund möglicher Nebenwirkungen notwendig ist, kann diese Maßnahme nur in besonders ausgestatteten Instituten durchgeführt werden.

*Gegenanzeigen*:
– Herz-Kreislauf-Erkrankungen
– Nierenfunktionsstörungen
– Hepatitis
– Schilddrüsenüberfunktion
– Diabetes mellitus
– Tuberkulose, akute Infektionen
– Schwangerschaft

*Komplikationen*:
Es kann zu Kreislaufstörungen sowie einer Erstverschlimmerung kommen, die sich in grippeähnlichen Erscheinungen wie Schüttelfrost, Übelkeit und Erbrechen äußert.

## URINTHERAPIE

In vielen Kulturen und seit Urzeiten bediente man sich mit großem Erfolg des Urins als Heilmittel. Uns steht damit heute ein traditionelles, über Jahrtausende erprobtes Naturheilverfahren zur Verfügung, mit dem seit jeher in der Volksmedizin weiterpraktiziert wurde, obwohl es sich gegen die Schul- und Apparatemedizin nicht durchsetzen konnte. Ziele der Urintherapie sind die Stärkung des Immunsystems, die Aktivierung unterschiedlicher Stoffwechselvorgänge sowie die Reinigung und Entgiftung des Körpers.

*Anwendung*:
Bei *Umschlägen und Kompressen* werden in Urin getränkte Tücher für ungefähr 1 Stunde auf die erkrankten Hautbezirke, beispielsweise Ekzeme, gelegt. Um Gifte auszuleiten, werden die Umschläge auf die den erkrankten Organen zugeordneten Reflexzonen – wie dem Brustkorb bei Bronchitis – oder direkt auf das erkrankte Gelenk gelegt. Die Behandlung wird über 14 Tage etwa 2- bis 3mal pro Tag durchgeführt.
Die *Einreibungen* erfolgen ebenfalls an den erwähnten Körperpartien. Der Urin kann mit ätherischen Ölen vermischt werden, um den Geruch zu neutralisieren. Man kann den Urin 1 bis 2 Stunden einziehen lassen, bevor man den Körper anschließend abduscht. Die Einreibungen sollten einmal am Tag morgens über einen Zeitraum von etwa 2 Wochen erfolgen.

Bei *Trinkkuren* wird ein Trinkglas Morgenurin über einen Zeitraum von mindestens 4 Wochen getrunken. Zur Geschmacksverbesserung kann der Urin mit Zitronen- oder Apfelsaft vermischt werden. Ein Glas Wasser kann anschließend nachgetrunken werden. Empfehlenswert ist der gleichzeitig Verzicht auf Fleisch und Wurstprodukte während der Trinkkur. Dies führt zu einer erheblichen Geschmacks- und Geruchsverbesserung des Urins.

Für *Haarwaschungen* sollte der Urin gesammelt werden, um ihn zunächst für drei Tage in einem geschlossenem Gefäß reifen zu lassen. Anschließend erfolgt die intensive Haarwäsche mit darauffolgendem kräftigem Ausspülen der Haare. Die Wirkung beruht auf einer Anregung des Haarwuchses und einer Verbesserung der Haarstruktur. Die Waschungen können 2- bis 3mal pro Woche durchgeführt werden.

Für *Haarpackungen* werden die Haare mit frischem Urin eingerieben, wobei der Urin mit den Fingerspitzen in die Kopfhaut einmassiert wird. Anschließend läßt man ihn etwa 30 Minuten einwirken. Dies ist angezeigt bei Haarausfall, Kopfhautekzem, Schuppen und brüchigem Haar. Die Anwendung erfolgt 2- bis 3mal pro Woche. Wegen des hohen Abszeßrisikos ist die Haarpackung nur in homöopathischer Mischung in kleinsten Mengen sinnvoll.

Für *Bäder* wird in die gefüllte Badewanne 1 Liter Urin gegossen (1mal pro Woche ein Vollbad). Bei brüchigen Fingernägeln oder Nagelpilz erfolgen Fingerbäder mit frischem Morgenurin (2mal pro Tag für 20 bis höchstens 30 Minuten).

## 17. Sauerstoff-Mehrschritt-Therapie (SMT) nach Prof. von Ardenne

Eine der Ursachen für den Rückgang der Leistungsfähigkeit des alternden oder auch des kranken Menschen ist die abnehmende Sauerstoffversorgung des Körpers, hervorgerufen durch zunehmende Immobilität und unzureichende, zu flache Atmung. Da der Sauerstoff die Schlüsselsubstanz für alle Lebensprozesse darstellt, bestimmt die ausreichende Sauerstoffversorgung über die intakte Funktionsfähigkeit der einzelnen Körperzellen. Zielsetzungen der Sauerstoff-Mehrschritt-Therapie sind die Erhöhung der Sauerstoffsättigung und der Sauerstoffutilisation in den Zellen und Geweben sowie eine periphere und zentrale Förderung der Durchblutung.

Die Erfahrung zeigt, daß eine erhöhte Sauerstoffsättigung des Blutes sich grundsätzlich positiv auf den Zellstoffwechsel auswirkt. Messungen des Sauerstoffpartialdruckes vor und nach der SMT konnten zudem die erwünschten Wirkungen der SMT belegen. Umstritten ist noch die Wirkungsdauer, da es leider relativ schnell zu einer Normalisierung des Sauerstoffpartialdruckes kommt. Die Angaben verschiedener Autoren darüber schwanken zwischen wenigen Minuten und 1 bis 2 Tagen. Anzumerken bleibt zudem, daß ein zügiger 1- bis 2stündiger Spaziergang in frischer Waldluft bei konzentrierter tiefer Atmung ebenfalls einen heilungsfördernden Effekt hat.

*Heilanzeigen*:
- periphere (AVK 1 bis 3) und zentrale (TIA, Apoplex) Durchblutungsstörungen
- koronare Herzkrankheit (Herzinfarktnachbehandlung sowie Vorbeugung, Angina pectoris)
- Kreislaufregulationsstörungen (Hypertonie, Hypotonie)
- Gleichgewichtsstörungen (Schwindel)
- Hörsturz, Tinnitus, durchblutungsbedingte Sehstörungen
- chronische Bronchitis, Lungenemphysem
- Fettstoffwechselstörungen, Arteriosklerose, Leberkrankheiten, Hauterkrankungen wie Psoriasis, Neurodermitis, chronisches Ekzem
- Allergien
- degenerative Erkrankungen und Alterungsprozesse
- Krebsnachsorge (und adjuvante Krebstherapie insbesondere beim Brustkrebs und bei pulmonalen Metastasen)
- adjuvante Therapie bei Plasmozytom, multiple Sklerose und Morbus Parkinson

*Vorgehen:*
Die klassische Sauerstoff-Mehrschritt-Therapie gliedert sich in drei Stufen:

1. Schritt: Einnahme von 2 Tabletten Oxygenabund (Vitamin $B_1$, Dipyridanol und Magnesiumorotrat) etwa 30 Minuten vor Beginn der Inhalation, um die der Sauerstoffausnutzung in den Geweben zu verbessern.

2. Schritt: Sauerstoffinhalation von etwa 4 Litern pro Minute über 2 Stunden.

3. Schritt: Bewegungstraining auf dem Fahrradergometer etwa alle halbe Stunde für etwa 10 Minuten.

Ein alternatives Schnellverfahren dazu wäre, je nach Trainingszustand 15 bis 45 Minuten Fahrradergometer-Training mit gleichzeitiger Sauerstoffinhalation bis 30 Liter pro Minute.

Eine Therapieserie der SMT sollte 15 bis 18 Sitzungen umfassen und 4- bis 5mal pro Woche durchgeführt werden.

*Gegenanzeigen*
– Asthma bronchiale

*Komplikationen*:
Bei zu hoher Sauerstoffdosis kann es zu Schwindelerscheinungen kommen.

## 18. Hämatogene Oxidationstherapie (HOT) nach Wehrli

Es handelt sich bei der HOT um eine photobiologische Therapie, bei der entnommenes venöses Blut einer UVC-Bestrahlung ausgesetzt wird. Dabei entsteht als therapeutisches Agens kurzlebiger, hochenergetischer sogenannter Singult-Sauerstoff. Dieser verbessert im Sinne eines Biokatalysators die Sauerstoffverwertung und erhöht somit quantitativ und qualitativ die Organdurchblutung und die Zellatmung.

Aufgrund der nicht unbeträchtlichen Zahl von Gegenanzeigen sollte diese Therapie auschließlich nach umfassender schulmedizinischer Diagnostik am besten von damit gut vertrauten Ärzten durchgeführt werden.

*Heilanzeigen:*
– alle Formen von Durchblutungsstörungen
– alle Sauerstoffmangelzustände
– Degenerative Erkrankungen
– Hauterkrankungen und Allergien
– Stoffwechselstörungen

*Vorgehen:*
Etwa 80 Milliliter venöses Blut werden entnommen, mit reinem Sauerstoff etwa 10 bis 15 Minuten lang aufgeschäumt und dabei gleichzeitig mit einem UVC-Quarzbestrahler bestrahlt. Anschließend wird das Blut reinfundiert. Eine Behandlungsserie umfaßt in der Regel 8 Sitzungen, wobei während der ersten 14 Tage je 2 Sitzungen pro Woche und dann eine Sitzung pro Woche durchgeführt werden.

*Gegenanzeigen:*
– Hyperthyreose
– insulinpflichtiger Diabetes mellitus
– akute fieberhafte Infekte
– akute Blutungen
– Kortisontherapie
– akuter Apoplex
– akute Hepatitis
– akute Cholezystitis

*Komplikationen:*
Es kann zu Unverträglichkeitsreaktionen mit Fieber und Schüttelfrost kommen. Weder Vitamin A noch E sollten zusätzlich gegeben werden, da dadurch die Wirkung aufgehoben wird.

## 19. Ozon-Sauerstoff-Therapie

Ozon ist ein Gas, welches aus reinem medizinischen Sauerstoff künstlich hergestellt werden kann. Im Gegensatz zu dem in der Atmosphäre befindlichen Ozon, welches bei Inhalation die Atemwege reizt, wird das medizinische Ozon auf unterschiedliche Weise direkt unter Umgehung der Atemwege in den Körper injiziert, wo es als intensiver Stoffwechselaktivator verschiedene positive Reaktionen auslöst. Nach heutigen Kenntnissen betreffen die biochemischen Einwirkungen des Ozons in erster Linie den Erythrozytenstoffwechsel, Reaktionsprodukte der Ozonolyse und die Peroxidentgiftung. Daraus resultieren eine positive Modulation des Immunstoffwechsels, eine Verbesserung der metabolischen Sauerstoffverfügbarkeit und Sauerstoffsättigung sowie eine massive Durchblutungsförderung. Ferner führt die desinfizierende Wirkung des Ozons zu einer Inaktivierung von Viren, Bakterien, Pilzen und Sporen.

Die Ozon-Sauerstoff-Therapie ist eine der effizientesten Therapien zur Stärkung des Immunsystems beispielsweise in der Krebsnachsorgetherapie. Sie stellt die beste durchblutungsfördernde Maßnahme dar und ist ein Muß vor jeder Gliedmaßenamputation. Die intraarterielle Ozoninjektion ist aufgrund des unkalkulierbaren Risikos einer Gasembolie nur in extremen Fällen, wie beispielsweise vor Amputationen, angezeigt.

*Vorgehen:*
Bei der *großen Eigenblutbehandlung*, der sogenannten Blutwäsche, werden über eine Perfusionskanüle dem Patienten aus einer Unterarmvene etwa 250 Milliliter Blut entnommen. Das Blut läßt man über ein geschlossenes System in eine Infusionsflasche einlaufen, die mit Natriumcitrat angefüllt ist. Das so ungerinnbar gemachte Blut wird anschließend mit Ozon aufgeschäumt, bis es hellrot ist, und dannach auf demselben Weg wieder zurückinfundiert. Die Konzentration des Ozons sollte 25 bis 40 Mikrogramm pro Milliliter entsprechen.

Bei der *kleinen Eigenblutbehandlung* werden etwa 10 bis 20 Milliliter Blut aus der Unterarmvene entnommen, mit Ozon in gleicher Konzentration (25 bis Mikrogramm pro Milliliter) aufgeschäumt und sodann in den Gesäßmuskel reinjiziert. Bei venösen Durchblutungsstörungen und gelenkassoziierten Schmerzzuständen (siehe auch Neuraltherapie, Seite 164) lassen sich auch subkutane Quaddelungen mit Ozon erfolgreich durchführen.

*Äußerliche Begasung*
Zur Wundreinigung, Granulationsförderung und Durchblutungsverbesserung bei schlecht heilenden Wunden, beispielsweise auch Dekubitalulzera und Ulcus cruris, hat sich die Ozonbegasung mittels eines die Wunde großflächig umschließenden Plastikbeutels, in welchen das Ozongas eingeleitet wird, hervorragend bewährt.

*Darminsufflation*
Bei Analfisteln, Fissuren und chronischer Proktitis lassen sich mittels Ozon, das in einer Konzentration von 40 bis 75 Mikrogramm pro Milliliter in den Darm eingeleitet wird, sehr gute Erfolge erzielen.

*Ozonmischungen mit Wasser*
Aufgrund der entkeimenden Wirkung des Ozons läßt sich mit Ozon-Wasser-Gemischen, bei denen

man Ozon in Leitungswasser 5 Minuten aufschäumen läßt, sehr gut die Mundhöhle bei entsprechenden Affektionen wie Mundsoor, Zahnfleischentzündungen oder Mandelentzündungen ausspülen.

Im Durchschnitt sollen alle Anwendungen 3mal pro Woche durchgeführt werden bei insgesamt 12 bis 15 Behandlungen.

*Heilanzeigen:*
– alle Formen von Durchblutungsstörungen
– Hauterkrankungen, insbesondere Wundheilungsstörungen, Akne, Ekzeme, Neurodermitis, Allergien, Heuschnupfen
– Stoffwechselkrankheiten, insbesondere Diabetes,
– Hyperurikämie, Hypercholesterinämie, Leberfunktionsstörungen, Hepatitis
– chronisch degenerative Erkrankungen, rheumatische Erkrankungen
– immer wiederkehrende Infektionen mit Bakterien und Pilzen, insbesondere Herpeserkrankungen
– Kolitis ulcerosa, Morbus Krohn
– Krebsnachsorgetherapie
– Immunstärkung, Leistungssteigerung

*Gegenanzeigen:*
– alle akut entzündlichen Erkrankungen (hier auf Fieber achten)
– akute Blutungen
– Hyperthyreose
– Gravidität
– Thrombopenie
– frischer Herzinfarkt

*Komplikationen:*
Bei reinen Ozoninjektionen in Venen oder Arterien besteht die Gefahr von Gasembolien. Da das Ozongas in der Luft lungentoxisch ist, muß sorgfältig auf die Dichtigkeit der verwendeten Systeme geachtet werden. Beim Auftreten von stark stechenden Gerüchen sollte sofort gelüftet werden.

**20. Elektrotherapie**

## MAGNETFELDTHERAPIE

Ziel der Magnetfeldtherapie ist es, den Zellstoffwechsel anzuregen sowie eine Schmerzlinderung und Durchblutungsförderung durch pulsierende elektromagnetische Felder zu erreichen.
Mit der Magnetfeldtherapie konnten gute Erfolge insbesondere bei Wundheilungsstörungen und Gelenkschmerzen erzielt werden.

*Heilanzeigen:*
- Schmerzzustände infolge degenerativer Erkrankungen
- Arthrosen, Osteochondrosen, Rheuma
- Knochenbrüche
- Neuralgien
- Ulcus cruris und schlecht heilende Wunden
- Migräne
- Schwindel

*Vorgehen:*
Selbsthaftende Magnetfolien können auf den betroffenen Stellen appliziert werden, ebenso können Magnetketten und Bänder dauerhaft am Körper getragen werden. Andererseits kann der erkrankte Körperteil für etwa 20 Minuten elektromagnetischen Impulsen eines Magnetfeldgerätes ausgesetzt werden. Empfehlenswert sind 2 bis 3 Sitzungen pro Woche über 3 bis 4 Wochen.

*Gegenanzeigen:*
- Herzschrittmacher
- Metallimplantationen

*Komplikationen:*
Es sollten keine metallischen Gegenstände am Körper getragen werden.

## TRANSKUTANE ELEKTRISCHE NERVENSTIMULATION (TENS)

Durch niederfrequente transkutane Impulsströme werden körpereigene spinale Hemmechanismen für Schmerzfasern aktiviert. Gleichzeitig werden Endorphine und Enzephaline freigesetzt, die die Schmerzwahrnehmung und -verarbeitung positiv modulieren und dadurch lindernd wirken.

*Heilanzeigen:*
- chronisches Schmerzsyndrom
- Wundschmerz
- Neuralgien
- Migräne
- Polyneuropathie
- Tumorschmerzen

*Vorgehen:*
Ein batteriebetriebenes Gerät im Taschenformat wird, ähnlich einem Walkman, am Gürtel eingehakt. Dünne Kabel laufen zu zwei Elektroden, die zuvor auf die entsprechenden Hautareale aufgeklebt wurden. Die Elektroden können direkt über dem Schmerzgebiet in relativ geringem Abstand zueinander aufgeklebt werden. Dabei kommt der Minuspol, die Kathode, auf die Schmerzregion, während der Pluspol, die Anode, an entsprechenden Akupunkturpunkten, im zugehörigen Nervensegment oder auf dem Reflexzonengebiet plaziert wird (siehe Fußreflexzonentherapie, Seite 144).

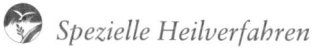
Die Anwendungsdauer beträgt 10 bis 30 Minuten und kann mehrmals pro Tag wiederholt werden.
Die TENS ist eine ausgezeichnete nebenwirkungsfreie Schmerzbeseitigung, heilt jedoch die Schmerzursache nicht. Der Patient kann die Schmerzausschaltung gut steuern, wodurch sich der Medikamentenverbrauch deutlich verringert.

*Gegenanzeigen:*
– Herzschrittmacher
– Schwangerschaft
– über Metallimplantaten

*Komplikationen:*
Allergische Hautreaktionen durch die Befestigung der Elektroden. Es sollte wegen der Nähe zum Herzen möglichst keine Behandlungen an der linken Brustkorbhälfte stattfinden.

## ULTRASCHALL-THERAPIE

Durch elektrische Wechselspannung werden über Schallköpfe Schallwellen auf Gewebeteile übertragen und diese so in Schwingung gebracht. Infolge dieser Mikrovibrationen werden Gewebebereiche massageähnlich gelockert und erwärmt. Dieser Effekt verstärkt so die Durchblutung, fördert die Zellregeneration und steigert die Stoffwechselaktivität. Zusätzlich kommt es zu einer analgesierenden Wirkung.

*Heilanzeigen:*
– degenerative Leiden des Bewegungsapparates, Rheuma, Gelenkentzündungen, Arthrosen

– Muskelverspannungen
– Sehnenscheidenentzündungen
– chronische Schmerzzustände am Bewegungsapparat, Neuralgien
– Tennisellbogen
– Beschleunigung der Frakturheilung
– Narbenkontrakturen, Keloide
– Ulcus cruris

*Vorgehen:*
Bei chronischen Erkrankungen sind eine hohe Intensität und längere Behandlungszeiten von 5 bis 10 Minuten jeden zweiten Tag mit einer Dosis von etwa 1 Watt pro Quadratzentimeter angebracht. Bei akuten Beschwerden reicht eine kurze Behandlungszeit von täglich 2 Minuten bei 0,1 bis 0,5 Watt pro Quadratzentimeter. Dabei sind Wattzahl und Behandlungszeit abhängig von der Beschallungsmethode.

*Gegenanzeigen:*
– Herzschrittmacher
– Angina pectoris
– akute Entzündungen
– akute Blutungen
– Metallimplantationen
– entzündliche Hauterkrankungen im Behandlungsgebiet
– frische Verletzungen

## LICHTTHERAPIE

Die Lichttherapie nutzt die Auslösung photobiologischer Wirkungen (Phototherapie) durch ultraviolettes Licht (UV-Therapie), sichtbares Licht

(Heliotherapie) und infrarote Strahlung (Infrarottherapie) auf den menschlichen Organismus aus. Bei der *Infrarottherapie* dringt die Wärmestrahlung bis in das Unterhautgewebe ein. Sie zeigt eine gute oberflächliche Wärmewirkung und Durchblutungsförderung.

*Heilanzeigen*:
– Furunkulose
– Myogelosen (Muskelverspannungen)
– Hexenschuß
– Nasennebenhöhlenentzündungen
– Entspannung vor Massagen

*Gegenanzeigen*:
– Glaukom
– akut entzündliche Erkrankungen

*Vorgehen*:
Das Vorgehen ist je nach Geräteart verschieden. Zumeist erfolgt eine tägliche Anwendung von bis zu 20 Minuten.

Bei der *Heliotherapie* und der *UV-Therapie* werden dem natürlichen Licht der Sonne zahlreiche positive gesundheitsfördernde Wirkungen zugeschrieben wie Immunstimulation, Stärkung der körpereigenen Abwehrkräfte, Vitamin-D-Bildung, Erythembildung, Pigmentierung, keimabtötende oberflächliche Hautreinigung bei Akne sowie eine psychische Euphorisierung.

*Heilanzeigen*:
– vegetative Dystonie, Depressionen
– allgemeine Infektneigung
– Schlecht heilende Hautwunden

– Hautkrankheiten wie Akne, Neurodermitis, Psoriasis und andere
– Zustand nach Knochenfrakturen
– Rachitis

*Gegenanzeigen*:
– Sonnenallergie
– akutes Erythem
– Herz-Kreislauf-Insuffizienz
– akute entzündliche Erkrankungen
– Schilddrüsenüberfunktion
– Magen- und Zwölffingerdarm-Geschwüre
– Tuberkulose

*Komplikationen*:
– Elastose (Seemanshaut)
– Hautverbrennung
– bei Überdosierung zunächst Immunschwäche
– erhöhte Hautkrebsgefahr insbesondere bei pigmentarmen Personen und häufigen Sonnenbränden

*Vorgehen*:
Langsame Steigerung der Strahlungseinwirkung, beginnend mit 2mal 15 Minuten pro Tag Anwendung jeden zweiten Tag, Dosissteigerung jeweils um 3 bis 5 Minuten je nach Hauttyp. Ausreichende Anwendung von feuchtigkeitspendenden Sonnenschutzcremes. Mehrere Liter Flüssigkeit pro Tag trinken. Zur Schonung der Haut ist eine Vorbräunung durch regelmäßige Solariumbesuche (2mal pro Woche) vor einem Urlaub durchaus empfehlenswert.

## REIZSTROMTHERAPIE (GLEICHSTROM, INTERFERENZSTROM, WECHSELSTROM)

Durch Stromreize unterschiedlicher Frequenz können oberflächliche und tiefe Gewebe derart gereizt werden, daß eine durchblutungsfördernde, muskelentspannende und analgesierende Wirkung eintritt.

*Heilanzeigen*:
- Schmerzzustände, insbesondere am Bewegungsapparat
- Neuralgien
- Prellungen, Zerrungen, Stauchungen, Verspannungen
- Durchblutungsstörungen

*Gegenanzeigen*:
- Tumorerkrankungen
- Gelenkprothesen (Gefahr der Lockerung)
- Herzschrittmacher
- entzündliche Hauterkrankungen
- frische Traumen
- akute Infekte
- Blutungen

*Vorgehen*:
Das Vorgehen richtet sich nach den Anweisungen der Gerätehersteller.

## IONTOPHORESE

Durch galvanische Gleichströme wird das Eindringen von auf die Haut eingeriebenen Salben verbessert. Die Wirkstoffe können so tiefer ins Gewebe eindringen und in verstärkter Form ihre Wirkung entfalten. Die Wirkungsweise ist medikamentenabhängig.

# Teil IV

# Außergewöhnliche Wege zur Heilung

## Anthroposophische Medizin

Rudolf Steiner (1861–1925) hat die Anthroposophie begründet. Er entwarf Anfang der zwanziger Jahre zusammen mit der Ärztin Ita Wegman ein medizinisches Menschenbild, welches neben philosophischen und naturwissenschaftlichen Elementen auch esoterisches und religiöses Gedankengut beinhaltet. Er sah seinen therapeutischen Ansatz als Erweiterung und Ergänzung naturwissenschaftlicher und schulmedizinischer Methoden. Seine Auffassung von Krankheit und Therapie beruht auf der Unterteilung des Menschen in vier Wesensglieder: den physisch sichtbaren Leib, den Ätherleib, der sowohl die Lebenskräfte beinhaltet als auch die gesamte Lebensorganisation wie beispielsweise Ernährung, Denken, Wachsen, den Astral- oder Seelenleib mit den unbewußten Empfindungen und letztlich das eigentliche individuelle »Ich« als geistiges bestimmendes Prinzip.

Aus anthroposophischer Sicht durchdringen sich diese Wesensbereiche gegenseitig, so daß eine Störung in einem dieser Bereiche spiegelbildlich auch die anderen beeinflußt und aus ihrem natürlichen Gleichgewicht herausreißt. Krankheit wird also als Ausdruck einer inneren Disharmonie verstanden, die es mittels natürlicher Verfahren wieder ins Lot zu bringen gilt. Die ganzheitliche Betrachtungsweise des Therapeuten umfaßt intensive Gespräche zwischen Arzt und Patient, die umfangreichen Aufschluß über die Persönlichkeit und das soziokulturelle Umfeld des Patienten geben. Dabei werden auch konstitutionelle Aspekte wie Körperbau, Gang, Haltung, Temperament, Schlafverhalten, Träume, Gewohnheiten und Vorlieben berücksichtigt, um anschließend eine gezielte Therapie einzuleiten. Diese Therapie berücksichtigt die Ursachen und beruht vor allem auf mineralischen, pflanzlichen und tierischen Heilmitteln, die häufig in homöopathischer Dosierung gegeben werden. Therapieschwerpunkte bilden jedoch zuwendende Gespräche, Psychotherapien, künstlerische Therapien wie therapeutisches Malen, Musiktherapie, plastisches Gestalten, Bewegungstherapie, Diätetik und spezielle Massageformen.

Bekanntestes Arzneimittel ist die vor allem in der Krebstherapie eingesetzte Mistel. Neben der immunstärkenden Wirkung sehen die Anthroposophen diese Pflanze als Gegenbild zur Krebserkrankung, weil sie sich räumlich und zeitlich von den Wachstumsgesetzen anderer Pflanzen unterscheidet, da sie beispielsweise im Winter blüht, die Erde nie berührt und zudem nicht dem Sonnenlicht entgegenwächst.

Grundlage für die Anwendung der Mistel ist das anthroposophische Gedankengebäude zur kosmischen Urverwandschaft zwischen den Naturreichen und den vier Leibesgliedern des Menschen. Darin fügt sich die Mistel mit ihrer geistig-lichthaltigen heilbringenden Qualität ein.

Wer die anthroposophische Medizin anwenden möchte, sollte sich intensiv mit den philosophischen Grundlagen der Anthroposophie beschäftigen.

*Heilanzeigen*:
– rheumatische Erkrankungen
– Erkrankungen der Verdauungsorgane
– Allergien und Hauterkrankungen
– psychosomatische Erkrankungen

– Krebserkrankungen. Je nach Art des Krebses finden verschiedene Mistelformen von unterschiedlichen Bäumen Verwendung.
– Sterbebegleitung: Betreuung bereits aufgegebener Patienten

# Asiatische Heilweisen

»*Wenn du keine Zeit hast, mache einen Umweg.*«
(Chinesisches Sprichwort)

## Die Lebenskunst des Tao

»*Sie sind aufrecht und gerecht, ohne zu wissen, daß solches Tun Rechtschaffenheit darstellt. Sie lieben einander, ohne zu wissen, daß solches Güte ist. Sie sind ehrlich und wissen doch nicht, daß solches Treue ist. Sie halten ihre Versprechen, ohne zu wissen, daß sie damit in Glaube und Vertrauen leben. Sie stehen einander bei, ohne daran zu denken, Geschenke zu vergeben oder zu empfangen. So hinterläßt ihr Handeln keine Spur*«.*   (Dschuang Dsi)

Die Lebenskunst des Tao beschreibt in einfacher, aber sehr eindrucksvoller Weise, wie ein Mensch in der heutigen Zeit leben müßte, um sich ganz im Einklang mit den Gesetzen der Natur zu bewegen. Zweifellos stellt dies den Menschen in unserer Gesellschaft vor eine immens große Herausforderung. Gelingt es jedoch, nach und nach Aspekte dieser Lebenseinstellung zu übernehmen, so sind Gesundheit, Lebensintensität und Lebensfreude die reiche Belohnung.

Wer je im Leben eine tiefgreifende Existenzkrise durchgemacht hat, erinnert sich vielleicht daran, daß die Wende zum Besseren genau in dem Moment eintrat, da man aufgehört hatte zu kämpfen. Aufhören mit sinnlosen Kämpfen, aufmerksam leben im Augenblick, sich nach dem Fluß des Lebens richten, statt sich gegen ihn zu stemmen, das bedeutet »wu wie«. Wörtlich übersetzt heißt es »Nichtstun« oder »Nichthandeln«, was jedoch nicht bedeuten soll, träge und entschlußlos oder lässig zu sein. Es bedeutet lediglich, daß man handelt, ohne einzugreifen, um die Dinge geschehen zu lassen. Es ist die Fähigkeit, das Steuer des Lebens jener Macht zu überlassen, die eine Dimension von uns selbst ist und die Laotse einst das Tao genannt hat.

In der Dialektik des Taoismus ist von Menschen die Rede, die die Qualität des »unbehauenen Klotzes« besitzen. Die Welt des unbehauenen Klotzes ist eine Welt voller Natürlichkeit, Absichtslosigkeit, Egozentrik, frei von Motiven und jeglichem zielbehafteten Streben. Man lebt gelassen, ist natürlich und offen für die Bewegungen des Daseins und empfängt alle Ereignisse mit offenen Armen. Man kämpft nicht mehr oder zerbricht sich den Kopf darüber, wie Dinge am besten zu lösen seien. Vielmehr handelt man spontan und intuitiv im Sinne des Tao.

Der Mensch des Tao lebt befreit von Vergangenheitsereignissen und Zukunftssorgen vollkommen in der Gegenwart, bestrebt, jeden Augenblick des Lebens achtsam aufzunehmen und zu genießen. Er genießt das Leben dort, wo es stattfindet: hier und jetzt. Er lebt und genießt vollkommen in der Gegenwart. Er versucht, die Dinge um ihn herum nicht zu werten, sondern nimmt sie hellwach und voller Aufmerksamkeit betrachtend an, so wie sie sind. Er läßt Gedanken kommen und gehen, ohne sich mit ihnen zu befassen oder sie festhalten zu wollen. Er gestattet ihnen nicht, sich einzunisten und sich breitzumachen. Er ist wie der Herbstwind, wenn er die braunen Blätter bewegt. Er berührt sie, aber nimmt sie nicht weit mit.

Der Mensch des Tao trifft seine Entscheidungen intuitiv und spontan, ohne sie gedanklich zu analysieren. Auf diese Weise ist es dem kalkulierenden Verstand unmöglich, sich in Opposition zum Fluß des Tao zu stellen. Er weiß, daß er den Herausforderungen des Lebens nicht mit Kampf und Anstrengung begegnen kann, denn dies würde nur bedeuten, den Dingen mit unzulänglichen Mitteln zu begegnen, statt sie jener Macht zu überlassen, welche die Dinge viel besser zu lösen weiß. So gibt er sich dem Fluß des Tao hin.

Der Mensch des Tao kennt keine Ungeduld, überall wo er sich befindet, ist er angekommen, ist er am Ziel, bei sich selbst. Er wartet auf nichts. Was geschieht, geschieht, und dieses nimmt er an. Er lebt von einem Tag zum nächsten. Er will nichts Besonderes werden, besitzt keinen Ehrgeiz nach Ruhm oder Anerkennung. Ihm genügt sein eigenes erfülltes Leben.

Er hat nicht versucht, seine eigenen Fehler wie Neid, Gier, Eifersucht, Ehrgeiz, Furcht und all die anderen zu bekämpfen, sondern er hat sie als zu ihm gehörig akzeptiert, sie angenommen und sich mit ihnen als etwas Menschlichem identifiziert. Er hat sie sorgfältig beobachtet, Erkenntnisse über sich und seine Reaktionen gesammelt und so Einsicht gewonnen in die Tiefen seines Wesens. Unter dieser milden Aufmerksamkeit haben die Dinge begonnen, sich von selbst von innen heraus zu wandeln.

Der Mensch des Tao ist voller Lebensfreude, wenn er genießt, lebt er ganz in dem Genuß. Wenn er genossen hat, ist der Genuß für ihn vorbei, weder in Gedanken noch in Wünschen hängt er dem vergangenen Vergnügen nach. Er akzeptiert seine Gefühle so, wie sie sind, für ihn ist Freude eben Freude, und Leid ist Leid.

Er kennt keine Depressionen, da in sein Unbewußtes keinerlei Verdrängungsmechanismen mehr gelangen. Was er erlebt, verarbeitet er direkt über seine Sinne zum Bewußtsein, ohne daß der Verstand eine Zensur ausübt. Darum ist er ausgeglichen, und seine Stimmung ist von Ruhe, Gelassenheit und grenzenloser Harmonie geprägt. Er trägt Liebe für sich und die Menschen in sich und lebt diese in natürlicher Weise aus.

 **Traditionelle chinesische Medizin (TCM)**

Die westliche Medizin bedient sich seit über hundert Jahren mehr oder weniger konsequent einer wissenschaftlichen Methodik, die sie von den Naturwissenschaften übernommen hat. Im Vordergrund steht der meßbare und vergleichbare Befund und nicht das »Befinden«. Das wiederum führt zu einer organbezogenen Betrachtungsweise, die das Sammeln von pathologischen Fakten nötig macht. Doch Patienten, die keine pathologischen Blutwerte haben, die keine kritischen Röntgen- oder Ultraschallbilder liefern, die aber trotzdem über beispielsweise Niedergeschlagenheit, Schwäche, Nervosität, Reizbarkeit, Hitzeempfindungen, kalte Gliedmaßen, Konzentrationsstörungen, Schmerzen oder Infektionsanfälligkeit klagen, haben in diesem Kausalitätsschema keinen Platz.

Bei der TCM handelt es sich um eine uralte Heilkunde, deren Entstehung etwa 6000 Jahre zurückliegt. Die heute noch gültigen Prinzipien der TCM entstammen den naturphilosophischen Anschauungen der alten chinesischen Kultur, die im zweiten Jahrhundert vor unserer Zeitrechnung im »Lehrbuch der inneren Medizin des gelben Kaisers« in Form eines Dialogs zwischen dem chinesischen Kaiser und seinem Leibarzt Chi Po zu Papier gebracht wurden. Sie beschreibt seit dieser Zeit den Menschen als Teil eines kosmischen, energetischen Wirkgefüges, welches in mannigfaltiger Weise ineinander verflochten ist, immer bestrebt, ein stabiles energetisches Gleichgewicht aufrechtzuerhalten. Befindungsstörungen aller Art und Krankheiten sind dementsprechend Ausdruck einer energetischen Entgleisung, die man versucht, wieder in harmonisches Gleichgewicht zu bringen. Die chinesische Medizin hat im Laufe der Zeit die Arbeit mit den Symptomen, den Lebensäußerungen und Phänomenen präzisiert, indem sie ihre Aussagen in eine systematische Ordnung brachte. Danach wird der Mensch als Teil des Kosmos verstanden, eingebettet in die universale Rhythmik, deren Gesetzen er unterworfen ist.

Heute werden in der TCM unterschiedliche Methoden angewandt. Sie umfassen fünf große Gebiete:

1. Heilkräuter sowie tierische und mineralische Substanzen

2. Akupunktur und Moxatherapie

3. Massagen und Chiropraktik

4. Diätetik

5. Bewegungs- und Atemtherapie (Tai Chi und Qi Gong)

Bis zu Beginn dieses Jahrhunderts umfaßte die chinesische Tradition auch unterschiedliche spirituell ausgerichtete Heilverfahren wie beispielsweise taoistische Tempelheilung und andere. Diese Verfahren wurden jedoch nach der Gründung der Volksrepublik China ausgesondert und existieren heute nur noch in begrenztem Umfang auf Taiwan und in einigen anderen nichtsozialistischen chinesischen Kulturgebieten.

## AKUPUNKTUR

Die Akupunktur (chinesisch: Zhen Jiu für stechen und brennen) ist eines der klassischen Heilverfahren der TCM. Vor vielen tausend Jahren wurden im alten China schon mit spitzen Gegenständen aus Holz, Knochen, Stein und Metall spezifische Hautstellen gereizt, um so Einfluß auf körperliche Vorgänge zu nehmen. Die Beobachtung von spezifisch reagiblen und reaktiven Stellen an der Körperoberfläche, die zur Behandlung herangezogen werden können, wurde im Laufe der Zeit verdichtet zu einem philosophisch geschlossenen therapeutischen System, das alles von der Entstehung von Erkrankung über Diagnostik bis hin zur Therapie alles beinhaltet.

Es handelt sich dabei um eine Wissenschaft, die ihr Gedankengut fast ausschließlich aus Beobachtung und Erfahrung schöpft. Mit den fünf Sinnen Erfahrbares wird geordnet und in Beziehung zu Vergleichbarem gesetzt, wobei das vordergründige Kausalitätsprinzip zunächst irrelevant ist. Als Beispiel mag eine banale Erkältungskrankheit dienen. Der westliche Arzt würde einen Schnupfen als Symptom einer Krankheit bezeichnen, die durch bestimmte Viren verursacht wurde. Der chinesische Arzt dagegen nennt einen Schnupfen eine Kältekrankheit, da im Anfangsstadium einer solchen Erkrankung dem Patienten kalt ist, ihn fröstelt, er eine Gänsehaut hat, die Kälte scheut und möglicherweise gar die Nase läuft.

Eine Windkrankheit ist dieser Betrachtungsweise zufolge eine Krankheit, bei der der Patient einerseits Zug bekommen hat, als deren Folge eine Nackenverspannung auftrat, als auch andererseits eine Krankheit wie der akute Gefäßverschluß oder Apoplex, der plötzlich wie der Wind kam.

Es handelt sich bei der TCM um ein im westlichen Sinn auf den ersten Blick vorwissenschaftlich erscheinendes System, das durch die besondere Beachtung von subjektiv erfahrbaren und faßbaren Symptomen hervorragend für die Behandlung von funktionellen Erkrankungen geeignet ist. Wenn in der TCM von Organen die Rede ist, so ist damit nicht der anatomische Aufbau entsprechend moderner Anatomie gemeint, sondern viel eher die sinnbezogene Funktionsweise einzelner Organe innerhalb ihres Organverbundes. So lassen sich insbesondere Funktionsstörungen von Organen oder Organsystemen, die von nur vorübergehender Natur sind und nicht durch einen dauerhaften Organschaden verursacht worden sind, hervorra-

gend und möglicherweise wirkungsvoller durch TCM behandeln.

Die intensive Auseinandersetzung mit dem Patienten und die Betrachtungsweise aus einem ganz anderen Blickwinkel eröffnet weite Therapiespielräume mit großen Heilerfolgen. Diese sind jedoch abhängig von den Fähigkeiten und der Erfahrung des Arztes. Hat er die entsprechende Kompetenz, so lassen sich viele Krankheiten erfolgreich mit der TCM therapieren. Die Akupunktur wird in den kommenden Jahren aufgrund ihrer überzeugenden Wirksamkeit einen enormen Aufschwung erfahren.

Die TCM und damit die Akupunktur stützt sich auf mehrere theoretische Säulen:

1. Die Lehre vom Qi

2. Die Lehre von den Organen

3. Die Lehre von den Meridianen

4. Die Lehre von den vier diagnostischen Methoden

5. Die Lehre von den acht diagnostischen Methoden

6. Die Lehre von Yin und Yang

7. Die Lehre von den fünf Wandlungsphasen

*Das Qi*
Während man im Westen unter Qi die Lebensenergie versteht, beschreibt es die chinesische Medizin als die gesamte Körperfunktion, also Wachstum,

Aktivität, Entwicklung, Atmung, Durchblutung und Organfunktion. Das Qi des Körpers setzt sich zusammen aus einem ererbten und einem erworbenen, durch die Lebensumstände geprägten Anteil. Dieser veränderliche Anteil wird bestimmt durch Lebensgewohnheiten wie Arbeitsbelastung, Schlaf, körperliche Tätigkeit und nicht zuletzt die Ernährung. Das Ziel einer Akupunkturbehandlung ebenso wie aller anderen therapeutischen Verfahren der chinesischen Medizin ist es, das gesamte Körper-Qi zu stärken und harmonisch arbeiten zu lassen. Genauer gesagt werden Leerzustände und Blockierungen des Qi-Flusses behandelt, um so wieder einen harmonischen Fluß zu gewährleisten.

*Die Meridiane*
Bei diesen »Leitbahnen« handelt es sich um Verbindungen zwischen Punkten, die ähnliche therapeutische Wirkrichtungen beispielsweise auf das Herz, die Niere oder die Lunge haben. Dementsprechend spricht man von Herzmeridian oder Nierenmeridian. Nach traditioneller Auffassung werden im Meridiansystem Qi und Blut zur Versorgung der Organe transportiert.
Über die Meridiane können äußere Störungen in den Körper eindringen, genauso wie sich Erkrankungen der inneren Organe über das Meridiansystem auszubreiten vermögen. So kann beispielsweise das Magenfeuer zu Schwellungen und Blutungen des Zahnfleisches führen oder das Gallenblasenfeuer zu Ohrenschmerzen, Ohrgeräuschen und Schwerhörigkeit.
Die Meridiane dienen jedoch auch diagnostischen Zwecken. So kann eine Druckschmerzhaftigkeit über Akupunkturpunkten auf Erkrankungen an dem zugehörigen Organ hinweisen, genauso wie

das entsprechende Organ auch über Akupunkturpunkte beeinflußbar ist.

*Die vier diagnostischen Methoden*
Es handelt sich dabei um eine aufmerksame Diagnostik unter Zuhilfenahme der fünf Sinne

1. Befragen (wie, wo, seit wann usw.)

2. Hören (Art des Sprechens oder Hustens)

3. Riechen (der Haut sowie der Ausscheidungen)

4. Betrachten und Beobachten (Zunge, Hautfarbe, Haltung usw.)

5. Betasten (Spannung von Muskelgewebe und Haut; Bestimmung der Pulsqualität, Pulsdiagnostik)

*Die acht diagnostischen Leitkriterien*
Als übergeordnetes Ordnungssystem wird bei der TCM eine Einteilung in acht diagnostische Leitkriterien vorgenommen

1. Innere und äußere Organe (beispielsweise Haut, Muskulatur)

2. Leere (Schwächezustand) und Fülle (Stauung, Überfunktion)

3. Kälte und Hitze (alles was damit zu assoziieren ist)

4. Das allem übergeordnete Prinzip von Yin und Yang

*Das Yin-und-Yang-Prinzip*

Die Grundlage der TCM sind die Yin-Yang-Lehre und die Theorie der Wandlungsphasen. Wandel und Veränderung wurde von den Chinesen nicht wie in westlichen Religionen transzendentalen Erscheinungsformen wie beispielsweise dem göttlichen Willen zugeschrieben, sondern als Ausdruck der inneren Gesetzmäßigkeiten der Natur, des Tao, gewertet. Das Tao erzeuge zwischen den beiden konträren Kräften Yin und Yang ein Spannungsfeld, welches die Lebensenergie Qi hervorbringt.

Yang beschreibt den männlichen Pol: Stärke, Aktivität, Wärme, Sonne, Tag, Himmel, oben, männlich, aufstrebendes Wachstum und Dynamik. Yin umfaßt den weiblichen Pol: Stabilität, Passivität, Schwere, Harmonie, Intuition, Sensibilität, Kälte, Mond, Nacht, unten und weiblich.

Da die Begriffe von Naturphänomenen abgeleitet sind, spricht man auch bei Körperregionen, wie im Falle des Rückens und der Extremitäten, bei Außenseiten von der Yang-Seite (die Seite, die bei einem Feldbauern von der Sonne beschienen wird) und der Yin-Seite, der Schattenseite. Sodann unterteilt man in Yang-Organe (Magen, Gallenblase, Harnblase, Darm, Haut, äußere Körper- und Muskelschichten, obere Körperhälfte) und Yin-Organe (Herz, Lunge, Leben, Niere, Milz, Bauchspeicheldrüse, untere Körperhälfte, tiefe Muskelschichten, Knochen)

Yin und Yang stehen in einem ewigen Wechselspiel zueinander. So wie jedes Ding ein Oben und Unten, ein Innen und Außen hat, so besteht alles Leben aus Körperlichkeit und Aktivität. Aber die Aktivität formt ihrerseits gleichzeitig die Körperlichkeit, das Yang mit seinen verändernden Kräften gestaltet das Yin. Andererseits bietet das Yin, das Materielle, den aktiven Kräften Widerstand, stellt sich konservierend und erhaltend der veränderten Kraft entgegen. Der rhythmische Wechsel von Yin und Yang spiegelt sich somit in allen körperlichen und geistigen Funktionsabläufen wider. Störungen dieser Ordnung führen zu Krankheiten, die sich jedoch durch beispielsweise Stimulation des Gegenpols mittels Akupunktur wieder harmonisieren lassen.

Die Akupunktur zielt darauf ab, die energetischen Potentiale des Menschen zu beeinflussen. Der Qi-Fluß im Innern des Körpers ist durch bestimmte Höhlungen, Vertiefungen und Eingänge von der Haut her zugänglich. Auf topographisch genau definierten Leitbahnen fließt der lebenerhaltende Energiestrom. Ziel der Behandlung ist es, mit der Nadel genau definierte Akupunkturpunkte zu stimulieren, um dadurch den Qi-Fluß positiv zu modulieren. So können beispielsweise Blockaden des Energieflusses gelöst werden, der Qi-Fluß kann gekräftigt oder krankhaftes Qi aus dem Körper entfernt werden.

*Die fünf Wandlungsphasen*

Es gibt fünf Elemente oder auch Wandlungsphasen, innerhalb derer ein dynamisches Miteinander von Förderung und Kontrolle besteht. Es sind dies Holz, Feuer, Erde, Metall und Wasser. Da diese in der heute praktizierten Akupunktur Chinas nur noch geringe Bedeutung haben, soll an dieser Stelle auf eine nähere Erläuterung verzichtet werden.

*Heilanzeigen:*
– Erkrankungen der Atmungsorgane

– Augenerkrankungen
– Erkrankungen der Mundhöhle
– Magen-Darm-Erkrankungen
– neurologische Erkrankungen
– Schmerzen aller Art
– orthopädische Erkrankungen (Arthrosen, Verspannungen, Rheuma, Tennisellbogen, Ischias, Hexenschuß, Schultersyndrom)

*Gegenanzeigen:*
– Organschäden
– Krebs
– psychiatrische Erkrankungen
– akut lebensbedrohende Erkrankungen

*Komplikationen:*
In der Schwangerschaft müssen besondere Vorsichtsmaßnahmen getroffen werden.

## FENG SHUI – DIE KUNST DES GESUNDEN WOHNENS

*»Der vernünftige Mensch paßt sich der Umwelt an, der unvernünftige besteht darauf zu versuchen, die Welt an sich anzupassen. Deshalb hängt jeder Fortschritt von unvernünftigen Menschen ab.«* (Shaw)

Zu einem ganzheitlichen Lebenskonzept gehört als aktive Gesundheitsvorbeugung auch eine Betrachtung der Formen, Farben und Symbole, die unser Leben stark mitbestimmen, ohne das wir uns dessen übermäßig bewußt sind. Der Mensch ist in vielschichtiger Weise mit seiner natürlichen Umgebung verbunden. Dies geht sogar so weit, daß die Energien, die durch den Menschen hindurchströmen,

ebenfalls nicht isoliert betrachtet werden können, da auch sie in einer engen Wechselbeziehung mit irdischen und kosmischen Strömungen stehen.

Die jahrtausendealte chinesische Kunst des »Feng Shui«, was wörtlich übersetzt »Wind und Wasser« bedeutet, die in jüngster Zeit in Europa mehr und mehr Beachtung findet, beschäftigt sich mit diesem harmonischen Energiefluß zwischen dem Menschen und seiner Umgebung. Sie versucht aufzuzeigen, wie das gesamte Wohnumfeld seelische Ausgewogenheit, Gesundheit und Wohlstand positiv beeinflußt. Im Gegensatz zu abendländischen Völkern sind die Chinesen seit jeher in der Lage, vernünftige Gründe anzugeben, warum ein bestimmtes Fleckchen Erde friedlich und beruhigend oder unbehaglich wirkt.

Feng Shui versucht als Kunst und Wissenschaft zugleich, die harmonische Formgebung und Plazierung von Gebäuden, Räumen, Möbeln und Symbolen derart sicherzustellen, daß ein Maximum an »Qi«, also Lebenskraft, durch das Gebäude fließt und dort erhalten bleibt. Bekanntlich brauchen – und da sind sich alle Religionen einig – sämtliche Lebewesen, Mensch, Tiere und Pflanzen, »Qi« für ihr Wachstum und ihr Überleben. So wie beispielsweise Tai Chi oder Qi Gong das Ziel haben, den Qi-Fluß im menschlichen Körper zu regulieren, zu stabilisieren und zu stärken, so hat Feng Shui das Ziel, den Qi-Fluß in der Umgebung des Menschen zu harmonisieren und zu optimieren, so daß Gesundheit, Lebenskraft und Wohlbefinden gestärkt werden.

Am Rande sei erwähnt, daß beispielsweise in Hongkong inzwischen mehr als 3000 Feng-Shui-Experten zusammen mit Architekten tätig sind. Große internationale Firmen und Banken, darunter auch die Chase Manhattan Bank, die Bank of China und die Hongkong and Shanghai Bank, deren Gebäude zu den teuersten der Welt gehört, haben in jüngster Zeit ihre monströsen Paläste durchgehend nach Feng-Shui-Prinzipien errichten lassen.

Hier setzt sich zunehmend eine erstaunliche Entwicklung durch, die geprägt ist durch die Abkehr von einem streng materialistischen Weltbild und Hinwendung zur Offenheit gegenüber uralten überlieferten mystischen Weisheitslehren. Unkenntnis und Nichtbeachtung dieser alten Lehre in der westlichen Architektur bilden die Ursache dafür, daß ein großer Teil der Gebäude, vor allem Betonsilos in Osteuropa, kaum »Qi« hat und die Bewohner daher über unerklärliche Müdigkeit und andere Befindungsstörungen klagen. Häuser und Büros mit viel Qi dagegen unterstützen ein gesundes, aktives Leben, gute zwischenmenschliche Beziehungen, solide schulische Leistungen von Kindern und Jugendlichen und helfen darüber hinaus die berufliche und geschäftliche Situation zu verbessern.

Eine moderne und hochaktuelle Ausdrucksform der Anwendung des Feng Shui ist die im Westen steigende Berücksichtigung von Elektrosmog, Baustoffgiften, Erdstrahlen und Wasseradern. Das Problem das sich hier stellt liegt darin, daß wir uns im Westen schwertun mit Dingen, die wir rational nicht begreifen können. So versuchen wir mit wissenschaftlichen Methoden Dinge zu messen, die jedoch mit den uns bekannten Verfahren nicht kompatibel, also »noch« nicht meßbar sind. Infolgedessen bleibt uns nur, uns offen und unvoreingenommen mit asiatischen »Weisheiten« wie beispielsweise dem Feng Shui auseinanderzusetzen.

Wenn hier von Harmonie in der Architektur die Rede ist, so sollen damit im Feng Shui zwar die Übereinstimmung und wechselseitige Ergänzung von Formen und Materialien, Landschaft und Himmelsrichtung gemeint sein, jedoch sollen dabei auch die Menschen berücksichtigt werden, die darin leben. So trägt die Harmonie zwischen Form und Material einen erheblichen individuellen Symbolcharakter in sich. Symbole sind Träger von Bedeutungen, die für jeden von unterschiedlichem Wert sind und somit eine ganz unterschiedliche Potenz, sprich »Qi«-Kraft, in sich tragen.

Symbole unterschiedlichster Form und Größe befinden sich überall um uns herum. Sie besitzen die Kraft, die ihnen innewohnende Energie durch Schwingungen auf den zu übertragen, der für sie empfänglich ist, der also dieselbe Wellenlänge hat. So kann eine Wendeltreppe im Haus die der Spirale eigenen Merkmale und die damit verbundenen individuellen Verbindungen in die häusliche Umgebung holen. Das gleiche tun auch Symbole auf Bildern oder Fotografien beziehungsweise Farben (siehe auch Farbtherapie, Seite 133) oder musikalische Klänge, die auf besondere Weise Vitalität geben oder nehmen können.

So können wir auf vielfältige Weise selbst dafür Sorge tragen, daß unsere Lebensräume durch die gezielte Verwendung von Symbolen und Feng Shui Leitlinien ihre Kraft immer wieder von selbst erneuern und somit wesentlich zur Gesundheit ihrer Bewohner beitragen.

*Heilanzeigen:*

– Das sogenannte »Sick-Building-Syndrom« sowie das »Multiple-Chemical-Syndrom« sind relativ neue Krankheitsbilder, denen in letzter Zeit mehr Aufmerksamkeit geschenkt wird. Es sind Sym-

ptomkomplexe wie beispielsweise Schwindel, Nervosität, Müdigkeit, Kopfschmerzen und leichte Atemstörungen, die durch chemische und physikalische Gifte in Gebäuden oder am Arbeitsplatz ausgelöst werden
– Depressionen und psychische Befindungsstörungen

## Traditionelle indische Medizin und Ayurveda

Die traditionelle indische Medizin ist eine zusammenfassende Bezeichnung für fünf verschiedene Heilrichtungen, die auf eine jahrtausendealte Kultur zurückblicken. Noch heute werden 50 bis 60 Prozent der Bevölkerung Indiens je nach Bundesstaat nach einem dieser Systeme versorgt.

1. Örtlich verwurzelte volksmedizinische Praktiken der unterschiedlichen ethnischen Gruppen.

2. Yoga: in ganz Indien seit etwa 7000 Jahren praktizierte Körperübungen zur Steigerung der Gesundheit und der Lebenskraft.

3. Sihha-Medizin: südinidsche Variante mit Betonung der Alchemie. Nach dieser Vorstellung werden giftige Substanzen in gesundheitsfördernde, unedle Verhaltensweisen in edle umgewandelt.

4. Unani-Medizin: Im 13. Jahrhundert von den islamischen Eroberern eingeführte Heilrichtung, die sich an der antiken »Vier-Säfte-Lehre« orientiert und eine Verbindung zwischen arabischer und indischer Medizin darstellt. Sie wird noch heute in moslemischen Gebieten praktiziert.

5. Ayurveda: Wörtlich aus dem Sanskrit übersetzt bedeutet Ayurveda »Wissen vom langen Leben«. Es ist ein jahrtausendealtes Wissen der alten indischen Hochkultur und hat seinen Ursprung um etwa 2500 v. Chr. Neben der Erhaltung und Förderung von Gesundheit und Lebenskraft durch »vernünftige« Lebensführung versucht Ayurveda ein spirituelles Bewußtsein zu fördern und zur Suche nach dem tieferen Sinn des Lebens anzuregen. Im Vordergrund steht jedoch ein eigenes ganzheitliches Konzept von Krankheit und deren Entstehung. Grundlage dieser Lehre bilden die drei »Doshas« (Sanskrit: Unvollkommenheiten) Vata, Pitta und Kapha, die sich aus den fünf Naturelementen Erde, Wasser, Feuer, Luft und Raum ableiten und miteinander sämtliche Funktionsabläufe des menschlichen Organismus und der Psyche bestimmen.

## Chakrentherapie

Die Lehre von den sieben Chakren, den Energiezentren des menschlichen Körpers, ist uralt und in unterschiedlichen Kulturen belegbar. Die ältesten Nachweise datieren aus der Zeit um 3000 v. Chr. und stammen aus der Gegend des heutigen Indien, Tibet und Nepal.
Der Begriff Chakra stammt aus dem Sanskrit, der heiligen Sprache der Hindus, und bedeutet soviel wie Rad oder »Kraft-Wirbel«. Ein Chakra ist ein

feinstoffliches Kraftzentrum des Körpers, welches wichtige Körperfunktionen steuert. Jeder dieser sieben Energiewirbel dreht sich mit hoher Geschwindigkeit. Drehen sich alle sieben Energiezentren gleich schnell in harmonischem Gleichgewicht, so kann die Lebensenergie frei durch den Körper fließen, und dieser ist dann bei bester Gesundheit. Wird einer von ihnen langsamer und behindert oder blockiert den Fluß der Lebensenergie, setzt der Alterungsprozeß und damit der körperliche Verfall ein. Dies kann sich bereits durch ein Unwohlsein oder eine Befindungsstörung bemerkbar machen. Bleibt sie unbeachtet oder wird nichts unternommen, um den Energiefluß durch eine Sti-mulierung des betroffenen Chakras erneut anzuregen, sucht sich die gestaute Energie durch eine Krankheit Auslaß. Durch Meditation, Yoga (siehe auch Die Fünf Tibeter, Seite 229), Heilsteine, Farben, Düfte, Töne und Mantras lassen sich die sieben Chakren zu verstärkter Aktivität stimulieren.

Die Chakrentherapie ist eine sinnvolle therapeutische und vorbeugende Methode zum Erhalt von Gesundheit und Lebenskraft. Es hat sich bewährt, zunächst die Chakren mittels der Fünf-Tibeter-Übungen zu harmonisieren, um dann anschließend in der Meditation ein möglicherweise geschwächtes Chakra gezielt zu aktivieren, indem man bei »aromatischer Atmosphäre« die entsprechende

## DIE LAGE DER CHAKREN UND IHR WIRKUNGSBEREICH

Tabelle 1

| Name des Chakras | Lage im Körper | Körperlicher Wirkungsbereich | Geistig-seelischer Wirkungsbereich |
|---|---|---|---|
| 1. Wurzel-Chakra | Damm (unter dem After), Knochen, Darm | ZNS, Wirbelsäule, Genitalien | Stärkt Lebensenergie, Durchsetzungskraft und innere Stärke. Stärkt die Sexualkraft |
| 2. Sakral-Chakra | Schambeingegend, Niere | Blutdruck, Fortpflanzungsorgane, Verdauungsorgane | Regt Intuition, Erotik, Appetit, Verdauung und Zufriedenheit an |
| 3. Solarplexus-Chakra | Oberhalb des Nabels | Verdauung, vegetatives Nervensystem | Fördert das Ich-Bewußtsein und lindert Depressionen, löst Emotionen |
| 4. Herz-Chakra | Herzgegend, Brustmitte | Herz, Kreislauf, Lymphsystem | Fördert selbstlose Liebe, Verständnis und Mitgefühl, Harmonie und Wärme |

| 5. Kehlkopf-Chakra | Unterhalb des Kehlkopfes | Schilddrüse, Stimmbänder, Atmungsorgane | Fördert die ehrliche Kommunikation, fördert Kreativität und Selbstausdruck |
| 6. Stirn-Chakra | Zwischen den Augenbrauen | Hormondrüsen, Nase, Augen, Ohren | Belebt Intuition, Kreativität und Phantasie sowie geistige Konzentration |
| 7. Kronen-Chakra | Mitte der Schädeldecke | Schädel und Großhirn | Stärkt spirituelles Wachstum und Selbstverwirklichung |

Farbe in das geschwächte Chakra »hineinatmet«. Die Chakrentherapie ist sinnvoll bei chronischen Erkrankungen sowie allen Erkrankungen, die einer der herkömmlichen Therapien nicht zugänglich sind; außerdem als additive Therapie bei allen Formen von Befindungsstörungen.

Nach dieser heute überaus gängigen, wissenschaftlich jedoch nicht beweisbaren Theorie lassen sich alle Krankheiten auf Blockaden im Energiekreislauf zurückführen. Aufgabe des Therapeuten ist es, das betroffene Chakra zu finden und es erneut regelmäßig zu stimulieren. Die für den Geübten be-

Tabelle 2: *Hilfsmittel, die Chakren aktivieren*

| Chakra | Farbe | Stein | Aroma | Vokal | Visualisierte Natur |
| --- | --- | --- | --- | --- | --- |
| 1. | Rot | Achat, Rubin, Granat, Hämatit | Nelke | U | Morgen- oder Abendrot |
| 2. | Orange | Karneol, Feueropal, Sonnenstein | Sandel | O | Licht des Mondes auf klarem Wasser |
| 3. | Gelb | Bernstein, Zitrin, Tigerauge | Lavendel | O | Reifes Kornfeld, Sonnenblumen |
| 4. | Grün/Rosa | Smaragd, Jade Rosenquarz, Malachit | Rose | A | Grüne Wiese |
| 5. | Hellblau | Aquamarin, Azurit Türkis | Eukalyptus | O | Blauer Himmel |
| 6. | Violett | Saphir, Lapislazuli | Jasmin | I | Nachthimmel |
| 7. | Weiß | Amethyst, Bergkristall, Diamant | Olibanum | M | Berggipfel |

sten Methoden, um therapeutisch oder vorbeugend die Chakren zu aktivieren und zu harmonisieren, sind die Meditation und Yogaübungen (siehe auch Die Fünf Tibeter, Seite 229).

Darüber hinaus gibt es jedoch eine Reihe von Hilfsmitteln, die ebenfalls die Chakren aktivieren:

*Anwendungsbeispiele:*

Legen Sie sich entspannt auf den Rücken, und atmen Sie tief durch. Stellen Sie sich in Gedanken Ihre Chakren als offene Trichter vor, durch die Sie mit jedem Atemzug Licht in der Farbe des jeweiligen Chakras einatmen, bis die Trichter gefüllt sind.

Setzen Sie sich in Meditationshaltung, schließen Sie die Augen, und atmen Sie tief durch.

Stellen Sie sich eine der in Tabelle 2 erwähnten Landschaften vor, und konzentrieren Sie sich in Ihren Gedanken darauf, während Sie beim Ausatmen Ihren Körper durch das leise tiefe Summen des entsprechenden Vokals in Schwingung versetzen (Dauer 10 bis 15 Minuten).

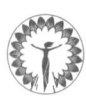 ## Traditionelle tibetische Medizin (TTM)

Die tibetische Heilkunde kann zweifellos auf eine sehr lange Tradition zurückblicken. Trotz vieler Einflüsse aus Indien und China hat sie dennoch im Lauf der Jahrhunderte eine starke Eigenprägung entwickelt. Ihre Blütezeit hatte die tibetische Medizin bereits im 8. Jahrhundert unserer Zeitrechnung. Schon damals standen tibetische Mönchsärzte aufgrund ihres umfangreichen Wissens im benachbarten Ausland in sehr hohen Ansehen.

Unter den traditionellen Heilkünsten hat sich die tibetische Medizin neben der griechischen, chinesischen und indischen Medizin einen wichtigen Platz erobert. Wie auch diese hat sie sich zunächst über einen riesigen Kulturraum entfaltet und dann mit Beginn des 16. Jahrhunderts die ethnischen und sprachlichen Grenzen überschritten, um sich vor allem unter den mongolischen Völkern auszubreiten. Die tibetische »Kunst des Heilens« ist das Ergebnis einer langen empirischen Beobachtung des gesunden und kranken Menschen, seines natürlichen Umfelds und seiner weitgefaßten therapeutischen Möglichkeiten.

Die TTM stützt sich auf die drei Seinsprinzipien Wind, Galle und Schleim, die eng miteinander zusammenhängen. Dem Prinzip Wind – oder Luft – werden das Denken, der Geist und alle körperlichen wie geistigen Bewegungen zugeordnet. Dem Prinzip Galle entspricht das Wollen, also das energetische und dynamische Wesen aller Lebensvorgänge. Dem Prinzip Schleim entsprechen sowohl das Fühlen als auch die Materie an sich. Das Gleichgewicht dieser drei Seinsprinzipien sichert die Funktion der sieben Grundgewebe des Organismus: Lymphe, Muskeln, Sperma, Blut, Fettgewebe, Knochen und Knochenmark. Das geordnete Gleichgewicht innerhalb dieser Strukturen sichert die Gesundheit. Der Krankheitszustand ist Ausdruck der pathogenen Tätigkeit dieser ins Ungleichgewicht geratenen Körperflüssigkeiten. Damit sind die Körperflüssigkeiten zwar Lebensträger, sie werden aber auch als erste latente Ursache für Krankheiten verantwortlich gemacht.

Krankheiten entstehen, wenn unterstützende oder auslösende Faktoren unterschiedlichster Art wie Klima, Ernährung, Lebensstil, giftige Stoffe oder

Unfälle zusammenwirken. Ständiger oder wiederholter Kontakt mit den gleichen auslösenden Faktoren verursacht ein »Aufwallen« des zuvor gestauten Körpersafts. So besteht die Gefahr, daß der morbide Körpersaft wie ein See, der Hochwasser führt, seine Deiche durchbricht, über seine natürlichen Ufer tritt und seine pathogene Tätigkeit aus der Ferne ausübt. In diesem Stadium ist die Krankheit ausgebrochen, und ihre Anzeichen sind sowohl an der Oberfläche des Körpers als auch am Puls, am Geruch oder den Harnausscheidungen zu erkennen. Ähnlich wie andere traditionelle Heilweisen nimmt bei der TTM die aufmerksame Beobachtung, Befragung und Betastung eine wichtige Schlüsselstellung ein. Die Therapie ist ebenfalls daran orientiert, Ursachen aufzuklären und sie zu beseitigen. Landesübliche Heilkräuter und Diäten spielen zudem eine wichtige Rolle.

Das Interesse an der tibetischen Heilkunde wird in unserem Kulturkreis immer größer. Dennoch müssen wir uns hüten, zu vorschnell die Frage nach der raschen Anwendbarkeit traditioneller Heilmethoden zu stellen. Zu komplex sind die religiösen und kulturspezifischen Glaubens- und Heilsmodelle. Das Erlernen der tibetischen Heilkunde erfordert weitreichendes Wissen und grenzenlose asiatische Geduld. Und selbst dann noch ist die Zeit zu kurz, um bereits jetzt beurteilen zu können, ob die empirische Heilkunde eine wertvolle und in bestimmten Bereichen sinnvolle Ergänzung zu unserer konventionellen westlichen Medizin sein wird. Dies wird sich erst erweisen, wenn auch wir aus Erfahrung gelernt haben, bei welchen *Heilanzeigen* diese asiatische Heilweise unserer erprobten Medizin überlegen ist und wo sie sich im ganzheitlichen Sinne ergänzend einfügen läßt.

## Körperorientierte integrative Heilverfahren

Bei den integrativen Heilmethoden handelt es sich um Verfahren, die das Ziel haben, dem Streben des Menschen nach persönlicher und spiritueller Weiterentwicklung Rechnung zu tragen. Mit ihnen lassen sich Krankheitsursachen bereits an der Wurzel aufdecken, wodurch Krankheiten als Warnsignale überflüssig werden. Sie dienen der Selbsterfahrung und lassen Disharmonien frühzeitig erkennen und beseitigen.

Im folgenden sollen einige Übungen, Techniken und Rituale vorgestellt werden. Mit den Übungen werden praktische Instrumente an die Hand geben, die es ermöglichen, verborgene Potentiale zu entfalten und eine Wandlung zu einem farbenfrohen intensiven und sinnerfüllten Leben mit der Natur und ihren Gesetzen zu vollziehen. Die Übungen eignen sich für jeden und verhelfen bei diszipliniertem, intensivem Training dazu, über die Grenzen des Ichs hinaus in neue Bewußtseinsdimensionen hineinzuwachsen, um auf diesem Wege zu mehr Lebenskraft, Lebensfreude und Frieden zu finden.

## Familiensystemische Integration nach Bert Hellinger – Das Familienstellen

Bei fast allen seelischen und körperlichen Erkrankungen (einschließlich Psychosen, Krebs, Sucht, multipler Sklerose und anderen) und beim Scheitern im Beruf oder in der Ehe spielen familiäre Ver-

strickungen eine unbewußte, aber wesentliche und bisher vollkommen unterschätzte Rolle. Diese Verstrickungen bewirken eine Verwirrung der Identität sowie einen Mangel an Energie und Lebenskraft. Das tägliche Leben wird mühsam statt leicht, starr statt fließend, verstopft statt spontan. Man lebt, ohne zu leben, und hat ständig das Gefühl, neben sich zu stehen und nicht über den eigenen Schatten springen zu können.

Abgeschnitten von der Lebenskraft, sucht man sich Ersatz in zwanghaften Gewohnheiten und Sucht (Arbeit, Macht, Sex, Konsum, Geld, Drogen, Alkohol oder abgehobener Esoterik). Die Schöpfung wird so benutzt, als habe sie einem zu dienen. Man wird autonom wie eine Krebszelle und beginnt unbewußt, getrieben vom Ego, seine Ressourcen und damit sich selbst zu zerstören. Körperliche und seelische Erkrankungen, Unfälle, Selbstmord oder Mißerfolge auf vielerlei Ebenen können die Folge sein.

Durch das von Bert Hellinger weiterentwickelte Instrument der Familienaufstellung werden solche Verstrickungen deutlich.

In jeder Familie wirken machtvolle Ausgleichskräfte durch die Jahrhunderte hindurch. Eine Familienseele, ein sogenanntes Sippengewissen, sorgt auf tiefer archaischer Seelenebene für immer wieder ausgleichende Gerechtigkeit und Harmonie. Werden in der Schicksalsgemeinschaft der Familie Mitglieder ausgeklammert oder vergessen, so bewirkt dieser Ausgleich, daß ein später Geborener diese Früheren vertreten muß. Wurde in der Familie ein Schicksal ausgeklammert, wie beispielsweise ein früherer schrecklicher Tod oder eine schwere Schuld, so muß ein Späterer dieses Schicksal übernehmen, damit der Ausgleich und damit die Ordnung der Liebe gewahrt bleibt. Er wird sich unbewußt mit dem Ausgeklammerten, beispielsweise einem Kriminellen, einem Alkoholiker oder einem Behinderten identifizieren und blind dessen Schicksal mit Gefühlen, Schuld und Rache übernehmen. Durch diese Identifizierung findet er nicht den ihm gemäßen Platz in der Familie, kann die Eltern nicht als Eltern annehmen, fühlt sich fremd erst unter den Geschwistern, dann unter anderen. Er hält unaufhaltsam daran fest, da er sich aus tiefer Loyalität gebunden fühlt, auch wenn ihm dies schweres Leid bringt.

Der Patient stellt bei dieser Therapie mit stellvertretenden Personen seine Familie auf: Das unbewußte Bild seiner Familie und der eigene Platz werden so zunächst sichtbar. Die aufgestellten Stellvertreter übernehmen nun, durch eine scheinbar undefinierte Kraft gelenkt, die wahren Gefühle der tatsächlichen Familienmitglieder. Deren Konstellation wird nun schrittweise verändert, und den fehlenden werden die ausgeklammerten Familienmitglieder hinzugefügt. Aus den emotionalen Reaktionen des Patienten auf die Stellvertreter bekommt der Therapeut ein Bild von der wirkenden Dynamik.

So findet er mit dem Patienten zusammen dessen Identifizierung heraus und unterstützt ihn, sie aufzulösen und die Eltern urteilsfrei anzunehmen und ihre Würde zu respektieren. Das Annehmen eines bislang abgelehnten Elternteils wirkt wie ein Kraftstrom und ist immer verbunden mit einer starken emotionalen Reaktion. Die neugewonnene Lebenskraft hat eine heilende Wirkung auf körperliche und seelische sowie partnerschaftliche Probleme. Selbst die teilnehmende Beobachtung als Zuschauer oder Stellvertreter in fremden Familien berührt

sehr tief und verändert die eigene Wahrnehmung und Einstellung grundlegend.

Folgende Beispiele von gewissen Grunddynamiken sollen den Prozeß verdeutlichen:

Bei früh verstorbenen Geschwistern der Eltern wirkt die Kraft »Ich folge dir nach«. Der Betreffende kann sich kaum dem Leben, dem Partner oder den Kindern zuwenden. Wenn ein Elternteil in dieser Art und Weise gehen will, übernimmt oft das Kind für ihn: »Ich gehe an deiner Stelle.« Es wird dann depressiv, suizidgefährdet, süchtig oder bekommt eine andere unheilbare Erkrankung.

Wenn ein Elternteil ein schweres Schicksal hat, wie Krankheit, Unfall oder auch Schuld, will oft ein Kind oder Enkel dieses aus Liebe übernehmen: »Ich trage es für dich.«

Ist die Dynamik klargeworden, so nimmt der Patient seinen neuen Platz in der Familie ein und definiert seine Beziehung zu den Familienmitgliedern neu, indem er jedes einzelne anerkennt. So kommt er in seiner Einstellung an den richtigen Platz. Nun kann er seine Eltern achten und von ihnen die Kraft nehmen, die sie ihm mit dem Leben gegeben haben. Das neue Bild, die wiedergewonnene Identität und die erlangte Kraft bewirken eine tiefgreifende positive Veränderung von Einstellungen, Wahrnehmungen und Bedürfnissen.

## Initiationstherapie – Die Nathal-Metode (nach Prof. Dr. G. Nathal)

Am Beispiel der Initiationstherapie nach Nathal sollen die individuellen therapeutischen Möglichkeiten integrativer Heilverfahren deutlich werden. Bei dieser von Professor Dr. G. Nathal vor vielen Jahren entwickelten Technik handelt es sich um eine Trainingsmethode zur Bewußtseinserweiterung, mit der es gelingen soll, mittels einer bestimmten Vorgehensweise zur Änderung der Hirnfrequenzen in einen kommunikativen Dialog mit anderen Realitätsbereichen zu treten. Damit würde sich für den diszipliniert Übenden ein uralter Menschheitstraum erfüllen: nämlich einen Dialog (Wellenlängen-Kongruenz) mit anderen Realitätsbereichen oder Energieformen aufzunehmen.

Der Sinn dieser Kontaktaufnahme liegt in der Erfahrung einer Bewußtseinserweiterung mit dem Ziel, neue hilfreiche Erkenntnisse zu erfahren, Wissen und Leistung zu maximieren, um so zu einer tiefgreifenden Problembewältigung und Heilfindung zu gelangen.

Auf diesem Weg wird zudem versucht, dem Wahrheitsuchenden die Wissenschaft der Spiritualität nahezubringen, sich über das Körperbewußtsein zu erheben, durch höhere spirituelle Ebenen zu gehen und dabei Selbst- und Schöpfererkenntnis zu erlangen. Auf dem Weg des Gefühls überschreitet der Wahrheitsuchende Grenzbereiche, an die sein Intellekt bisher gefesselt war, da die Aufmerksamkeit der Sinne an die äußere Welt gebunden war und die Gedanken und Konditionierungen die globale Sichtweise einschränkten. Im Mittelpunkt stehen die zunehmende Veredelung des Menschen und die Stärkung seiner intuitiven und emotionalen Intelligenz.

Mittels einer bestimmten Technik, der differenzierten Visualisierung, werden die Gehirnfrequenzen und damit die Schwingungsebene der jeweiligen Person derart modifiziert, daß sie schließlich kongruent verlaufen mit Bewußtseinsbereichen, die jenseits unserer sichtbaren materiellen Welt existent sind – eine zeitversetzte Dimension neben der unseren. Die gezielte Veränderung und die Vereinigung von Hirnfrequenzen erlauben so die Navigation in höhere Bewußtseinsebenen und Informationsbereiche. Sie sind verbunden mit dem unmittelbaren Zugang zu Energie- und Informationsfeldern, die im Wachzustand nicht zu erreichen sind.

Sie erlauben es, absichtsvoll Visionen hervorzurufen und zielgeleitet durch bildhaftes Einfühlen dazugehörige Informationsbereiche aufzusuchen. So können die Beschränkungen der lediglich rational faßbaren Erkenntnisformen überwunden werden.

Das geschieht in einem Vorgang des Einschwingens der unterschiedlichen Frequenzen in ein gemeinsames Schwingungsmuster. Dieser Prozeß vollzieht sich abseits des Verstandes auf rein emotionaler Ebene. Durch das Lernen dieser Emotionssteuerung eröffnen sich unvorstellbare innovative Potentiale.

Alpha-, Theta- und Delta-Wellenbereiche werden durch Nathal mit dem Wachzustand (Beta-Bereich) und zugleich mit dem Gleichschwingen der Hemisphären verknüpft. Darin kann eine teilweise physiologische Entsprechung für die Unabhängigkeit von Raum und Zeit und für andere Entgrenzungen des Bewußtseins vermutet werden. Gehirnphysiologische Messungen mit Nathal Probanden bestätigen, daß eine entsprechende Schulung zu einer Aktivierung neuer Aktionsprofile führte, die neue Dimensionen des Denkens, Erfahrens und Fühlens eröffnete.

Die Transformationsübungen beginnen mit Entspannungstechniken, wie sie aus dem autogenen

Training bekannt sind. Dann beginnt der Trainierende die erreichten Beruhigungen, die in einer Frequenzänderung der eigenen Energien bestehen, zu stabilisieren, also übt er beispielsweise Schwebe- oder Wärmegefühle, damit das Gehirn und die Zellen adäquate Adaptationen erwerben. Die Energieentwicklungen werden an bestimmte vorher einzustellende Bilder gebunden, um umgehend Streß abbauen zu können und die Frequenzänderungen sukzessive zu erhöhen. Der Übende gelangt nach und nach in einen Alpha-, Theta- und Delta-Zustand, der aufgezeichnet wird. Nach vier eingeübten visuellen Bildern werden diese obigen Frequenzen übertragen. Diese sind nach ausreichendem Training bewußt und willkürlich abrufbar, so daß eine Selbstberuhigung und Energieübertragung jederzeit nach Wunsch herbeigeführt werden kann.

Danach läuft das individuelle Programm des einzelnen ab.

Im letzten Schritt ist der Organismus so transformiert, daß er an Seinsformen gekoppelt wird, die oberhalb unseres momentanen Vorstellungsbereichs liegen.

Nun setzt ein erkenntnisreicher Transformationsprozeß ein, der von jetzt an mit einer Charakterveränderung der trainierenden Person einhergeht. Dabei werden die entsprechenden Problemfelder, welche die bisherigen Therapien nicht erreichen konnten, angesteuert sowie entsprechende Blockaden gelöst und behindernde Charaktermerkmale zunehmend gelöscht.

Durch diszipliniertes Training lassen sich dabei zweifellos ungewöhnliche spirituelle Sphären erklimmen, jedoch sollte dies nur unter der Führung eines kompetenten Lehrers erfolgen.

 **Autogenes Training (AT)**

Der deutsche Neurologe Johannes Schulz entwickelte in den dreißiger Jahren eine Entspannungsmethode, die es ermöglicht, sowohl den gesamten Körper als auch den Geist innerhalb kürzester Zeit tiefgreifend zu entspannen. Schulz stellte fest, daß die psychophysischen Mechanismen, die für die Induktion von beispielsweise einem Schwere- oder Wärmegefühl in den Extremitäten verantwortlich sind, auf direktem Wege durch Autosuggestion hervorgerufen werden können. Daraus resultiert ein angenehmer Zustand höchster Entspannung, der sich auch auf Organe und Funktionskreisläufe übertragen läßt. So kann durch AT ein heilende Wirkung auf grundsätzlich alle Erkrankungen ausgeübt werden. Diese klassische Methode der Autosuggestion zeigt sehr anschaulich und für jedermann leicht verständlich, welch ungeheure Kraft von unseren Gedanken ausgehen kann und wie wir mit Hilfe unseres Intellekts Körperfunktionen weitreichend zu steuern in der Lage sind. Das autogene Training ist der eigentliche Einstieg in weitere Techniken zur Entspannung und Bewußtseinserweiterung.

*Anwendung:*

Durch die Konzentration auf autosuggestive Formeln, die im Geist mehrfach wiederholt werden, entwickelt sich bei häufigem Üben in zunehmender Weise eine entsprechende körperliche Reaktion. So können physiologisch autonom ablaufende Prozesse im Laufe der Zeit willentlich beeinflußt werden. Geübt wird zu Beginn im Liegen oder Sitzen das Empfinden von Wärme, Schwere, tiefer, regelmäßiger Atmung und regelmäßigem Herzschlag. Mittels Formeln wie: »Mein rechter/linker Arm ist ganz schwer/warm«, oder: »Ich bin ganz ruhig und entspannt«, oder: »Mein Herz schlägt ruhig und regelmäßig«, oder: »Es atmet mich« werden das Wahrnehmungsempfinden gestärkt und entsprechende Funktionsabläufe harmonisiert.

In einer weiteren Stufe des AT, der sogenannten Oberstufe, werden Lebensvorsätze entwickelt und schließlich im Geiste visualisiert. Dahinter steht die Idee, daß wer keine Ziele hat, auch keine erreichen kann.

Das autogene Training sollte unbedingt unter Anleitung erlernt werden. Am besten ist ein Gruppenkurs von höchstens 15 Personen über einen Zeitraum von 3 bis 5 Wochen mit mindestens jedoch 2mal 2 Stunden pro Woche. Während dieser Zeit ist ein regelmäßiges Üben zu Hause (2 bis 3mal pro Tag über 5 bis 10 Minuten) unbedingt erforderlich. Hilfreich für den Anfänger ist es, wenn zunächst jeden Tag um die gleiche Zeit, am selben Ort, in der gleichen Sitzhaltung mit der selben Hintergrundmusik geübt wird. Das Üben erfordert viel Konzentration und Geduld, aber der Erfolg stellt sich meist ein, wenn man täglich und regelmäßig übt.

Das autogene Training ist eine großartige Entspannungstechnik, die jeder Mensch beherrschen sollte, um dadurch zu mehr Köperbewußtheit, Ruhe, Lebenskraft und Gesundheit zu gelangen. Hervorragend geeignet als Einstiegsübung für spätere Meditationen.

*Heilanzeigen:*
– grundsätzlich alle Erkrankungen und zur Vorbeugung

*Gegenanzeigen:*
– schwere Psychosen und Neurosen

*Komplikationen:*
Bedingt durch die Umstimmung, kann es anfangs zu harmlosem Herzklopfen, Engegefühl und scheinbarer Luftnot verbunden mit Angstgefühlen kommen.

 **Autosuggestion mittels Affirmationen**

Affirmationen sind individuell entwickelte Leitsätze, mit denen sich das Unterbewußtsein in außergewöhnlicher Weise programmieren läßt. Dabei erfolgt eine möglichst visuelle, also bildhafte Vorstellung dessen, was man während der Meditation oder des autogenen Trainings in sich aufnehmen möchte.

Das gezielte Einsetzen von Affirmationen während des autogenen Trainings oder der Meditation dient dazu, festgefahrene Denk- und Verhaltensmuster aufzulösen, um so zu neuer Lebenskraft und Lebensfreude zu gelangen. Die Affirmation von Gesundheit läßt sich bei allen Krankheiten anwenden und beschleunigt ohne jeden Zweifel den Heilungsverlauf.

Hier einige Beispiele für positive Affirmationen:

*Für stärkeres Selbstvertrauen:*
– Ich vertraue in mich und meinen Schicksalsweg
– Ich bin eine göttliche Ausdrucksform des Lebens
– Ich schaffe alles, was ich mir vornehme
– Ich liebe und akzeptiere mich so, wie ich bin

*Für Gesundheit, Ausgeglichenheit
und Lebenskraft:*
– Ruhe und Harmonie durchfließen meinen Körper
 bis in jede Zelle
– Wellen voller Energie durchfluten meinen Körper
– Mein Körper strahlt vor Gesundheit und Lebens-
 kraft
– Ich fühle mich gesund und stark

*Für Glück und Lebensfreude:*
– Ich genieße jeden Augenblick all die Schönheit
 um mich herum
– Alles, was ich tue, mache ich gern und mit
 Freude
– Alles ist gut so wie es ist, ich habe Freude am
 Leben
– Heute ist ein wunderschöner Tag, ich genieße ihn
 voller Dankbarkeit

 **Kinesiologie**

»Wenn wir wirklich sehen und hören und fühlen,
dann sehen und hören und fühlen wir die kompli-
zierte Einfachheit des Menschen und die einfache
Kompliziertheit des Menschen«. *Dr. G. Goodheart*

Integrative Heilverfahren, zu denen auch die Kinesiologie gehört, bieten die Möglichkeit, uns selbst
und unsere unbegrenzten kreativen Potentiale zu
erkennen, auszuleben und damit über uns selbst
hinauszuwachsen. Sie schärfen Geist und Intuition
und verhelfen zu mehr Lebensintensität und Lebensfreude.

Die Kinesiologie ist eine Wissenschaft, die ihren
Ursprung in der alten chinesischen Energielehre
hat. Hinter dieser Energielehre steht die Auffassung vom Menschen als einem mit globalen und
kosmischen Kräften interagierenden Wesen, das
nie losgelöst, sondern immer integriert ist in die
Wechselwirkungen eines allumfassenden Ganzen.
Praktisch bedeutet es eine Verknüpfung und ein
überprüfbares Wissen von Zusammenhängen zwischen Körpermuskeln und Akupunkturmeridianen
sowie deren Abhängig- und Beeinflußbarkeit von
psychischen Faktoren, Gefühlen oder beispielsweise auch Nahrungsmitteln.
Die Kinesiologie befaßt sich in ersten Linie mit
Muskelfunktionen und lehrt, wie man diese aus-
testen kann, um ein körperliches wie auch seelisches Gleichgewicht oder ein funktionell optimales
Funktionieren einzelner Körperstrukturen zu entwickeln. Die erweiterte Anwendung des kinesiolo-
gischen Wissens und die Übertragung auf den Kontext von Beziehungen im Individuum und mit
allem, was um den einzelnen herum stattfindet, bedeutet jedoch, daß Informationen, die wir über unsere Muskelfunktionen erhalten können, vielfältig
nutzbar sind und nicht zuletzt eine wertvolle Bereicherung für ein intensives bewußtes Leben sind.
Mit dem sogenannten Muskeltest als individuell
außerordentlich aussagekräftigem Biofeedback-In-
strument kann man eine Vielzahl von Informationen erhalten, die sich für individuelles Wohlfühlen
ebenso nutzen lassen wie für die Optimierung vor-
handener und die Entfaltung latenter menschlicher
Fähigkeiten. So wird eine neue Form von kommu-
nikativer Interaktion eingeleitet, die einen klaren
Geist entwickelt und trainiert und die Intuition
und den Umgang mit der Intentionsbewußtwer-

dung fördert. Sie bringt denjenigen, die sich mit ihr oder auch mit anderen Formen der bewußten Meditation beschäftigen, größere Kreativität und Kompetenz, weil sie erfahren und erleben, daß das Verlassen linearer Denkstile mehr Handlungsmöglichkeiten bietet, um sich selbst völlig neue Möglichkeiten und Wahrnehmungsebenen zu erschließen. Durch den Muskeltest wird das bewußte Erkennen des Selbst geschult, wodurch die Potenz der eigenen Möglichkeiten zur optimalen Lebensbewältigung deutlich wird.

Besonders effektiv ist die Anwendung darüber hinaus bei Schmerzzuständen, Allergien, Streß und Nervosität.

*Anwendung:*

Zunächst wird versucht, die Muskelfunktion eines beispielsweise ausgestreckten Armes sinnlich wahrzunehmen. Durch leichten Druck eines Partners oder des Therapeuten auf das Handgelenk sollte versucht werden, den Arm in der gleichen Position zu halten. Ist der Patient nun durch einen Stressor, beispielsweise einen Krankheitsauslöser, individuell belastet, so verändert sich, leicht spürbar für Patient und Therapeut, die Muskelfunktion, und der Arm kann auf leichten Druck nicht in dieser Position gehalten werden. Geprüft wird damit ein intakter Informationsschwingkreis auf seine Stabilität.

Als Stressoren können Emotionen, Allergene, Nahrungsmittel und viele andere auf die individuelle Verträglichkeit geprüft werden. So können auch Zusammenhänge aufgedeckt werden, die der bewußte Verstand bislang nicht wahrgenommen hat. Entscheidend ist jedoch, daß die Möglichkeit, den Körper auszubalancieren, eindeutig Symptome und Schmerzen lindern und auch allergiefrei machen kann.

Diese Erfahrungen und die Überraschungen, die auch Ärzte im therapeutischen Einsatz damit erleben können, öffnen neue Dimensionen für zwischenmenschliche Interaktion. Zeiten von Leid-, Krankheits- und Streßerfahrung können dadurch verkürzt oder reduziert werden, und ein individuelles Entwicklungspotential kann sich schneller und optimaler entfalten. Anders ausgedrückt erhöht sich die intrapsychische und zwischenmenschliche Interaktionsfrequenz, ein Effekt, der sich in unserer sich beschleunigenden Zeit als wichtig erweisen wird.

Ein weiterer interessanter Aspekt in der Kinesiologie ist darüber hinaus die Weiterentwicklung menschlicher Fähigkeiten und Kreativität, da durch das Feedback schnell und zuverlässig Zusammenhänge aufgedeckt werden, weit bevor der bewußte Verstand diese wahrhaben möchte. So kann rechtzeitig reagiert werden.

 **Biofeedback**

Beim Biofeedback (Feedback bedeutet Rückkopplung) handelt es sich um eine computergestützte Entspannungstechnik, die vornehmlich dazu dient, Tiefenentspannung zu erfahren, um so körperliche und psychische »Verkrampfungen« zu lösen. Mittels feiner Sensoren werden Körperfunktionen wie beispielsweise Atmung, Pulsfrequenz oder Muskelspannung registriert und optisch oder akustisch hörbar und damit der bewußten Wahrnehmung zugänglich gemacht.

Diese Rückmeldung dient der bewußten Schulung des Selbstempfindens und gibt somit die Möglichkeit der Selbstkontrolle und Modifikation physiologischer Abläufe.

Der Patient lernt, diese Körperfunktionen später auch ohne Unterstützung durch Geräte nach etwa 15 Sitzungen wahrzunehmen und aktiv zu beeinflussen.

Das Biofeedback ist eine interessante und empfehlenswerte Entspannungstechnik für den unruhigen und nervösen Patienten, der beim autogenen Training oder der Meditation keine innerliche Ausgeglichenheit findet.

*Heilanzeigen:*
– Migräne
– Psychogene Lähmungen
– Unruhezustände, vegetative Dystonie
– Erschöpfungssyndrom
– Angst
– Verspannungszustände
– Bluthochdruck

*Gegenanzeigen:*
– Schwere Psychosen, Zwangsneurose und Depressionen

ren gezielten Handgriffen behandelt werden. Die Grundlage dieser Methode wurde von dem amerikanischen Arzt Dr. Sutherland in den dreißiger Jahren dieses Jahrhunderts geschaffen. Er entdeckte, daß sich die Knochen des Kopfes und des Körpers in einem harmonischen Muster miteinander bewegen lassen. In den siebziger Jahren folgte die Entdeckung, daß der im Gehirn produzierte Liquor rhythmisch etwa 8- bis 12mal pro Minute in den Liquorraum freigesetzt wird. Die dadurch entstehende Druckwelle bewegt sich vom Gehirn um das Rückenmark herum bis zum Kreuzbein. Diese rhythmische Welle bewirkt eine minimale Knochenbewegung, die man als Craniosacralrhythmus bezeichnet.

Eine Blockierung dieser Knochenbewegung entsteht durch Muskelverspannungen, Verklebungen des Bindegewebes, Entzündungen, Unfälle oder andere Erkrankungen. Der so gestörte Rhythmus führt zu einer Beeinträchtigung des Wohlbefindens und möglicherweise zu nicht weiter definierten Schmerzen in unterschiedlichen Körpersegmenten. Die Craniosacraltherapie stabilisiert den gestörten Rhythmus durch eine besondere Form von kaum spürbaren manuellen Praktiken. Diese Therapie befindet sich derzeit noch in der Erprobung.

 ## Craniosacraltherapie

 ## Progressive Muskelrelaxation nach Jacobson

Die craniosacrale Therapie (CST) ist eine sanfte Behandlungsmethode, bei welcher der Schädel, das Cranium, die Wirbelsäule, das Kreuzbein (Sakrum) und der Körper mit optisch kaum wahrnehmba-

Der Amerikaner Edmund Jacobson entwickelte um 1911 eine Entspannungsmethode, bei der eine zunehmende Entspannung des Körpers durch willkürlich erzeugten Tonuswechsel der Muskulatur erreicht wird. Dabei stellte Jacobson fest, daß sich die Funktionsweise innerer Organe durch äußere Manipulationen beeinflussen läßt.

Er wies experimentell nach, daß beispielsweise innere Organe in entspanntem Zustand auf äußere Reize bei weitem nicht so stark reagieren, als wenn die Organe sich in einem angespannten Zustand befinde, und daß übermäßige Anstrengungen längerfristig zu einer faßbaren organischen Störung führen. Entspannungsübungen hätten, nach seiner Auffassung, eine erheblich gesundheitsfördernde Wirkung.

Die Methode besteht darin, die Unterschiede von Spannungs- und Entspannungsempfindung bewußt wahrzunehmen. Das heißt, durch Anspannen und Entspannen bestimmter Muskelgruppen wird eine Art »Muskelsinn« entwickelt, der es in zunehmenden Maße möglich macht, sich eine gezieltere Eigenkontrolle bei vielfachen Verhaltensweisen anzueignen. Daraus entwickeln sich im Laufe der Zeit eine erhöhte Sensibilität und Aufmerksamkeit für alles Umgebende sowie ein gestärktes Konzentrationsvermögen auf Raum und Zeit (siehe auch Zen-Meditation, Seite 221). Der so entstehende befreiende und entspannende Effekt trägt erheblich zur Steigerung der Lebensqualität bei, da die gestärkte Aufmerksamkeit nicht zuletzt die Realität in bunteren Farben erscheinen läßt.

## Feldenkrais-Methode

Eine von dem 1904 geborenen Physiker M. Feldenkrais entwickelte Körpertherapie zur Verbesserung der Körperwahrnehmung mit dem weiterreichendem Ziel der Selbsterkenntnis und individuellen Weiterentwicklung. Während zunächst nur die aktive und die passive Ausführung kleinster, fein artikulierter Bewegungen gezielt geübt werden, sollen später körperliche und geistige Selbstbeschränkungen zunehmend überwunden werden.

Feldenkrais fand heraus, daß die körperliche und geistige Haltung und Koordination vieler Menschen bereits in der Kindheit Schaden nimmt. Daraufhin sind bereits die allgemeinen Fähigkeiten für den größten Teil des Lebens eingeschränkt. Diese verkümmerten Fähigkeiten gehen mit einem Verlust der Spontaneität, einem eingeschränktem Selbstbild mit mangelndem Selbstwertgefühl und Hemmungen im Hinblick auf weiteres Lernen einher. Und dies wiederum führt unweigerlich zu einer Unterentwicklung emotionaler wie mentaler Fähigkeiten.

Es ist daher das Ziel der Feldenkrais-Methode, diese verkümmerten Fähigkeiten wieder wachzurufen und zu weiterem Wachstum anzuregen, indem Empfinden, Emotionen, Denken und auch motorische Fähigkeiten gleichzeitig intensiv geschult werden. Durch das Erlernen gezielter Übungen wird es möglich, sich zu öffnen und ein neues Selbstbewußtsein zu erlangen, das ein Gefühl von Vitalität, Flexibilität, Leichtigkeit, Freiheit und Ausgeglichenheit ermöglicht. Die Übungen lösen negative Verhaltensmuster auf und eröffnen neue Möglichkeiten des Handelns und Fühlens. Nach einiger Zeit der Übung übertragen sich ihre Wirkungen auf andere Aktivitäten und regen zu neuen Gedanken und tieferen Emotionen an.

**Rolfing**

Rolfing ist ein von der Amerikanerin Ida Wolf in den dreißiger Jahren entwickeltes Behandlungsverfahren zur Verbesserung der Körperhaltung und der ihr zugrundeliegenden seelischen Verfassung. Durch gezielte Massage in Verbindung mit Atemübungen soll der Körper ausgerichtet und integriert werden, um eine ökonomischere und in sich harmonischere Funktionsweise aller Körpersysteme zu erreichen.

Durch kräftige, tiefe und schmerzhafte Massage mit Händen, Ellbogen und Unterarmen versucht der Rolfer, das Gewebe seines Patienten zu »befreien«, damit die verschiedenen Muskelgruppen wieder ungehindert und harmonisch aufeinander abgestimmt und ineinander übergreifend mit erhöhter Leistung funktionieren können. Gleichzeitig soll der Patient seinen Atem in die behandelte Region lenken und so Verspannungen lösen.

Dadurch formt sich die Körperhaltung neu, Fehlhaltungen und schmerzhafte Verspannungen verschwinden, und der Körper gewinnt – auch im psychischen Sinne – neue Spannkraft.

Darüber hinaus lösen Rolfing-Sitzungen oftmals starke Emotionen und Vorstellungsbilder aus, wenn durch die provozierten Schmerzen plötzlich vergessene Erinnerungen aus der Tiefe hervor zum Bewußtsein gelangen und so zu neuen Einsichten führen. Oft sind es unbewußte Kindheitserinnerungen, die bestimmte Muskelgruppen über Jahrzehnte dazu veranlaßt haben, sich zusammenzuziehen und auf diese Weise den Körper zu formen.

 **Alexandertechnik**

Eine von dem 1869 geborenen Schauspieler Alexander entwickelte pädagogisch-physiotherapeutische Methode zur Entspannung, die es möglich macht, durch Erlernen von bewußt durchgeführten Bewegungsabläufen Bewußtheit und praktische Intelligenz in eingefahrene Verhaltensmuster hineinzubringen. Es soll gelingen, das Bewußtsein auszudehnen und aufmerksamer mit stereotypen Reaktionen und Gewohnheiten umzugehen, um sich seiner selbst in vielen Aspekten verstärkter gewahr zu werden.

Der Organismus antwortet auf die Schwerkraft unaufhörlich mit Reflexen, die unter Einbeziehung anderer Reflexsysteme ein körperliches Gleichgewicht ermöglichen. Dieser Mechanismus wird von erlernten Reaktionen beeinträchtigt, die sich wiederum beispielsweise auf das Spannungsverhältnis von Kopf, Hals und Rumpf störend auswirken. Wird nun diese Beeinträchtigung bewußt wahrgenommen, so kann sie mit Unterstützung des Verstandes und entsprechenden Gegenmaßnahmen zielgerichtet unterbunden werden.

Mit einer Reihe von Übungen wird das optimale Funktionieren einer bewußten Selbstkontrolle geübt und ein sich entwickelndes sensorisch-kinästhetisches Bewußtsein trainiert. Gespeicherte unterbewußte negative Gewohnheiten sollen so ausgemerzt werden. Wenn Selbstkontrolle und Selbstbewußtheit heranwachsen, verbessern sich die Körperhaltung, der Kopf erhebt sich über den höchsten Punkt der Wirbelsäule, der Rücken streckt sich und befreit sich von dem unnatürlichen Druck, der auf ihm lastet. Durch diese verbesserte Integration reflektiver und willentlicher Elemente eines Reaktionsmusters werden Bewegungen und Handlungen eleganter und leichter.

Die Alexandertechnik verhilft auf diese Weise zu verschärfter stimulierender wie hemmender Selbstkontrolle, Selbstbewußtheit und Spontaneität und schenkt dem Übenden ein neues befriedigendes Gefühl von Leichtigkeit, Stärke und Freiheit.

 **Künstlerische Therapien**

### KLANGTHERAPIE

Durch unterschiedliche Töne und Klänge verschiedener Frequenz werden körpereigene Schwingungen harmonisiert und gestörte Rhythmusfunktionen wieder in Einklang gebracht. Mittels Gebete und sogenannter Mantras können bei Meditationsübungen ganze Körperpartien (siehe auch Chakrentherapie, Seite 197) in eine beruhigende und sogar euphorisierende Schwingung gebracht werden.

Alle Formen der Gestaltungstherapie sind für gesunde wie für kranke Menschen eine wertvolle Bereicherung bei der Schulung der eigenen sensitiven und emotionalen Fähigkeiten.

### MALTHERAPIE UND PLASTIZIEREN

Durch das gestalterische Auseinandersetzen mit Formen, Farben und deren Gesetzmäßigkeiten und Ausdrucksmöglichkeiten werden die Selbsterfah-rung, Selbsterkenntnis und Kreativität angeregt. Dadurch kommt es zu einer erheblichen Stärkung des Selbstbewußtseins und des Selbstwertgefühls. Ein Therapeut kann die geschaffenen Formen in entsprechender Weise interpretieren und für eine weiterreichende Psychotherapie nutzen.

### TANZTHERAPIE

Eine Form der Gestaltungstherapie, die dem Patienten die Möglichkeit läßt, sich im Einklang mit entsprechenden Rhythmen in körperlichen Bewegungen zu verwirklichen. Durch die gestalterische Form der Bewegung soll ein neuer Zugang zu emotionalen Bereichen geschaffen werden.

 **Katathymes Bilderleben und kreatives Visualisieren**

Bei diesem tiefenpsychologisch orientiertem Verfahren geht es darum, sich in einer Art hypnoidem Wachzustand, einem Tagtraum, Bilder vorzustellen. Dabei wird die Fähigkeit des Menschen zur Imagination, also zur Äußerung innerseelischer Bilder, die tiefenpsychologischen Symbolcharakter besitzen, genutzt, um dadurch einen inneren seelischen Zustand zu erfassen. Nach eingeleiteter Entspannung wird der Patient angeregt, Bilder vor seinem innerem Auge entstehen zu lassen und diese dann fortlaufend zu beschreiben. Durch Einbezug emotionaler Komponenten kommt es zu intensiven Erlebnissen, die von einem guten Therapeuten in entsprechender Weise interpretiert und für eine Psychotherapie verwendet werden können.

Verschiedenste Motive, wobei es 12 Standardmotive gibt, dienen als Kristallisationskern, auf den die seelische Verfassung projiziert werden kann. Die imaginierten Bilder spiegeln gleichzeitig den individuellen und unbewußten Konfliktbereich des Patienten wider, so daß der Therapeut auf diesem Weg einen Einstieg in eine gesprächstherapeutische Behandlung finden kann.

Umgekehrt arbeiten verschiedene Meditationstechniken mit bildhaften Vorstellungen, um so auf verschiedene Weise einen Zustand tiefster Entspannung hervorzurufen.

Verschiedene Ansätze in der alternativen Krebstherapie zeigen auch auf diesem Gebiet erstaunliche Erfolge. Danach dient die gezielte bildhafte Vorstellung von Gesundheit und Vitalität in konzentrierter Tiefenentspannung der Stimulation entsprechender Immunfaktoren. Darüber hinaus kann der Patient intuitiv Bilder entwickeln, die symbolhaft die Arbeit seiner Immunzellen bei der Zerstörung von beispielsweise Tumorgewebe darstellen. Die konzentrierte Arbeit mit diesen Bildern in regelmäßigen Meditationssitzungen unterstützen den nicht zuletzt vom Gehirn gesteuerten Heilungsprozeß.

## Hypnose

Die Hypnose ist bereits seit mehreren Jahrtausenden, wenn auch nicht als psychotherapeutisches Verfahren, bekannt. Im vergangenen Jahrhundert wurde sie zunächst in Frankreich, dann in Deutschland durch Sigmund Freud wiederbelebt und therapeutisch weiterentwickelt. Sie ist ein suggestives Verfahren, um eine beruhigende Entspannung von Körper und Geist zu erzeugen, die bis hin zu einem reduzierten Bewußtseinszustand reichen kann. Dieser Bewußtseinszustand ermöglicht es dann, direkten Einfluß auf körperliche Funktionszustände zu nehmen.

In einem solchen hypnoiden Bewußtseinszustand kommt es zu einer Einengung der Aufmerksamkeit mit Minderung des Realitätsbezugs und Hemmung komplexer Denkvorgänge. Ein entspannendes, wohltuendes und vitalisierendes Gefühl wird durch gezielte äußere Manipulation, die Fremdsuggestion, erreicht. Wie bei der Autosuggestion durch autogenes Training oder Meditation können Leiden gemindert und ungewöhnliche Fähigkeiten in vielfältiger Weise entfaltet und verstärkt werden. Verbesserte Wahrnehmungsleistungen, Schärfung der Sinne, der Konzentrationsfähigkeit und des Erinnerungsvermögens können ebenso erzielt werden wie außerkörperliche und paranormale Empfindungen und Erscheinungen.

Grundsätzlich kann jeder geistig gesunde Mensch mehr oder weniger hypnotisiert werden. Förderlich für eine gute medizinische Hypnose sind vor allem Offenheit, Intelligenz, Phantasie, Konzentrationsfähigkeit, Vertrauen in den Therapeuten und die Bereitschaft zur Mitarbeit.

So können in der Hypnose neben Tiefenentspannung und Suggestion auch tiefste Wurzeln seelischer Störungen aus dem Unterbewußtsein über die Oberfläche des Bewußtseins hinausgehoben und einer produktiven Auseinandersetzung in der begleitenden Gesprächstherapie zugeführt werden.

Diese Möglichkeiten werden vor allem in der Psychotherapie und Psychoanalyse genutzt.

Bei den Hypnose-Sitzungen liegt der Patient entspannt und bequem auf einer Liege. Dabei fixiert er einen bestimmten Gegenstand, während der Therapeut mit ruhiger, monotoner Stimme ein Gefühl der Schwere und Gelöstheit mit formelhaften Worten suggeriert. Im deutlich erkennbaren Zustand hypnotischer Tiefenentspannung ist der Patient dann für therapeutische Suggestivformeln, die seine Krankheit positiv beeinflussen, empfänglich. Die Wirkung solcher Suggestionen kann sich im Unterbewußtsein über längere Zeit halten und auch festigen. So können neben körperlichen Funktionen auch Gemütszustände oder Stereotypien beeinflußt werden.

Die Hypnose ist eine sinnvolle und effektive Therapie, sofern sie von einem ausgebildeten Arzt durchgeführt wird. Die Hypnose entbindet jedoch nicht von der Verpflichtung, weiterhin eigenständig aktiv mit Affirmationen an sich zu arbeiten. Die Therapie ist besonders geeignet für Patienten, die unter Zwangsverhalten und Süchten leiden.

*Heilanzeigen*:
Ausgehend von der Annahme, daß die meisten Beschwerden einen psychosomatischen Charakter haben, daß also viele unnatürliche Denk- und Verhaltensweisen zu körperlichen Störungen führen, lassen sich sämtliche derartigen Erkrankungen positiv durch Entspannungstherapie (Autosuggestion) oder Hypnose (Fremdsuggestion) beeinflussen. Bei folgenden *Heilanzeigen* wurden positive Auswirkungen der Hypnose unbestreitbar nachgewiesen:
– Schmerz- und Verspannungszustände

– Suchtzustände
– Ängste und Phobien
– Durchblutungsstörungen
– alle körperlichen Mißempfindungen
– Bluthochdruck, Herzrasen
– Asthma
– Magen-Darm-Störungen
– Magersucht
– Migräne
– Sprachstörungen (Stottern)
– Störungen des sexuellen Verhaltens

*Gegenanzeigen*:
– schwere Psychosen und Neurosen

 **Reinkarnationstherapie**

Hier wird unter der Annahme der sogenannten Reinkarnation, also der Wiedergeburt, an die 75 Prozent der Weltbevölkerung glauben, davon ausgegangen, daß die Seele als unsterblicher Teil einer schöpferischen Macht bestrebt ist, sich zur verlorengegangenen Einheit und Vollkommenheit hinzuentwickeln. Auf diesem langen Weg sucht sie sich mit jedem neuen Leben einen anderen Körper, durch den sie die noch fehlenden Lebenserfahrungen sammelt.

Bezogen auf die Reinkarnationstherapie bedeutet dies, daß der Therapeut in hypnoseähnlichen Sitzungen, bei denen ein aktiver Tagtraumzustand in der Tiefenentspannung herbeigeführt wird, ohne daß es sich um eine echte passive Hypnose handelt, nicht nur bis in die Kindheit oder den Mutterleib zurückgeht, sondern auch versucht, diese Grenze zu überschreiten, um in einem anderen Leben Hinweise dafür zu finden, warum für den Patienten heute die Dinge so sind, wie sie sich für ihn darstellen.

Der Therapeut sucht also nach tiefverschütteten Ursachen von Erkrankungen, für die sich in diesem Leben keine Erklärung finden läßt.

Publizierte Ergebnisse von jahrzehntelangen Experimenten der Engländer Bloxham und Kelsey in den fünfziger Jahren sowie von Thorwald Dethlefsen ergaben, daß zwischen heutigen Symptomen und früheren Leben ein offensichtlicher Zusammenhang besteht. Als sich diese Theorie immer wieder erhärten ließ, entstand die Idee, das Bewußtmachen früherer Inkarnationen therapeutisch anzuwenden. Der Patient wird in ein anderes Leben zurückgeführt, bis er zu einem traumatischen Ereignis gelangt, das möglicherweise für seine momentane Situation verantwortlich ist. So könnte beispielsweise der Tod durch eine Kopfverletzung in einem früheren Leben jetzt zu jahrzehntelanger Migräne führen. Dieses Ereignis wird dann dem aktiven Bewußtsein zugeführt und in der Folge in mehreren Sitzungen immer wieder durchlebt, solange bis es angenommen und akzeptiert wird. Aufgrund der großen Erfolge dieser sehr mystisch anmutenden Therapie findet diese Technik eine immer größer werdende Anhängerschaft. Auf greifbare nachvollziehbare Beweise für die Wirksamkeit nach schulmedizinischen Kriterien wird man jedoch vergeblich warten.

Bei bestimmten Patienten mit unklaren chronischen Erkrankungen kann begleitend zu einer Psychotherapie in schwierigen Fällen auch eine Rückführungstherapie sinnvoll sein. Schon viele Phobien wie beispielsweise vor Schlangen, vor Spinnen oder vor dem Verreisen im Flugzeug konnten so erfolgreich behandelt werden.

*Heilanzeigen*:
– Ängste und Depressionen
– schwere Schmerzzustände (auch Migräne)
– zwanghafte Verhaltensstörungen

## Schamanische Kraft und Heilung

Schamanismus ist das ursprünglichste Heilsystem der Menschheitsgeschichte überhaupt. Lange bevor es die ersten Ärzte gab, waren die Schamaninnen und Schamanen die Heiler in allen Kulturen, und sie arbeiten heute noch mit ähnlichen Mitteln und Techniken. Ob in Südamerika, in Indien, in Sibirien, in Indonesien oder in Australien, der Schamanismus ist auch heute weltweit zu finden. Nur in unseren Hochkulturländern wurde der Schamanismus erst durch die Religionen und das organisierte Priestertum und später durch die Wissenschaft verdrängt, so daß heute der Zugang zu archaischen Kräften verlorengegangen ist. Dennoch bietet der Schamanismus für uns ein großes mentales und emotionales Abenteuer, da er helfen kann, über unsere selbstgesteckten Grenzen hinauszublicken, um eine neue Wirklichkeit zu entdecken und dort Kraft zu schöpfen für das Leben, für Gesundheit und heiteres Wohlbefinden.

Schamanen sind Menschen von ehrbarer und meist außergewöhnlicher Persönlichkeit. Sie besitzen eine übermäßig starke intuitive Kraft, die sie in Verbindung mit kosmischen Energien bringen und die es ihnen erlaubt, in eine übernormale Wirklichkeit mit ganz neuen Bewußtseinsräumen hinüberzuwechseln. Angesichts der zunehmenden persönlichen Entfremdung in unserer hochtechnisierten Zeit liegt die besondere Aufgabe des Schamanen heute darin, die verlorengegangene Balance zwischen Mensch, Natur und Kosmos und damit die natürliche glückbringende Lebendigkeit und Harmonie wiederherzustellen.

Da aus schamanischer Sicht der Körper ein Spiegelbild der Seele ist, gilt die ganze Aufmerksamkeit der Heilung der Seele, die in Mißklang mit Körper und Geist geraten ist. Durch zunehmende Verdrängungs- und Schutzmechanismen in einer streßgeplagten überfordernden Gesellschaft erfährt auch die Seele eine Zurückdrängung und mangelnde Akzeptanz. Der Verlust an Individualität, Selbstbewußtheit und Selbstwertgefühl ist vielfach Ausdruck einer verletzten, von Eigenliebe ausgegrenzten Seele. So versucht der Schamane mit großer Aufmerksamkeit und mitfühlender Liebe zu seinem Patienten dessen Seele wieder zu integrieren und sie erneut mit kosmischer Lebensenergie zu füllen. Da schamanische Heilmethoden über Jahrtausende überliefert worden sind, haben sie unzweifelhaft einer bedeutend längeren Prüfung standgehalten als die meisten modernen psychotherapeutischen Techniken. Dies ist auch der Grund, weshalb die Weltgesundheitsorganisation (WHO) 1980 beschlossen hat, den schamanischen Methoden die gleiche Bedeutung in der Heilung psychosomatischer Krankheiten zukommen zu lassen wie der westlichen Medizin. Ungeachtet religiöser oder kultureller Ausrichtung können schamanische Heilmethoden heute grundsätzlich von jedermann, auch hier im Westen, im täglichen Leben mit Erfolg

angewendet werden. Viele schon seit langem auch bei uns bekannte Techniken wie Visualisierung, Hypnosetherapie, meditativ veränderbare Bewußtseinszustände, Streßabbauprogramme und etliche andere mehr werden im Schmanismus schon seit Jahrhunderten angewendet.

Grundcharakteristikum des Schamanismus ist die vom Schamanen, Medizinmann oder Zauberer willentlich erzeugte Trance, durch die er bei einer sogenannten Seelenreise visionäre Kontakte zur Welt der Geister und Götter aufnimmt, um sich von ihnen Hilfe zu erbitten.

Einige Beispiele schamanistischer Heilmethoden:

### 1. Die Schwitzhütte

Die Schwitzhüttenzeremonie ist ein indianisches Ritual des Gebets, der Reinigung und der Heilung. Sie findet meist bei Vollmond oder Neumond statt. Die Schwitzhütte sieht aus wie ein kleiner Iglu, der aus einem Gerippe von Baumästen besteht, über den meist Felle und Decken gelegt werden und in dessen Mitte in einem Loch heiße Steine abgelegt werden. Durch das Aufgießen von Wasser und Kräutern entsteht eine Temperatur wie im Dampfbad. Die Steine wurden zuvor in dem Richtung Osten liegenden Feuer aufgeheizt. Das Feuer symbolisiert dabei das männliche Prinzip, während die Hütte die Weiblichkeit, die Gebärmutter, die Mutter Erde verkörpert. Das gemeinsame Schwitzen soll Körper, Geist und Seele reinigen und miteinander in Harmonie bringen.

### 2. Visionssuche

Bei der Visionssuche geht der Mensch hinaus in die Einsamkeit, verbindet sich mit der Natur durch

Meditation, um dort seine Bestimmung, seine Aufgabe oder seinen eigenen spirituellen Weg zu finden. Bei der Steinmeditation wird beispielsweise ein intuitiv aufgegriffener Stein über Stunden von allen Seiten beobachtet, um aus der jeweiligen Gesteinsform symbolhafte inspirirende Bilder zu entwickeln, die entsprechend interpretiert werden können. Der Suchende kommt dabei seinem wahren Sein näher, was ihm zu innerer Stärke und Harmonie verhilft.

### 3. Trommel-Trance-Tanz

Der Schamane »reitet« auf monotonen Trommelrhythmen, die übrigens weltweit bei allen schamanischen Kulturen in etwa die gleiche Taktfrequenz haben. Er reitet bei Dunkelheit – in der Dunkelheit sind die Ablenkungen durch die normale Wirklichkeit am geringsten – in Verbindung mit tanzartigen Bewegungen und Gesang in einen Zustand der Trance hinein. Häufig nimmt er zusätzlich Kräuter, Pilze oder andere psychedelische Drogen ein, um den Trancezustand zu verstärken und noch höhere visionäre Bewußtseinsebenen zu erschließen. Trance bedeutet dabei jedoch nicht »wegtreten« oder »Kontrollverlust«, sondern im Gegenteil Klarheit, erhöhte Bewußtheit und Erkenntnisoffenheit. Durch den so herbeigeführten Trancezustand wird die faßbare Gedankenwelt zunehmend abgeschaltet, um Kontakt mit den Tiefen des Ichs, mit der Intuition, der inneren Göttlichkeit aufzunehmen. Trancezustände vermitteln daher Ausgeglichenheit, inneres Wachstum sowie Mobilisierung eigener Energiequellen.

### 4. Der Kraftplatz

Überall auf der Welt gibt es Orte, an denen ungewöhnliche, bislang nicht erklärbare Naturkräfte herrschen. Ob man dies nun erhöhtem Geomagnetismus oder sich kreuzenden elektrischen Linien zuschreibt, ist dabei völlig unbedeutend. Wichtig ist jedoch, daß die Menschen in früherer Zeit, als sie noch in uneingeschränkter Harmonie mit der Natur lebten, ein weit intuitiveres Gespür für Plätze besonderer Energie hatten. So wurden in allen Kulturen heilige Plätze und Kultstätten an besonderen Orten errichtet, Plätze, an denen sich die Lebenskraft Qi, aus welchen Gründen auch immer, bündelt und ein angenehmes vitalisierendes Gefühl vermittelt. Es sind Orte, an denen sich Wahrnehmungen und Emotionen intensivieren und Stoffwechselvorgänge wie von selbst erneut in harmonischen Fluß geraten.

### 5. Die schamanische Reise

Durch den oben beschriebenen Trancezustand ist es sowohl dem Medizinmann als auch dem Heilsuchenden möglich, in eine andere, eine übernormale Wirklichkeit zu reisen, um dort zu neuem Bewußtsein und zu heilbringenden Erkenntnissen zu gelangen, und um Wissen, Kraft und Gesundheit zu erhalten. Der Schamane ist ein Spezialist der Trance. In diesem Zustand verläßt seine Seele den Körper, um in eine andere Dimension einzugehen, damit sie dort Kraft sammeln oder eine verlorengegangene Seele zurückholen kann.

Dieser schamanische Bewußtseinszustand ermöglicht den Zugang zu einer nicht alltäglichen Wirklichkeit. Sie vermittelt das Wissen, das der Heiler braucht, um dem Hilfesuchenden zu helfen, und die ihm Kraft vermittelt, die er an seinen Patienten direkt weitergeben kann. In diesem schamanischen Bewußtseinszustand gelangt der Schamane in Ehrfurcht einflößende, atemberaubend schöne, geheimnisvolle Welten, die er wie Träume, aber als wach und real empfindet. Er erhält Zugang zur Unbegrenztheit des Universums mit all seinen Geheimnissen und Informationen über die Bedeutung des eigenen Lebens und Todes und den Platz, den er innerhalb der Gesamtheit alles Existierenden einnimmt.

Während seiner Abenteuer in dem schamanischen Bewußtseinszustand behält er vollständig bewußte Kontrolle über die Richtung seiner Reisen, weiß aber zuvor nie, was genau er entdecken wird. Schließlich bringt er seine Entdeckungen zurück, um sein Wissen zu erweitern und anderen zu helfen. Diese schamanische Reise, meist in die Unterwelt, gehört zu den wichtigsten Aufgaben eines Schamanen. Um sie durchzuführen, bedient sich der Schamane während einer durch Trommeln geleiteten Trance eines imaginären Lochs – einer Quelle, Höhle, eines Erdlochs von Tieren, eines offenen Baumstumpfs – als Tor zur Unterwelt. Nach dem Betreten des Eingangs erfolgt die Reise hinab durch einen langen, dunklen Tunnel, an dessen Ende sich plötzlich eine strahlende, wundervolle Landschaft eröffnet.

Die Verbundenheit zwischen Menschen und der Tierwelt ist eine der Grundlagen des Schamanismus. Um an der Kraft jener anderen Welt teilzuhaben, braucht der Schamane während seiner Reise einen Hüter oder einen Schutzgeist in Form eines Tieres. Dieses sogenannte Krafttier erscheint in der Trance plötzlich von selbst. Es wird bei jeder Reise immer wieder die gleiche Form und Gestalt haben und den Reisenden begleiten und ihm Kraft und Wissen schenken. In Anlehnung an dieses für jeden unterschiedliche Krafttier sind die Tänze der Schamanen bereits im Vorfeld der Versuch, mit dem

Schutzgeisttier zu verschmelzen und eins zu werden. So ahmen die Schamanen im Trancezustand nicht nur die Bewegungen ihrer Schutzgeisttiere nach, sondern auch deren Stimmen wie beispielsweise das Brüllen des Bären. Sie tragen in diesem Sinne auch Bärentatzen über ihren Händen. Ein Krafttier oder Schutzgeist erhöht auf diese Weise nicht nur die eigene physische Energie und die Fähigkeit, einer Krankheit Paroli zu bieten, sondern es vergrößert auch die eigene mentale Beweglichkeit und das Selbstvertrauen.

Eine derartige Reise kann vom Schamanen durchgeführt werden, um damit einen Patienten zu heilen, sie kann aber in gleicher Weise auch von jedem Laien nach einiger Übung selbständig durchgeführt werden, um die oben beschriebenen heilbringenden Erfahrungen zu machen.

 **Kontemplation und Askese**

»Man muß die Wüste durchqueren und in ihr verweilen, um die Gnade Gottes zu empfangen. Dort treibt man alles aus sich heraus, was nicht Gott ist. Die Seele braucht diese Stille, diese Sammlung, dieses Vergessen alles Geschaffenen.«

*Graf Dürkheim*

Ähnlich dem Verhalten vieler Tiere, die sich bei Krankheit aus der sozialen Gemeinschaft lösen, um in der Einsamkeit die Wunden zu lecken und neue Kräfte zu sammeln, spricht vieles dafür, daß auch beim Menschen ein heilender Effekt von der Stille in der Zurückgezogenheit ausgeht.

Getrieben von den Zwängen des Alltags, überschwemmt von Worten, Informationen und Gedanken, überschallt vom Lärm unserer Umwelt werden wir zunehmend taub für das, was in uns selbst vorgeht. Wir rasen durch das Leben und vergessen dabei unsere Seele. Was uns fehlt, sind von Zeit zu Zeit lebensnotwendige Inseln der Stille und Kontemplation, die es uns ermöglichen, einmal stehenzubleiben, um unsere Seele wieder in uns aufzunehmen und in Kontakt mit ihr zu treten. Nur in Phasen der Abgeschiedenheit und Ruhe ist es uns möglich, unser Selbst wiederzufinden und damit die Einheit zu unserem göttlichen Ursprung wiederherzustellen. Dies um so mehr, als es uns gelingt, diese Alleinheit innerhalb der Natur und direkt in diese eingebunden zu vollziehen.

Wir alle wissen, daß kein Mensch auf Dauer ohne Gefühle von Freude und bewußtem Wohlbefinden leben kann. Dies ist jedoch nur möglich, wenn es gelingt, sich von der seelischen Unrast ebenso zu befreien wie dem egoistischen Drang, in der Arena des Lebens ständig eine wichtige Rolle spielen zu müssen, und das Herz der Stille zu öffnen. Nach Schopenhauer sind die wahre, tiefe Freude des Herzens und die vollkommene Gemütsruhe allein in der Einsamkeit zu finden. Jeder meint es – das ist die Ansicht des Philosophen – ganz ehrlich letztendlich nur mit sich selbst, egal wie fest Freundschaften oder Ehen auch sein mögen.

So meinte Schopenhauer: »Je länger ich fragend still bin, horche und lausche, um so klarer wird die Erkenntnis meiner Selbst, die sich in solchen Momenten offenbart. All dies Sein um mich herum ruft nach etwas, das tiefer ist als der Quellgrund der Quelle, als die Wurzel des Baumes. An diese Quelle allen Seins stoßen wir, wenn wir nach innen lauschen und dort schließlich die Sprache der Dinge verstehen, die uns unsere Einheit mit Gott und dem Universum erkennen lassen. Das Hören wird damit zum Zuhören. So lauschen wir voller Erkenntnisdrang der Stimme allen Seins, der Stimme der Natur und damit Gottes, die uns den Weg zu unserem [Seelen-]Heil weist«

Ich bin der Auffassung, daß der Mensch grundsätzlich ab einem gewissen »Reifungsstand« in der Lage ist, sich in der Einsamkeit und Verbundenheit mit der Natur aus eigener natürlicher Kraft heraus von jeder Krankheit (sofern diese den Körper nicht schon hoffnungslos überrollt hat) zu heilen. Dabei spielen die Fähigkeit zur Ausführung meditativer Techniken und ein gewisses esoterisch-philosophisches Grundwissen eine außerordentlich wichtige Rolle. Nicht unbedeutend ist auch die Loslösung von materiellen Zwängen, belastenden sozialen Kontakten und schuldhaftem Verhaftetbleiben an vergangenen Ereignissen. Das Zurücklassen der krankheitsauslösenden Faktoren ist der wohl entscheidendste Schritt für einen gesundheitsbringenden Neuanfang. So wie ein Urlaub fast immer zuvor noch vorhandene Befindungsstörungen und Syndrome durch Orts- und Situationswechsel zum Verschwinden bringt, kann ein länger dauernder Rückzug in die Einsamkeit mit der Natur krankheitsauflösend und damit tiefgreifend heilungsfördernd wirken.

# Entspannungstherapie und Reinigungsriten

## Meditationsformen

»Der Geist, der an nichts haftet, wird weit wie der Himmel, in welchem die Wolken vorbeiziehen. Eine große innere Freiheit verwirklicht sich …«

*Laotse*

Die heilende und zugleich aufbauende Kraft der Stille, die wir in Momenten der Ruhe und Besinnung erfahren, war schon zu allen Zeiten in allen Kulturen bekannt. Ausgerechnet heute, da wir diese Phase des Aufladens nötiger denn je brauchen, scheinen derartige Entspannungsrituale vergessen zu sein. Erst seit wir in letzter Zeit mit der Erforschung von Entspannungsmethoden und ihren heilenden und regenerierenden Wirkungen begonnen haben und sich die vielfältigen positiven gesundheitlichen Auswirkungen dieser Übungen und Rituale wissenschaftlich belegen lassen, greifen immer mehr Menschen auf jenes Wissen um die Kraft der Ruhe und Stille zurück.

Durch eine Vielzahl unterschiedlicher Körper- und Atemtechniken lassen sich innere Kraftquellen anzapfen sowie außergewöhnliche Emotionsebenen kennenlernen und neue Dimensionen des Bewußtseins erschließen. Die Techniken dazu sind je nach Zielsetzung recht unterschiedlich, jedoch ist das Ziel immer wieder das gleiche. Es ist die Meditation, also die zeitweilige gedankliche Ablösung von der Umgebung, das Loslassen des Alltags und das Sichversenken in die eigene Individualität.

In der Meditation beruhigt sich der unaufhörlich arbeitende Verstand, und wir werden empfänglich für die angenehmen Schwingungen der Stille, der wir zuvor keine Aufmerksamkeit schenken konnten. Je mehr wir zu uns selbst vorstoßen und somit neue Bereiche unseres Ichs entdecken, desto stärker fühlen wir unsere Verbundenheit und Einheit mit der Natur. Wir nähern uns in der Meditation unserem tiefsten Ich, dem Zentrum jeglicher Kraft und allen Glücks. Makro- und Mikrokosmos sind identisch aufgebaut. Fragen über den Makrokosmos finden ihre Antwort bei der Erforschung des Mikrokosmos. Je tiefer wir uns in unser Innerstes vortasten, desto näher kommen wir auch der treibenden Kraft, die uns erschaffen hat und die uns nach Fortentwicklung und Reifung streben läßt.

Auf die Ursache der Schöpfung, auf Gott, auf das Universum und auf den Kosmos, auf alles finden wir in uns selbst die Antwort. Bereits in jedem Gen, in jeder Zelle befindet sich die Information für das Ganze, für die Alleinheit. Nutzen wir unser Selbst und die in uns vorhandene Kraftquelle, so können wir uns jederzeit mit neuer Energie aufladen. Gleichzeitig erfahren wir Momente höchster Glückseligkeit, gelangen zu tiefer Ruhe, Entspannung und innerem Frieden. Begreifen wir diese tief verborgene innere ordnende Kraft, so wächst daraus die Erkenntnis über uns und unsere Stellung im Universum. Indem wir uns selbst einordnen können und dadurch einen Überblick gewinnen, werden unbedeutende Dinge bedeutungslos, und es erwächst ein Gefühl von Gelassenheit und grenzenlosem Vertrauen in die Kräfte der Natur. Indem wir uns vertrauensvoll den Gesetzen der Natur unterwerfen, beginnen wir bereits die Einheit mit dem, der uns erschaffen hat.

Indem wir über die Meditation unser Selbst neu entdecken und ein erweitertes Bewußtsein für unsere körperlichen und emotionalen Funktionen entwickeln, stärken wir auch die Kraft unserer Intuition. Die Intuition ist die eigentliche Quelle des Fortschritts und der Weiterentwicklung. Es ist die Stimme der Natur, der Schöpfung, denn aus ihr sprudelt unser natürliches Wissen. Sie ist die eigentliche Kraft, die uns zum Guten lenkt. Nutzen wir diese Quelle, so sind wir eins mit der Natur und handeln in ihrem Sinne. Damit gelingt es uns, Entscheidungen tugendhafter, vernünftiger und im göttlichen Sinne »richtiger« zu treffen, so daß wir unserem Evolutionsauftrag – lange, gesund, tugendhaft und lebensfroh zu leben – entsprechen können. So wird es uns möglich, besonders in Extremsituationen ungeahnte innere Kräfte zu wecken und diese psychisch wie physisch umzusetzen.

Für diesen Weg muß der Kontakt zu unserem Inneren aufrechterhalten und geschult werden. So wie sich der Geist morgens bereits mit dem Klingeln des Weckers nach außen richtet, so muß ihm auch mehrmals täglich die Möglichkeit geboten werden, sich nach innen zu wenden, die äußerlichen Sinne abzudunkeln und Kontakt mit der Quelle aufzunehmen und so lange wie möglich zu halten.

Erkennen wir diese Zusammenhänge, so finden wir zu einer Ausstrahlung, die geprägt ist von innerem Frieden und Glück. Dies sind Zeichen eines Lebens in Harmonie mit der Natur. Diese Harmonie wird sich schnell auch um uns herum ausbreiten. Damit werden sich automatisch die Beziehungen zu anderen Menschen positiv verändert und andere Menschen, die sich in ähnlicher Weise weiterentwickeln, werden sich von uns angezogen fühlen.

Es gibt verschiedene Formen der Meditation, deren Schwerpunkte unterschiedlich gelegt sind. Durch unterschiedliche Techniken wird versucht, das Uhrwerk der Gedanken weitestgehend abzuschalten, um Zugang zu tieferen Bewußtseinsebenen zu erlangen.

## ZA-ZEN

Asiatische Meditation ist inzwischen in aller Munde. Immer mehr Menschen üben sich darin, um ein Gegengewicht zum Streß des Alltags zu schaffen, um sich tiefgreifend zu entspannen, aber auch, um über die Grenzen des eigenen Ichs hinauszuwachsen. Gefühle unbegrenzter Freiheit und Leichtigkeit offenbaren sich dem Geist, dem es gelingt, die Gedanken abzuschalten, um sich in der Weite des Himmels selbst zu verlieren.

Eine Form der Meditation ist Za-Zen. Wie die meisten Meditationen geht auch die Zen-Meditation über alle philosophischen und religiösen Systeme hinaus und ist somit an keinerlei Glaubensrichtung gebunden. Zen schlägt lediglich einen inneren Übertritt zur wahren geistigen Dimension des Lebens vor. Eine Reise zur Quelle des Ichs, die es ermöglicht, sich der geistigen Beeinflussung bewußt zu werden, die die gesellschaftlichen Lebensbedingungen geschaffen haben, um so zu einem klaren, wertfreien Bewußtsein zu gelangen. Ein reines Bewußtsein, welches es ermöglicht, wirklich in dem Moment zu leben, in dem das Leben stattfindet: hier und jetzt, den Augenblick achtsam wahrzunehmen und ihn voller Aufmerksamkeit und Freude dankbar zu genießen – dies lehrt Zen.

Zen bedeutet aber auch Dienst an der Gemeinschaft, miteinander und füreinander zu leben. Ein

Leben ohne Trennung zwischen materieller und geistiger Welt. Diese Einheit wird zur Quelle praktizierter ethischer Werte wie Rechtschaffenheit, Güte, Wohlwollen, Liebe und Respekt gegenüber jedem Lebewesen.

*Die Technik des Za-Zen:*
Man sitzt mit gekreuzten Beinen, die Knie drücken gegen den Boden, wobei das Gesäß auf einem etwa 15 bis 20 Zentimeter dicken Kissen ruht. Der Rücken ist kerzengerade, das Kinn leicht zurückgezogen. Den Blick läßt man etwa einen Meter vor sich auf dem Boden ruhen. Die linke Hand ruht in der rechten Hand unterhalb des Bauchnabels, so daß die Handkanten den Unterbauch berühren. Die Atmung ist ruhig, man läßt sie strömen, ohne sie zurückzuhalten. Man konzentriert sich lediglich auf die korrekte Sitzhaltung und darauf, die Atmung bis zu maximaler Tiefe langsam und durch die Nase durchzuführen. Die Einatmung ist tief, aber schneller als die Ausatmung. Wie Wolken läßt man dann die Gedanken vorbeifliegen, bis der Himmel mehr und mehr aufklart und Gedanken und Sorgen uns nicht mehr beherrschen.
Diese Gefühle des Losgelöstseins und der unbeschränkten Freiheit verleihen nach und nach ein neues Lebensempfinden und ein neues, gelasseneres Umgehen mit dem Tag und dem Augenblick.

## KUM NYE

Was für die Menschen des östlichen Kulturkreises selbstverständlich ist, fällt uns unaufhörlich denkenden Menschen im Westen außerordentlich schwer. Ruhig zu sitzen, nichts zu tun und dabei auch nichts zu denken ist, so unglaublich es auch klingen mag, eine der schwersten Übungen überhaupt. Gleich einem Kreuzfeuer stürmen jede Sekunde Gedanken auf uns herein, die sich mit der Vergangenheit befassen, mit der Zukunft oder der Bewertung der Gegenwart.

Tarthang Tulku, ein hoher tibetischer Lama, führte »Kum Nye«, eine besondere Art der Meditation, im Westen ein. Kum Nye ist eine modifizierte und gekürzte Zusammenstellung aus mehreren hundert Übungen, die im tibetischen Buddhismus zur Vorbereitung auf eine tiefergehende Meditationspraxis dienen.

Die Sitzhaltung ist, wie sonst auch in der Meditation üblich, der Halblotussitz oder, für den Ungeübten, auch der einfache Schneidersitz. Um die Gedankenvielfalt einzuschränken, erfolgt als nächstes die Konzentration auf die Atmung. Dies geschieht in der Weise, daß man sich vorstellt, den Atem im ganzen Körper umherzuschicken, um dann mit ihm Verspannungen von innen heraus zu massieren. Der Atem soll in Gedanken durch die Muskeln des Körpers fließen und diese dabei in zunehmenden Maße entspannen. Weiter soll er von innen heraus den feinstofflichen Energiekörper, die Aura, massieren und stärken.

Diese und ähnliche Übungen haben zum Ziel, ein inneres Gleichgewicht zwischen dem Körper, den Sinnen und den Emotionen herzustellen. Tulku schreibt dazu:« Im allgemeinen lassen uns Emotionen unser Gleichgewicht verlieren. Wenn wir jedoch mit Hilfe der Übungen die Energie der Emotionen dazu benutzen, unser inneres Gleichgewicht aufrechtzuhalten, statt es durch negative Einflüsse zu verlieren, dann können wir uns verbinden mit der gesamten Vitalität des Universums. Durch

Entspannung erwecken wir Gefühle zum Leben, die sich dann ausweiten und verstärken, bis wir allmählich ein tiefes, alles durchdringendes Energiefeld wahrnehmen können, welches uns zu unendlicher Ruhe und Lebenskraft zugleich verhilft.«

Jede der Übungen, die entweder im Sitzen, Stehen, Knien oder Liegen vollzogen werden, spricht andere Körperpartien und damit andere emotionale Bereiche an. Die Übungen tragen klangvolle Namen wie beispielsweise »Stärkende Gefühle anregen« oder »Geist und Sinne ausgleichen« oder ganz einfach »Nichts als Glückseligkeit«. Die Übungen entspannen, machen wach und gelassen und ermöglichen es, in völliger Ruhe den jetzigen IST-Zustand anzuschauen. In aller Regel kommen dabei nach und nach versunkene Emotionen zum Vorschein, die bislang unterdrückt worden sind.

Bei vielen Körperübungen werden Kopf, Arme oder Rumpf langsam in waagerechter, senkrechter oder kreisförmiger Richtung vor- und zurückbewegt, meist drei- bis neunmal.

Die langsame Behutsamkeit und Allmählichkeit sowie die Kontinuität der Bewegungen stellen einen Gegensatz zu der Art und Weise dar, wie wir normalerweise von Termin zu Termin durch unser Leben hetzen. Eingebunden in innere und äußere Zwänge, ständig darauf bedacht, etwas zu erreichen oder zu »vermeiden«, vollzieht sich unser Alltag zumeist in wilden Bocksprüngen. Die Übungen des Kum Nye, die man nur bei einem erfahrenen Lehrer erlernen sollte, sind besonders für den zu empfehlen, der sich selbst mehr kennenlernen, besser auf sich achtgeben und einen tieferen Zugang zu den eigenen Sinnen, Gefühlen und Empfindungen finden möchte.

## KOAN-MEDITATION (RINZAI ZEN)

Bei der Koan-Meditation geht es darum, durch die Beschäftigung mit einem Koan, einer Art Rätsel, gedankliche Grenzen zu überschreiten, um dahinter die wahre Natur aller Dinge zu erkennen.

Der Koan ist eine in sich paradoxe Kurzgeschichte, die ein Meister seinem Schüler zu lösen aufgibt. Dieser wird zunächst versuchen, die Antwort mit dem Verstand zu finden. Erst wenn sich sein Denken irgendwann erschöpft hat, wird er andere Lösungsmöglichkeiten in Betracht ziehen. So wird er sein strukturelles Denken, seine subjektiven Bewertungsmaßstäbe und sein »schlaues Reden« aufgeben, den Geist leeren und nach und nach Instinkt und Intuition wiederentdecken. Er wird die Wahrheit hinter seiner Wahrheit entdecken und die tiefste Quelle menschlichen Daseins berühren.

*Koan-Beispiele:*

Ein Mönch fragt seinen Meister: »Wie kann ich in Zen eintreten?« Der antwortet: »Hörst du das Murmeln des Baches?« Darauf der Mönch: »Ja, Meister.« Der Meister: »Dort ist dein Eingang.«

Darauf erwidert der Mönch: »Was wäre, wenn ich nein gesagt hätte?«

Der Meister schweigt. Der Mönch glaubt, das Gespräch sei zu Ende, und wendet sich zum Gehen. Da ruft der Meister: »Mönch!«

Der dreht sich um: »Ja, Meister?«

Meister: »Tritt von dort aus ein …«

Eines Tages begegnet der Meister Hotei einem Zen-Mönch. Dieser fragt ihn: »Was ist die Bedeutung des Zen?« Hotei ließ sofort als stumme Antwort seinen Sack auf den Boden fallen.

»Sag mir bitte, worin besteht die Verwirklichung des Zen?« fragte der Mönch erneut.

Sofort ergriff der Lachende Buddha seinen Sack, warf ihn sich über die Schulter und ging seines Weges, ohne sich noch einmal umzuschauen.

## TRANSZENDENTALE MEDITATION (TM)

Wegen professioneller kommerzieller Vermarktung in Deutschland ist dies eine weitverbreitete Meditationsmethode, die auf Maharishi Mahesh Yogi zurückgeht. Leider widerspricht die TM dem eigentlichen Meditationsgedanken, politisch und weltanschaulich neutral und unabhängig zu sein. Maharishi verfolgt konkrete Weltplanabsichten und hat bereits ein weltweites Netz von TM-Schulen errichtet. Durch vereinzelte sektenartige Auswüchse der TM ist die klassische Meditation vielerorts zu Unrecht in Verruf gekommen.

## VIPASSANA-MEDITATION

Diese Meditationsform gilt als die ursprünglichste Meditation des historischen Buddha. Sie wird vor allem in den südostasiatischen Ländern in Thailand, Burma und Sri Lanka praktiziert. Vipassana bedeutet soviel wie »klar sehen«. Daher wird diese Meditationsform auch als Einsichts- oder Erkenntnismeditation bezeichnet. Sie weist den Pfad zur Befreiung des Herzens und versteht sich als Methode zur Erforschung und Reinigung des Geistes und des menschlichen Seins an sich.

Um zu verstehen, was unter der Reinigung des Geistes zu verstehen ist, muß man einen Blick auf die sogenannten »Vier edlen Wahrheiten« des Buddhismus werfen. Diese sind:

1. Die Tatsache von Konflikt, Schmerz und Leid in unserem Dasein ist zu erkennen, und es muß sich mit ihr auseinandergesetzt werden.

2. Die Ursache des Leidens, das Nichtverstehen des Geistes, die dadurch bedingte falsche Wahrnehmung der Wirklichkeit und das daraus resultierende Fehlverhalten wie beispielsweise nicht enden wollendes Verlangen, selbstzerstörerische egozentrierte und selbstgeschaffene Probleme sind zu beseitigen.

3. Die Möglichkeit der völligen Freiheit von allem Leiden, die innere Reinheit und Harmonie sind zu verwirklichen.

4. Die zu diesem Ziel führenden praktischen Wege müssen angewendet und geübt werden.

Das Üben erfolgt in stabiler bequemer Sitzhaltung. Die Konzentration liegt auf dem Atem. Schweifen die Gedanken ab, so soll man dies registrieren, sich ärgern und akzeptieren, daß dies so ist, um dann immer wieder zum Atmen zurückzukehren. Auf diese Art und Weise kriechen nach und nach viele Strukturen aus dem Alltag ans Tageslicht, Angenehmes wird zu halten versucht, gegen Unangenehmes versucht man sich zu wehren.

Phantasien kommen und gehen, Schmerzen, Gedanken, Urteile, Trauer, Verwirrung, Zweifel, Hochgefühle – ein Wechselbad der Gefühle ergießt sich. Plötzlich wird klar, daß alles kommt und auch wieder geht, daß nichts bleibt. Zusammenhänge zwischen gedanklichen Strukturen und Gefühlen werden offenbar, und organisierte Strukturen und Abwehrmauern lösen sich. Es wird deutlich, daß der Geist sich selbst durch seine Wertungen, seine subjektive Wahrheit und damit seine Probleme selbst schafft. Man wird zum lächelnden Beobachter seiner eigenen Unzulänglichkeiten, und ein Gefühl von Freiheit und Gelassenheit stellt sich in zunehmendem Maße ein. Ein Spruch, der dazu paßt könnte lauten: »Sei einfach mit den Dingen, so wie sie einfach sind.«

## DER TANZ DER DERWISCHE – DIE TANZMEDITATION DER SUFIS

Der Tanz der Derwische wurde von Dschellaladin Rumi, einem persischen Sufidichter, als Meditationstanz entdeckt, als er spielenden Kindern zuschaute. Eine Hand ist zum Himmel hin geöffnet, die andere zur Erde. Dabei dreht man sich selbstvergessen wie verloren um die eigene Achse. In der Welt, in der wir uns bewegen, sieht man plötzlich nichts Festes mehr, alles ist in Bewegung, zieht am Auge vorbei. Sämtliche Gegenstände verlieren plötzlich an Form, und Bilder verwischen sich, bis sich schließlich alles auflöst.

Sehr bald macht man die Erfahrung, daß ein Zusammenhang zwischen Denken und Gleichgewicht besteht: Je voller der Kopf ist, desto leichter gerät man ins Schwanken. Doch wer die Welt im Drehtanz an sich vorüberziehen läßt, der kann auch seinen Gedanken erlauben, zu kommen und zu gehen... und dazwischen kommt der Moment der Stille.

Zwei Gegensätze vereinigen sich: Innere Ruhe wird in einem Zustand der äußeren Bewegung gefunden.

Das eröffnet eine ganz andere Einsicht in das Leben, man lernt zuzulassen und loszulassen statt festzuhalten, ganz einfach, indem man sich dreht. Begleitet von einer Trommel, beschleunigt sich der Rhythmus wie von selbst. Es ist wie das Eintauchen in einen Fluß, der langsam zum Strom anschwillt und das Herz zum Jubeln bringt. Das Herz als Zentrum der Liebe wird geweckt, Liebe zur Welt und zum eigenen Dasein. Wer durch das Herz immer näher an die uneingeschränkte Liebe zum Leben heranfindet, dem wird ein Lebensgefühl von überschwenglicher grenzenloser Lebensfreude, Spontaneität und Glück zuteil. Darüber hinaus wirkt die so wachgerufene Energie wohltuend auf den Körper und heilend. Es wird überflüssig, an alten Schutzmechanismen festzuhalten, so daß einer nach dem anderen davonfliegt und zuteil sich im Tanz der Derwische in der Ekstase auflöst.

## DIE JAPANISCHE TEEZEREMONIE

Es handelt sich bei der Teezeremonie um eine uralte japanische Tradition, bei der in sehr anschaulicher Weise die Lebenskunst des Tao zum Ausdruck kommt. Mit Bedächtigkeit, Aufmerksamkeit und viel Liebe zum kleinsten Detail wird hier in beinahe ritueller Weise ein alltäglicher Akt, nämlich das Zubereiten, Servieren und Trinken von Tee, vollzogen. Man könnte darin auch eine besondere Form der Meditation sehen, das Bindeglied bei dem Versuch, das Leben meditativ zu gestalten. Im übertragenen Sinne würde dies heißen, beispielsweise die Straße so zu kehren, wie Michelangelo ein Bild malen würde. Mit Liebe und vollkommener Aufmerksamkeit ausschließlich bei dem zu sein, was man gerade tut, ohne mit den Gedanken bereits bei etwas anderem zu sein, und dabei sein Bestes zu geben.

## DIE SCHAMANISCHE TROMMELMEDITATION

Um einen schamanischen Bewußtseinszustand (siehe unter Schmanismus, Seite 215) hervorzurufen und über einen längeren Zeitraum zu bewahren, bedarf es des Gebrauchs einer geeigneten Trommel sowie eventuell einer zusätzlichen Rassel. Das Trommeln wird von einem Helfer übernommen und beginnt mit einem stetigen, monotonen Rhythmus. Dieser wirkt wie eine Trägerwelle zunächst als Hilfe zum Eintritt in den schamanischen Bewußtseinszustand und dann als Unterstützung auf der schamanischen Reise. Inzwischen konnte mittels neurologischer Meßverfahren wie dem EEG nachgewiesen werden, daß das Trommeln eine rhythmische Erregung im zentralen Nervensystem auslöst, welche die elektrische Aktivität in vielen Zonen des Gehirns positiv beeinträchtigt und zur Ausschüttung bestimmter Neurotransmitter führt, die in einen Trancezustand münden können. Die Natur und die Tierverbundenheit können darüber hinaus durch das Singen von »Kraftliedern« oder das Nachahmen von tanzartigen Tierbewegungen ausgedrückt werden, was den Trancezustand noch verstärkt.

## KAMPFKÜNSTE ALS MEDITATION

Auch Kampfkünste leisten heute einen wichtigen Beitrag zur integralen Entwicklung des Menschen.

In ihrer höchsten Ausdrucksform fördern sie gleichermaßen moralisches Empfinden, athletische Fähigkeiten und eine Ahnung von der Einheit allen Seins. Im Kampfkunsttraining werden Fähigkeiten wie die Wahrnehmung ganz subtiler Veränderungen der Atmosphäre – der warme Wind im Gesicht, das Summen der Insekten, die Farben der Blüten, das Rascheln der Blätter im Wind – mit Hilfe von Atemübungen, Zurückgezogenheit, Meditationsübungen und anderen Techniken trainiert. Ziel ist es, den Geist zur Ruhe kommen zu lassen, das ständige Uhrwerk der kreisenden Gedanken abzuschalten, um so die Sinne zu schärfen, damit sie voller Klarheit mit einer neuen weiteren Reichweite funktionieren.

Kampfkünste im eigentlichen Sinne sind weder Sport noch Selbstverteidigung, sondern vielmehr eine Summe fließender Bewegungen, die offen in alle Richtungen ausgeführt werden. So kommt es zu einer Stille des Geistes in der einfachen Bewegung. Die Stille wird in der Bewegung kultiviert, und dadurch wird sie zur wahren Stille.

Der Mensch kommt auf die Welt mit einem Geist, der weder bewußt noch unbewußt ist. Es ist ein weicher und fließender Geist, offen in alle Richtungen und im Einklang mit dem Universum. Dann aber gingen die natürliche Bewegung und die Einheit mit dem Ganzen verloren. Nun versuchen wir ein Leben lang, neue Symbiosen wiederherzustellen, immer noch in der Hoffnung, jenen ursprünglichen Verlust wieder auszugleichen und den nichtvergessenen Idealzustand erneut herbeizuführen. Im Aikido geht es, ebenso wie im Zen, eigentlich um nichts anderes, als diesen Idealzustand für Momente wiederauferstehen zu lassen. Die Form der natürlichen Bewegungen soll diesen Fluß der Einheit erneut symbolisieren. Einer alten taoistischen Wahrheit folgend, ist Meditation in Aktivität der Meditation in Ruhe vielfach überlegen. Die Stille in der Stille ist nicht die wahre Stille, denn nur wenn in der Bewegung Stille herrscht, offenbart sich das Universum.

Hinzu kommt, daß sich Qi, die vitale Lebensenergie, durch die Bewegungen des geübten Kampfkünstlers wecken und mobilisieren läßt, um bestimmte Aufgaben auszuüben und besondere Fähigkeiten zu entwickeln. Dazu gehört auch, sich selbst zu kultivieren durch das Loslassen der Gedanken oder Gefühle, um durch dieses geistige Fasten das eigene Wesen zu erfassen und sich über die Grundtugenden des Menschseins wieder klarzuwerden, die da sind:

1. Gerechtigkeit ohne Täuschung oder Unehrlichkeit

2. Tapferkeit, sowohl moralisch als auch körperlich

3. Güte, Großmut, Liebe und Sympathie

4. Höflichkeit

5. Wahrheitsliebe

6. Ehre

7. Loyalität

Aikido drückt die traditionelle zenbuddhistische Samurai-Tugend der gelassenen Spontaneität unter schwierigen Bedingungen und auch die taoistische Tugend der Harmonie aus. Darüber hinaus können Harmonie, Gleichmut, Spontaneität und Versöhnung auf den Angreifer übertragen und somit sofort praktisch umgesetzt werden.

Die meisten Kampfkünste gleichen durch ihre Schönheit höchsten Formen des Tanzes. Sie spiegeln den Wert wider, den die Kulturen Chinas und Japans auf Ästhetik und Liebe zum Detail auch im Alltag legen.

Gerade Tai-Chi- und Aikido-Bewegungen sind besonders anmutig, weil sie auf Prinzipien der Harmonie und disziplinierter, hingebungsvoller Spontaneität beruhen. Dies verleiht ihnen eine Schönheit, der immer und überall Ausdruck verliehen werden kann, selbst in kleinsten unbedeutsamen Handlungen oder auch im Streit oder im Leid.

Die Kraft zur Transformation, die die Kampfkünste in sich tragen, rühren von der Fülle an sorgfältig einzuübenden Techniken her. Die unterschiedlichen Übungen verhelfen dem Praktizierenden, seine Koordination, Balance, Beweglichkeit, Stärke, Ausdauer, Spontaneität und blitzschnelle Auffassungsgabe und Intuition zu entwickeln. Sie tragen damit ein immenses Potential an moderner körperorientierter Therapie und Transformationstechniken in sich und dienen der Selbstfindung und Selbstschätzung.

Wie auch die im Westen entwickelte Alexandertechnik fördern sie eine korrekte Haltung, oder wie die Feldenkrais-Methode lehren sie weiche, angenehme Dehnungen. Alles in allem umfassen die Kampfkünste ein ungeheures Wissen über Psychologie und Bewegungsabläufe, dem schnelle weitere Verbreitung zu wünschen ist.

## TAI CHI CHUAN

»Es war einmal vor langer Zeit, da saß ein Mensch auf dem Gipfel eines Berges, irgendwo, in einem beliebigen Teil der Welt, und beobachtete still die Natur. Er fühlte sich so beseelt von den natürlichen Bewegungen der Welt um sich herum, daß er spontan zu tanzen begann, indem er all jene Elemente der Natur, die er leicht erfassen konnte, in ihren Bewegungen nachahmte. Er öffnete sich vollkommen den Kräften der Natur – er wurde eins mit ihnen: Himmel, Erde, Feuer, Wasser, Bäume, Blumen, Wind, Vögel, Fische und Schmetterlinge. Sein Tanz beglückte ihn so sehr, daß sein ganzes Wesen sich auf das vollkommenste verwandelte. Erfüllt von einem überströmenden Glücksgefühl gab er jeder Bewegungsfolge einen poetischen Namen: Der weiße Kranich schlägt mit seinen glänzenden Flügeln, hin und her wogende Wolkenhände, goldene Vögel balancieren auf einem Bein, umarme den Tiger und kehre zum Berg zurück. So wurde dieser Mensch zum Schöpfer des Tai-Chi-Tanzes.

Dieser Moment der Schöpfung kann vor vielen tausend Jahren stattgefunden haben, oder gerade eben, jetzt in diesem Moment, irgendwo überall auf der Welt.«

Beim Tai Chi Chuan oder kurz Tai Chi handelt es sich um eine Bewegungskunst, die ihren Ursprung in China hat und dort noch heute jeden Morgen in aller Frühe von einem Großteil der Bevölkerung durchgeführt wird, um den Körper in Ruhe auf den Tag einzustimmen.

Die in China heute noch praktizierte Form des sogenannten Peking-Tai-Chi hat 24 Hauptsequenzen von quasi in Zeitlupe durchzuführenden Kampfkunstbewegungen, die sich auf einen imaginären Partner beziehen. Diese Übungen sind auch als Schattenboxen bekannt.

Durch sie werden Aufmerksamkeit, Wachheit und Selbstwahrnehmungsfähigkeit genauso geübt wie rein körperliche heilgymnastikähnliche Bewegungsabläufe. Zusätzlich kommt es zu einer Beruhigung verschiedener Körperfunktionskreisläufe, zu Muskel- und Atemwegsentspannungen, zur Normalisierung des Blutdrucks sowie zu psychischer Harmonie und Stärke.

## QI GONG

»Wer das Qi zu führen weiß, nährt im Innern seinen Körper und wehrt nach außenhin schädigende Einflüsse ab.« *Chinesische Weisheit*

Die in China über viele Jahrtausende geheimgehaltene Kunst zur Steuerung der Vitalenergie Qi erlebt in den letzten zehn Jahren durch ihre gesundheitsfördernden Wirkungen einen rasanten Aufschwung. Wissenschaftliche Untersuchungen haben inzwischen folgende Heilwirkungen des Qi Gong (chinesisch: Übung des Atems) nachgewiesen. Es bewirkt eine Stärkung des Immunsystems sowie des Kreislaufs und des Nervensystems, eine Verlangsamung von Atem- und Herzfrequenz, eine Blutdruckregulierung, und es baut Streß ab und beruhigt. Qi Gong ist also eine Form der Selbstheilung, die in erster Linie auf Konzentration und Selbstdisziplin beruht, unterstützt von gezielten Bewegungen, Atemübungen und Visualisierungstechniken.

Es kann in jedem Alter erlernt und mit individueller Gestaltung geübt werden. Durch langsames und beharrliches Üben wirkt es auf körperliche und geistige Muster ein, so daß alte Gewohnheiten bewußter wahrgenommen und einer Korrektur unterzogen werden können. So können Körper und Geist trainiert werden, um in Zeiten höchster Streßbelastung tiefgreifend zu entspannen und abzuschalten. Durch Qi Gong wird der Körper zudem eingestimmt auf die natürlichen Schwingungen des Kosmos, was zu Ruhe, Gelassenheit und Schicksalsvertrauen führt.

## YOGA UND DIE FÜNF TIBETER

Yoga ist ein jahrtausendealtes Übungssystem, um körperliche, emotionale, mentale und spirituelle Funktionskreisläufe mit dem Ziel zu verbessern, zu einem gesunden, erfüllten, beglückenden und friedvollen Leben zu finden.

Der Körper wird durch gezielte Yogahaltungen, deren Achse die Wirbelsäule bildet, in eine neue oder in seine ursprüngliche Ordnung gebracht. Unterstützend wirken dabei Atemübungen, die zu einer geschärften Wachheit und Aufmerksamkeit des Geistes führen sollen. Daneben gehören Konzentrations- und Meditationsübungen zur Weiterentwicklung des individuellen Erkenntnisprozesses ebenso zu den Grundsätzen des Yoga wie tugendhafte Verhaltensregeln, soziales Engagement und liebevolle Hingabe gegenüber allen Lebewesen.

### Die Fünf Tibeter

Hierbei handelt es sich um fünf Yogaübungen, die aus dem Hatha-Yoga abgeleitet worden sind und die, wie Peter Kelder in seinem Buch *Die Fünf Tibeter* schreibt, vor langen Zeiten in den Klöstern des Himalaja praktiziert worden sind. Die regelmäßige tägliche Durchführung dieser Übungen verspricht nach Kelder inneren Frieden, Ausgeglichenheit, heitere Gelassenheit, entspanntes, jugendliches Aussehen sowie strahlende Gesundheit. Diese Wirkung wird erzielt durch eine Lösung der Energieblockaden und die Entstehung eines gleichmäßigen Energieflusses zwischen den sieben Chakren (siehe dort) des Menschen. Die Durchführung dieser Übungen ist einfach und für jedermann leicht erlernbar. Es empfiehlt sich, jede im Durchschnitt 12-, maximal jedoch 21mal zu praktizieren. Die einzelnen Bewegungen sollten langsam, harmonisch und in gleichmäßigem Fluß der Atmung vollzogen werden. Die Fünf Tibeter können als eine Art Reinigungsritus nach einigen lockeren Gymnastik- und Dehnübungen durchgeführt werden. Anschließend sind Körper, Geist und Seele so weit aufeinander harmonisch abgestimmt und im Fluß, daß nun die optimalen Voraussetzungen für eine anschließende Meditation bestehen.

## ANDERE AUSGEWÄHLTE MEDITATIONSTECHNIKEN

### Atemmeditation
Konzentration ausschließlich auf den Atem. Regelmäßiger Fluß zwischen tiefem Einatmen bis in den Bauch und langsamem, bewußtem Ausatmen.

### Kerzenmeditation
Zunächst wird in das Licht einer brennenden Kerze geschaut. Dann werden die Augen geschlossen, und man versucht, sich das Licht der Kerze vor

dem geistigen Auge vorzustellen, und läßt es nun langsam durch den Körper wandern.

## Farbmeditation

Hier vertieft man sich konzentriert in eine Farbe, die vor dem geistigen Auge visualisiert wird. Man versucht schließlich, ganz in dieser Farbe zu schweben, in ihr zu leuchten. Bei der Arbeit mit den Chakren (siehe unter Chakrentherapie, Seite 197) kann man beispielsweise Atem, Licht oder Farbe in das entsprechend geschwächte Chakra hineinprojizieren, um es so energetisch aufzuladen.

## Mantrameditation

In Einklang mit indischen Gebräuchen werden bestimmte Gesänge oder Laute wie beispielsweise der Laut »Om« leise gesummt, um damit Körper und Geist in eine entspannende Schwingung zu versetzen.

## Bildmeditation

Durch die Vorstellung eines harmonischen Erlebens in der Natur kommt es zu einer zunehmenden Tiefenentspannung. Hierzu werden Bilder wie das Gehen über eine bunte Wiese zu einem Bach oder auf einen Hügel mit einem Baum eingesetzt (siehe auch Katathymes Bilderleben, Seite 212).

## Naturmeditation

Hier findet ein gedankliches Verschmelzen mit einer Wolke oder einem Vogel am Himmel oder irgendeinem anderen Tier oder mit einer Welle, die an den Strand rollt und wieder zurückläuft, oder mit einem Baum statt.

## Liebesmeditation

Dies ist eine der wichtigsten Meditationen für tiefgreifende Gesundheit und Lebenskraft. Man versucht in entsprechender meditativer Sitzhaltung und bei optimaler Atemtechnik, das Gefühl von Liebe wachzurufen.

Dies bedarf am Anfang oftmals konzentrierten Nachdenkens über eine Situation in der Vergangenheit, die voll von Liebe umhüllt war, wie beispielsweise ein Weihnachtserlebnis in der Kindheit, die Geburt eines Kindes, ein Urlaubserlebnis, ein Liebestraum oder ein glücklicher Moment mit einem Partner. Gelingt es, solch einen Augenblick gedanklich einzufangen, so daß für Bruchteile von Sekunden ein Gefühl von tiefer, grenzenloser Liebe entstanden ist, dann sollte versucht werden, diese Emotion wie einen warmen Lichtstrahl durch den Körper hinauf- und hinabströmen zu lassen. Jede Körperzelle muß von diesem Strahl berührt werden. Gelingt es, nicht nur den Gedanken, sondern auch die Emotion zu erspüren und den Körper durch sie erstrahlen zu lassen, so ist dies ein Gefühl grenzenloser Glückseligkeit und tiefster Harmonie. Ist man krank, so gilt es, diese Liebe in das erkrankte Organ hineinfluten zu lassen und es meditativ aufzutanken. In der Liebesmeditation lernt man, die Liebe für sich selbst neuzuentdecken, und durch sie den Körper in Gesundheit und Wohlbefinden erstrahlen zu lassen. Die richtige Anwendung dieser Meditationsform bildet die Grundlage für die These, daß jede auch noch so schwere Krankheit aus sich selbst heraus wieder zu heilen ist.

# Spirituelle Heilweisen

## Astromedizin

»Ein Arzt, der nichts von der Astrologie versteht, ist ein Narr zu nennen.«  *Hippokrates*

Die Astrologie ist eine alte, seit Jahrtausenden überlieferte Wissenschaft, die in einem modernem ganzheitlich orientierten Therapiekonzept einen gewissen Stellenwert einnehmen sollte. Teilbereiche der Psychotherapie, insbesondere die Gesprächs- und Verhaltenstherapie, kommen meines Erachtens ohne einen Seitenblick auf astrologische Grundelemente heute nicht mehr aus, wollen sie ihren Anspruch aufrechterhalten, dem Patienten zu Selbsterkenntnis und Selbstakzeptanz verhelfen zu können.

Auf der Suche nach den tiefgreifenden Ursachen von Krankheiten können astrologische Aspekte wertvolle Hinweise über grundlegende Charakterzüge und Verhaltensweisen sowie den sich daraus ergebenden Konsequenzen liefern.

Astrologie ist die Lehre von dem Sinnzusammenhang zwischen Mensch, Natur und Kosmos. Sie wirft die Frage nach dem Sinn der individuellen Existenz auf. Wer bin ich, welche Eigenschaften habe ich, wo stehe ich, und warum stehe ich hier an diesem Ort? Stehe ich gut da, wo ich stehe, wo liegen meine Begabungen, welches ist meine Berufung, mein Weg? Warum sind die Dinge so, wie sie sind, wie kann ich sie ändern? All dies sind Fragen, die sich jeder von uns schon einmal gestellt hat, und die man, wie ich meine, nicht oft genug wiederholen kann. Die Astrologie versucht, mittels alter, überlieferter Berechnungen Antworten auf diese Fragen zu geben beziehungsweise dazu anzuregen, selbst Antworten zu finden.

Die Voraussetzung, um Astrologie zu betreiben und das Horoskop für sich persönlich nutzbar zu machen, ist die Kenntnis einiger grundlegender Naturgesetze. Die wichtigsten dieser Gesetze wurden vor Jahrtausenden von Hermes Trismegistos, dem Sagenhaften, niedergeschrieben.

Eines der Gesetze, das Analogiegesetz oder auch das Gesetz der Entsprechungen genannt, ist das wichtigste Gesetz zum Verständnis der Astrologie. Es besagt: »Wie oben, so unten, Wie im großen, so im kleinen. Der Makrokosmos spiegelt sich im Mikrokosmos. Wie innen, so außen.« Im Einklang dazu schrieb Goethe: »Müsset im Naturbetrachten immer eins wie alles achten, nichts ist draußen, nichts ist drinnen, denn was drinnen, das ist draußen.« Und auch Paracelsus äußerte sich ähnlich, als er einmal niederschrieb: »Der äußere Himmel ist ein Wegweiser zum innern, und der innere ist sozusagen ein Tor zum äußeren Himmel.« Das Horoskop ist demnach für jeden von uns die Darstellung seiner seelischen Anlagen, sein ureigenes Zifferblatt der Weltenuhr, auf dem ich sehen kann, wie spät es in mir ist und was mit mir zur Zeit los ist, wo ich stehe und wo gerade meine Lernebenen sind.

Es geht also nicht wie in der Astronomie um die Bewegungen der Gestirne am Himmel, sondern vielmehr um die Bewegungen und Geschehnisse in mir selbst, die, wie Carl Gustav Jung feststellt, synchron, gleichzeitig und gleichsinnig, verlaufen.

Betrachtet man nun die wichtigsten Merkmale eines ausführlichen Horoskops, so finden sich beispielsweise verschiedene Grund- und Gestaltungskräfte der Seele, die man den Planeten zuordnet. Sie stehen im Innern des Horoskopkreises. Der äußere Kreis, der Tierkreis, steht dementsprechend für psychische Grundenergien, die den ihnen jeweils zugeordneten Planeten eine ganz spezielle Grundnahrung liefern. Diese gesamte Konstellation wurde als die zwölf Grundmuster bezeichnet. Sie stehen für die zwölf Entwicklungswege, die ein Mensch auf dem Wege seiner Selbstentfaltung gehen soll.

Wo und in welchen Lebensbereichen sich diese Kräfte jeweils entfalten, darüber gibt uns als dritter Kreis das astrologische Häusersystem Auskunft. Diese drei Kreise und deren jeweilige Stellung und Verträglichkeit zueinander, die sogenannten Aspekte, stellen unsere jetzige Inkarnation dar. So ist also das Horoskop eine Beschreibung unserer Entwicklung, ein Plan unseres Schicksals und spiegelt somit unsere Erlösung und Heilwerdung wider.

Der Astrologe kann uns helfen, unsere ganz speziellen seelischen Anlagen, unsere Stärken ebenso wie unsere Problemzonen zu entdecken und uns damit anregen, über uns nachzudenken, um wieder auf den richtigen natürlichen Weg zu gelangen.

Die Astrologie ist eine durch sorgfältige Beobachtung über Jahrtausende entstandene Wissenschaft, die sich im therapeutischen Bereich als aussagekräftiges Instrument bewährt hat, sofern der Therapeut und Deuter mit ebensoviel Logik wie Einfühlungsvermögen dem Heilsuchenden seine Lernebenen nahebringt. Die Erstellung eines guten und ausführlichen Horoskops ist außerordentlich komplex und zeitaufwendig. Die Sprache ist symbolhaft und beschreibt Vorgänge und Charaktereigenschaften in Form von Prinzipien, die nach Harmonie und Ausgleich streben. Da gibt es beispielsweise das Prinzip des Saturns, das Festigung, Straffung, Disziplin, Kristallisation, Härte, Haltung und Einordnung in gesellschaftliche Maßstäbe und Vorgaben ausdrückt. Das Prinzip des Uranus, des Gegenspielers des Saturns, beinhaltet Auflehnung, Freiheitsbedürfnis, Individualität und Exzentrik. Das Prinzip des Mars beinhaltet Selbstdurchsetzung, Bewegungsdrang, Aktivität, Anspannung und Aggression. Das Prinzip der Venus beinhaltet Hingabe, Offenheit, Entspannung und Kompromißbereitschaft. Das Prinzip des Jupiters beinhaltet Ausweitung, Fülle, Wachstum und Üppigkeit. Das Prinzip des Mondes beschreibt das Emotionale, das Gebärende, Mütterliche und Schöpferische, während das Prinzip der Sonne die Fähigkeit zum Handeln symbolisiert. Und dies sind nur einige Beispiele von Prinzipien.

 **Numerologie**

Die Numerologie ist wie die Astrologie eine uralte Wissenschaft. Beide beruhen auf der Erkenntnis von Zahleneigenschaften, die durch jahrtausendelange Beobachtung einen gewissen Aussagewert über Charakter und Schicksalsweg eines Menschen besitzen. Dieses Wissen läßt sich nutzen, um Selbsterkenntnis zu erlangen und Zusammenhänge zu begreifen, die für die eigene Entwicklung von unschätzbarer Bedeutung sind.

Lange bevor der Mensch Buchstaben erfand, begann er zu zählen, und er erkannte bald, daß sich in seiner Umwelt alles Sichtbare wie beispielsweise Mondphasen oder Jahreszeiten in ganz bestimmten Rhythmen wiederholte. Seitdem es mehr als zwei Menschen auf dieser Erde gibt, versuchten diese, von Beginn an Gesetzmäßigkeiten für die erfahrbare Wirklichkeit und für die innere Wirklichkeit zu finden.

Die Beobachtung kosmischer Abläufe bildete alsdann die Grundlage astrologischer Deutungen und lehrte die Menschen, über Zahlen Verbindung zu den kosmischen Gesetzmäßigkeiten aufzunehmen. Bereits die Maya, aber später auch die Perser, Ägypter und Inder benutzten die Lehre der Numerologie, um durch ein spezifisches System der Quersummierung von Geburtsdaten individuelle Schicksale zu deuten. Das alte Gesetz »Mikrokosmos gleich Makrokosmos« bedeutet, daß das Universum einen überdimensionierten menschlichen Organismus darstellt. Der Mensch ist nach dieser Vorstellung eben ein exaktes Abbild fleischgewordener kosmischer Energien. Was auf der Erde geschieht, entspricht der göttlichen Gesetzmäßigkeit im Kosmos auf der gleichen Analogieebene. Die Qualität kosmischer Schwingungen findet demnach im Dasein des Menschen ihre parallele Entsprechungsebene.

Ziel der Numerologie ist nun, Unsichtbares aus Schwingungen und Gesetzmäßigkeiten in transparent werdendes Schicksal zu verwandeln, um Leben bewußter zu verstehen und danach entsprechend zu gestalten, so daß in der praktischen Gestaltung schließlich das individuelle »Heil« gefunden werden kann.

 **Liebe – Schlüssel zu einem glücklichen und gesunden Leben**

»Die Liebe allein versteht das Geheimnis, andere zu beschenken und dabei selbst reich zu werden. Die Liebe ist so das einzige, was sich vermehrt, wenn man großzügig damit umgeht.«

*Clemens von Brentano*

Liebevolles Verhalten ist bei fast allen Tierarten zu beobachten. Auch der Mensch ist von der ersten Minute seines Lebens an auf Liebe und Fürsorge angewiesen. Kein Säugling kann ohne physische und emotionale Zuwendung überleben oder sich annähernd normal entwickeln. Ohne beständige liebevolle Zuwendung kann kein Kind sprechen, denken oder den Umgang mit anderen erlernen. Liebe vermehrt sich, wie alle Eigenschaften des Menschen, indem sie gelebt wird.

Die Liebe ist die größte Macht im Universum und die Ursache aller Schöpfung. Wir sind hier auf diesem Planeten, um die Liebe kennenzulernen, um Wissende der Liebe zu werden. Liebe ist der Schlüssel zum wahren Leben und die Grundvoraussetzung für Glück und Gesundheit. Liebe und alle ihr verwandten Gefühle sind ein naturgegebener Lebensprozeß und stehen mit den Gesetzen und der Ordnung des Kosmos in Einklang. Liebe hat einen lebensspendenden und gesundheitsfördernden Einfluß auf Körper und Seele. Wohlwollen, Güte, Zuneigung, Großmut, Verständnis, Frohsinn – all dies sind Gedanken, die von einem Geist der Liebe ausgehen und von uns Menschen als wärmende und belebende Schwingungen wahrgenommen werden.

In dem Maße, wie wir lieben, werden wir geliebt werden. Was wir anderen an Liebe und Hilfsbereitschaft schenken, kommt irgendwann zu uns zurück. Liebe, Mitgefühl, Wohlwollen und ein fröhliches Herz machen das Leben reicher und schöner. Ein Leben, das überströmt von Liebe, ist voll und reich und wächst ständig an Schönheit und Stärke. Ist es nicht so, daß wir uns immer wieder hingezogen fühlen zu den Menschen, die diese Liebe ausstrahlen, und wir jene meiden, von denen das Gegenteil ausgeht?

Ein Stehenbleiben in der Eile des täglichen Erlebens und eine Neubesinnung sind Grundvoraussetzungen für den, der leben und lieben will. Liebe, Mitgefühl, Wohlwollen und stete, fröhliche Hilfsbereitschaft machen das Leben fruchtbarer, reicher und schöner. Die Liebe ist es, die aus dem Chaos Ordnung schafft, welche die Rätsel des Lebens löst. Sie ist die treibende Kraft der Welt. Ein Leben, das von Liebe überströmt, ist voll und reich und wächst immerfort an Schönheit und Stärke.

Liebe und der Liebe verwandte Gefühle sind das Normale und das Natürliche, das mit der ewigen Ordnung der Natur in Einklang steht. Sie haben einen lebensspendenden und gesundheitsfördernden Einfluß auf den Körper, genauso wie edle Taten und liebevolle Gedanken zu jeder Zeit die beste und wirkungsvollste Medizin sind. Gelingt es, nach diesen tugendhaften Vorsätzen zu denken und zu handeln, so entfaltet sich ein Zustand tiefster Einheit und Harmonie, der das Entstehen von Krankheiten unmöglich macht.

Bezieht man diese Gedankengänge mit in ein ganzheitliches Therapiekonzept ein und verhilft man dem Patienten auf diese Weise zu einer gewissen Religiosität, so liegt darin ein ganz wesentlicher Schritt auf dem Weg zur Heilwerdung.

 **Geistheilung und Reiki**

»Reiki ist Weisheit und Wahrheit.« *Hawayo Takata*

Die Geschichte der Menschheit weist in allen Kulturen Heilweisen auf, die auf der Erschließung und Übertragung einer außergewöhnlichen Kraft beruhen, die alles Leben im Universum hervorbringt und erhält.

Besonders die Tibeter besitzen bereits seit Jahrtausenden ein tiefes Verständnis über das Wesen von Geist, Materie und Energie. Sie nutzen seit jeher diese Erkenntnisse, um mit Hilfe dieser Energie ihren Körper zu heilen, ihre Seele zu harmonisieren und ihren Geist zum Erlebnis der Einheit zu führen. Ob in Indien, Japan, Ägypten, Rom oder Griechenland, dieses Wissen wurde in den Mysterienschulen fast aller alten Kulturen behütet und bewahrt. Diese alles durchdringende Kraft, die in sämtlichen Dingen der Schöpfung wirkt und lebt, wird als »universale Lebensenergie« oder auch Reiki bezeichnet. Dabei bedeutet die Silbe »Rei« den universalen, unbegrenzten Aspekt dieser Energie, während »Ki« die vitale Lebenskraft, durch die alles Lebendige fließt, darstellt. Diese Energieform »Ki« ist die gleiche Kraft, die bei den Chinesen Chi, bei den Hindus Prana, im Zen-Buddhismus Tao, im Christentum Licht oder Heiliger Geist, bei den Sufis Baraka, bei den Ägyptern Ka, bei den Kahuna-Schamanen Mana, bei den Sioux Wakonda oder bei den Indonesiern Sahala genannt wird. Im Abendland fand man Begriffe wie Numia (Paracelsus), Heilkraft der Natur (Hippokrates), Modische Kraft oder Orgon (W. Reich), oder man gab ihnen Namen wie X-Kraft, fünfte Kraft, biokosmische oder universelle Energie, oder man bezeichnete sie einfach wie die Franzosen als élan vital. Auch wenn die Grundbedingungen zur Anwendung je nach Kultur und Religion in einigen Systemen weit auseinanderklaffen, so handelt es sich dennoch um dieselbe Grundenergie, die alle Dinge bewegt.

Betrachtet man die unfaßbare Lebendigkeit auf unserer Erde, vom einfachen Stein über den komplizierten Aufbau einer Grille oder das Wachsen eines menschlichen Wesens aus einer befruchteten Eizelle heraus, so steht man immer wieder aufs neue fassungslos vor der Vielfalt und Komplexität dessen, was die Natur aus sich selbst heraus geschaffen hat. Wie unermeßlich groß muß die treibende Energie sein, die hinter all diesen Erscheinungsformen wirkt, und wie unermeßlich groß die Intelligenz, die ihnen Gestalt und Struktur verleiht. Selbst Physiker wie Einstein oder Max Planck mußten bei ihren Forschungen immer wieder feststellen, daß sie an unlösbare Rätsel und Grenzen stießen, die nur eine Erklärung zuließen: eine übergeordnete Kraft, eine Art universeller Geist, der das ganze Universum aus sich selbst heraus fortwährend wachsen läßt.

Neueste Erkenntnisse in der Quantenphysik kommen dieser Vorstellung bereits sehr nahe. Die Supragravitationstheorie beschreibt bereits eine Art energetisches Feld, welches vollkommen ausgewogen ist und nur mit sich selbst in Wechselbeziehung steht. Ein Feld reiner Intelligenz, das alle Kräfte aus sich selbst hervorbringt und damit die Basis der Schöpfung darstellt.

Dies wiederum deckt sich mit den Aussagen religiöser Weiser und Erleuchteter, die ebenfalls von einem Zustand des Seins sprechen, aus dem alles Lebendige entstanden ist. Diese Energie ist es, die in allen Dingen lebt und die bei der Behandlung mit Reiki in reiner, konzentrierter Form durch die Hände hindurchfließt, um Gleichgewicht und Harmonie und damit Heilung zu erwirken. Die Heilkunst des Reiki wurde Mitte des 19. Jahrhunderts von dem japanischen Theologen Dr. Mika Usui in 2500 Jahre alten Sanskritsutren wiederentdeckt und neu belebt. Bis 1940 betrieb Usui eine Reiki-Klinik in Tokio, in der vor allem ungewöhnlich schwere Fälle behandelt wurden.

## Das Geheimnis schamanischer Heilerfolge

*Erfahrungen mit einem Kahuna-Schamanen*

Auf einer meiner Reisen lernte ich auf der hawaiischen Insel Kaui vor einigen Jahren Salomon Kaai kennen, einen alten Kahuna-Schamanen. Seine ungewöhnliche Ausstrahlung, seine Liebe zu den Menschen und sein ungeheures Wissen um die Zusammenhänge zwischen Natur und Kosmos faszinierten mich so sehr, daß ich eine lange Zeit bei ihm verbrachte, um von ihm zu lernen. Unter den vielen Dingen, die er mir beibrachte, waren auch folgende, eigentlich allgemein bekannte Grundregeln für den tiefgreifenden Heilerfolg. Wenngleich sie zunächst sehr banal erscheinen mögen, so waren daran faszinierend in erster Linie ihre konsequente praktische Anwendung und die spürbare Intensität der übertragenen emotionalen Kräfte.

1. Der Patient muß sich der Ursache seiner Krankheit bewußt sein und muß von sich aus gesund werden wollen. Dies ist gar nicht so selbstverständlich, wie man vielleicht glauben mag. Es gibt Menschen, die ihre Krankheit unbewußt als verdiente Strafe betrachten, oder andere, die ihre Krankheit benutzen, um damit andere zu manipulieren und Druck auszuüben. Diese Menschen wollen nicht gesund werden.

2. Der Heiler selbst sollte Ruhe und Liebe für sich und seine Patienten empfinden, er muß seine Mitte und seinen eigenen Frieden bereits gefunden haben. Hat er das getan, strahlt dieser Friede bereits auf den Patienten in heilender Weise aus.

3. Je mehr der Heiler aus fester Überzeugung eine Heilung selbst für möglich hält, desto mehr überträgt sich diese positive Erwartungshaltung auf den Patienten. Dadurch erscheint die Krankheit auch für den Patienten beherrschbar, was wiederum die Bereitschaft weckt, alles nur mögliche zur Heilwerdung zu tun.
Infolge der Erkenntnis, Macht über die Krankheit erlangen zu können, durch die wachsende Einsicht in die Zusammenhänge sowie die Fähigkeit, Dauer und Intensität der Krankheit eigenverantwortlich zu steuern, wird der Patient sich über kurz oder lang selbst seiner Krankheit entledigen.

4. Der Heiler sollte die Fähigkeit haben, sich vor der Behandlung zu reinigen, sich innerlich leerzumachen, damit seine Intuition frei und unbeeinflußt erkennen kann, woran der Patient erkrankt ist und wodurch der persönliche Schicksalsweg plötzlich durch Stolpersteine blockiert ist. Man weiß heute, daß Ausbildung und Wissen des Heilers in geringerem Zusammenhang mit seinen Therapieerfolgen stehen, als bisher angenommen wurde. Vielmehr sind emotionale Komponenten wie Mitgefühl, Verständnis, menschliche Zuwendung und Wärme maßgeblich für einen langfristigen Therapieerfolg verantwortlich. Nur wenn langfristig Verstöße gegen die Gesetze der menschlichen Natur durch unnatürliche Denk- und Verhaltensweisen vermieden werden können, wenn das Steuer des Lebens noch einmal herumgerissen werden kann, dann wird der Patient zu einer ganzheitlichen und damit vollständigen Heilwerdung mit dauerhaftem Bestand finden können.

5. Der gute Heiler wird durch aufrichtiges Mitgefühl dem Patienten seine Anteilnahme und Sorge um sein Wohlergehen vermitteln. Er wird den tiefen Wunsch, den Patienten von seinen Sorgen und Nöten zu befreien, in sich tragen.
Die Aufmerksamkeit und die Liebe des Heilers schaffen ein besonderes Band zwischen beiden und erheben so auch eine einfache Behandlungsmethode zur wahren Heilkunst. Ohne diese menschlichen und letzten Endes gottgewollten Emotionen gibt es nur Technik und rationale Technologie, die zwar interessant sind, jedoch nicht zu einer umfassenden Heilung führen werden.

Damit ist nicht nur das Fehlen von Symptomen gemeint, sondern vielmehr ein Prozeß einer inneren Heilwerdung, die Wiederherstellung der verlorengegangenen Einheit zwischen Natur, Mensch und Gott.

Der Weg dahin hängt weitestgehend von der Fähigkeit des Heilers ab, seinen Patienten zu lieben wie sich selbst, nach dem Grundsatz: Wir alle sind eins, du bist ich, und ich bin du. Was ich dir tue, tue ich automatisch damit auch mir an. Durch die Liebe zu seinem Patienten zeigt er diesem, daß auch er liebenswert ist So füllt der Heiler ein vorhandenes »Liebesdefizit« in der Trance oder der Meditation auf. Mittels der erneuten Erfahrung dieser meist verlorengegangenen Emotion »Liebe« soll der Patient schließlich lernen, seine Liebe zu sich selbst eigenständig neu zu entwickeln.

Das Entdecken der Liebe zu sich selbst ist ein langsamer Prozeß, vergleichbar mit dem Wachsen und Gedeihen eines Samenkorns oder einer Blume, die zu blühen beginnt. Am Ende, wenn die Knospe voll entfaltet ist, blüht die Blume in voll erwachter Schönheit. Man muß mit sich selbst anfangen, die Liebe zu sich und zur Natur und damit zur Schöpfung wiederzuentdecken und damit von neuem zu entfalten.

Dann wird man erkennen, daß die Liebe der Schlüssel zum Leben und zu dauerhafter Gesundheit und Schönheit ist, daß die Liebe der Grund und die Ursache der Schöpfung ist. Damit ist letztlich die verlorengegangene Einheit wiederhergestellt, und zuvor ausgegrenzte ungeliebte Seelenanteile sind wieder in das natürliche Ganze zurückgekehrt.

# Grundlegende Gesundheitstips

## 1. Bewegung

Täglich morgens 10 Minuten Gymnastik oder
Fünf Tibeter am offenen Fenster.
Abends 30 Minuten Sport oder mindestens ein
Spaziergang von 1 Stunde Dauer.

## 2. Ernährung

Vollkornbrot, Müsli, Milch, Joghurt, frisches
Obst, Gemüse und Salate als tägliche
Ernährungsgrundlage.
2 bis 3 Liter pro Tag trinken.
Kein Fleisch, keine Wurst, bzw. maximal einmal
pro Woche.
Nie ohne Hunger oder in Eile essen.
Gut kauen, langsam essen.

## 3. Naturfaktoren

Abhärtung durch kaltes Duschen, Sauna, frische
Luft, Sonne.
Regelmäßiger, mindestens 7stündiger Schlaf
(Beginn vor Mitternacht).

## 4. Freizeit, Kultur, Erholung, Schlaf

Keine Zeitverschwendung.
Zeit nutzen zum Lernen und zur Weiterentwicklung oder zur körperlichen oder geistigen Erholung.
Tun Sie Dinge, die Ihnen Spaß machen, und
amüsieren Sie sich so, wie Sie es gerne mögen.
Für ausreichenden regelmäßigen Schlaf sorgen
(siehe 3.).

## 5. Gezielte Entspannung

Regelmäßige Meditation (20 Minuten täglich)
oder autogenes Training
(am besten gleich nach Dehnungsgymnastik und
den Fünf Tibetern).

## Nachwort

Wir leben heute in einer besonderen Zeit, die immer schneller zu vergehen scheint. Zeit wird zu unserem wichtigsten und wertvollsten Gut, so daß man ständig bestrebt ist, sie zu »sparen« – aber wofür? Der Ruf nach mehr und mehr, getrieben von innerer Unruhe und Unzufriedenheit, wird immer lauter.

Eine tiefe Sehnsucht, begleitet von der ständigen Hoffnung auf Besserung der eigenen Lebensumstände aus sich selbst heraus, treibt uns durch die Tage unseres kurzen irdischen Daseins.

Die Erkenntnis der Notwendigkeit, bei sich selbst anzufangen und das eigene Leben endlich selbst in die Hand zu nehmen, tritt immer deutlicher ins Bewußtsein.

Diese Entwicklung stellt sich im gesellschaftlichen Rahmen als Übergang vom Industrie- über das Informations- zum bereits beginnenden »Bewußtseinszeitalter« dar.

Immer mehr Menschen beginnen, sich auf die Suche nach dem »ideellen und emotionalen Mehr« zu begeben und dabei in immer neue Dimensionen persönlicher Freiheit und emotionaler Bewußtheit vorzustoßen. Sie erhalten Einblicke in ungeahnte Potentiale menschlichen Bewußtseins und in die unbegrenzten Möglichkeiten des Menschseins, die unsere Welt verändern werden.

Erst das Wissen, das Verständinis des uns umgebenden Netzwerkes und die konsequente Anwendung unserer naturgegebenen menschlichen Potentiale werden uns dazu befähigen, das Leben in all seiner Schönheit und Einzigartigkeit zu begreifen und es intensiv und mit Freude, Ehrfurcht und Dankbarkeit da zu genießen, wo es wirklich stattfindet: *hier und jetzt*.

Ich würde mich sehr freuen, wenn es mir mit diesem Buch gelungen sein sollte, in Sie ein winziges Samenkorn zu versenken, das von nun an wächst und gedeiht, und ich wünsche mir, daß die Ernte darin besteht, daß Sie sich auf den Weg machen zu sich selbst, um die Früchte davon schließlich in Ihren Händen und in Ihrem Herzen zu tragen.

Auch ich beende mit diesem Buch einen weiteren für mich wichtigen Lebensabschnitt, der von immer neuen Zielen und Herausforderungen bestimmt war.

Meinem festen Glauben an die Erüllung meiner Träume und der mir selbst gesteckten Ziele habe ich es zu verdanken, daß ich heute der sein darf, der ich sein wollte und jetzt bin.

Lassen Sie uns gemeinsam auf unserem Weg weitergehen und zusammen daran arbeiten, daß das 21. Jahrhundert eine Chance bietet für eine bessere, heilere Welt.

Fangen Sie – wie auch ich – bei sich selbst an!
Leben und lieben Sie.

Ihr
*Ingfried Hobert*

Der Autor veranstaltet in seinem »Zentrum für Alternative Heilweisen am Steinhuder Meer« neben Regenerationskursen Vorträge und Wochenendseminare zu den Themen dieses Buches.

Weitere Informationen erhalten Sie über das

**Zentrum für Alternative Heilweisen**
**am Steinhuder Meer**
**Ostenmeer 37**
**D-31515 Steinhude**
**Tel.: 0 50 33 / 9 50 30**
**Fax: 0 50 33 / 10 53**

# Literatur

Atkins, Robert: Dr. Atkins Gesundheitsrevolution. Länger und gesünder leben. Ariston, Genf/München 1989

Bachmann, Robert: Naturheilverfahren für die ärztliche Praxis. Perimed Fachbuchgesellschaft, Erlangen 1989

Baginski, Bodo: Das Chakra Handbuch. Windpferd, Aitrang 1988

Beck, Charlotte: Zen im Alltag. Knaur, München 1990

Binning, Gerd: Aus dem Nichts. Über die Kreativität von Natur und Mensch. Piper, München 1998

Blofeld, John: I Ging – Das Buch der Wandlung. O.W. Barth, München 1993

Blofeld, John: Die Zen-Lehre des chinesischen Meisters Huang Po. O.W. Barth, München 1983

Borel, Henri: Wu-Wei – Laotse als Wegweiser. Drei Eichen, Ulm 1984

Borchers, Hans: Consilium Cedip: Naturheilweisen Bände I+II. Cedip, München 1993

Bundesfachverband der Arzneimittelhersteller: Selbstmedikationsliste. Deutscher Apotheker Verlag, Stuttgart 1996

Carlson, Richard: Was ist heilen? Goldmann, München 1994

Dethlefsen, Thorwald: Ödipus der Rätsellöser. Goldmann, München 1990

Dethlefsen, Thorwald: Schicksal als Chance. Goldmann, München 1979

Dethlefsen, Thorwald; Dahlke, Rüdiger: Krankheit als Weg. Goldmann, München 1983

Distel, Wolfgang: Der Geist des Reiki. Goldmann, München 1995

Drury, Susan: Die Geheimnisse des Teebaums. Windpferd, Aitrang 1991

Enomiya-Lassalle, Hugo: Zen-Unterweisung. Kösel, München 1987

Eucken, Rudolf: Die Lebensanschauungen der großen Denker. Walter de Gruyter, Berlin 1950

Feild, Reshad: Die Alchemie des Herzens. Diederichs, München 1990

Fintelmann, Volker: Phytotherapie Manual. Hippokrates, Stuttgart 1989

Fischer, Theo: Wu wie – Die Lebenskunst des Tao. rororo, Hamburg 1992

Fromm, Erich; Suzuki: Zen-Buddhismus und Psychoanalyse. Frankfurt 1976

Fromm, Erich: Die Kunst des Liebens. Ullstein, Frankfurt 1988

Fromm, Erich: Haben oder Sein. DVA, Stuttgart 1976

Hackethal, Julius: Der Meineid des Hippokrates. Lübbe, Bergisch Gladbach 1991

Hänsel, Rudolf: Phytopharmaka. Springer, Berlin/Heidelberg/New York 1991

Hänsel Rudolf: Hagers Handbuch der Pharmazeutischen Praxis. Bände 4–6. Springer, Berlin/Heidelberg/New York 1992

Harner, Michael: Der Weg des Schamanen. Ariston, Genf/München 1994

Hasler, Ulrich: Die Apotheke in uns. Haug, Heidelberg 1994

Hay, Luise: Heile Deinen Körper. Alf Lüchow, Freiburg 1989

Herrigel, Eugen: Zen – Die Kunst des Bogenschießens: O.W.Barth, München 1994

Hobert, Ingfried: Das Heilbuch für das neue Jahr-tausend. Peter Erd, München 1997

Hobert, Ingfried: Gesundheit selbst gestalten – We-ge der Selbstheilung und die »Fünf Tibeter«. In-tegral, Wessobrunn 1993

Jonas, Hans: Technik, Medizin und Ethik. Insel, Frankfurt 1985

Kelder, Peter: Die fünf Tibeter. Integral, Wesso-brunn 1989

Keller, Werner: Was gestern noch als Wunder galt. Droemer Knaur, Zürich 1973

Kopp, Wolfgang: Tao Chan – Der aktive Zen Weg. Ansata, Interlaken 1994

»Kybalion«- Eine Studie über die hermetische Phi-losophie des alten Ägyptens und Griechenlands. Arkana, Heidelberg 1981

Kübler-Ross, Elisabeth: Interviews mit Sterbenden. Kreuz, Stuttgart 1996

Lerner-Robbins, Helene: Veränderung als Chance. Heyne, München 1994

Leshan, Lawrence: Psychotherapie gegen den Krebs. Klett-Cotta, Stuttgart 1989

Laotse: Tao te king. Interlaken 1988

La Tourelle: Was ist angewandte Kinesiologie? VAK, Freiburg 1992

Mertz, Bernd: Das Handbuch der Astromedizin. Ariston, Genf/München 1991

Mességué, Maurice: Das Mességué Heilkräuterle-xikon. Bertelsmann, Gütersloh 1959

Miketta, Gaby: Netzwerk Mensch. Thieme, Stutt-gart 1991

Millman, Dan: Der Pfad des friedvollen Kriegers. Ansata, Interlaken 1991

Murphy, Joseph: Die Macht Ihres Unterbewußt-seins. Ariston, Genf/München 1995

Murphy, Michael: Der Quantenmensch. Integral, Wessobrunn 1994

Nietzsche, Friedrich: Die Geburt der Tragödie. Kröner, Stuttgart 1964

Nürnberger, Christian: Faszination Chaos. Thie-me, Stuttgart 1993

Pavese, Armando: Handbuch der Parapsychologie. Pattloch, Augsburg 1992

Popper, Karl: Auf der Suche nach einer besseren Welt. Piper, München/Zürich 1987

Popper, Karl: Die Zukunft ist offen. Piper, München/Genf 1984

Rätsch, Christian: Heilkräuter der Antike. Die-drichs, München 1995

Reimann, Hans-Jürgen: Immunschwäche. Orac, Wien/München/Zürich 1991

Reischböck, Roswitha: Insel des Glücks. Verein für Gesunde Lebensführung Steinhude e.V., Am Knick 6, Steinhude

Ritskes, Rients: Zen in der Kunst des Lernens. Bau-er, Freiburg 1994

Schaefer, Hans: Plädoyer für eine neue Medizin. Piper, München 1979

Schettler, Gotthard: Innere Medizin Bände I+II. Thieme, Stuttgart/New York 1984

Seng, Gunther: Naturheilverfahren und Homöo-pathie. Hippokrates, Stuttgart 1986

Schimmel, Klaus-Christoph: Lehrbuch der Natur-heilverfahren Bände I+II. Hippokrates, Stuttgart 1990

Schipperges, Heinrich: Medizin an der Jahrtau-sendwende. Knecht, Frankfurt 1991

Schwarz, Rudolf: Heilmethoden der Außenseiter. Bertelsmann, München 1979

Sprenger, Werner: Ungelebtes Leben leben. Nie nie sagen. Konstanz 1983

Stange, Hans: Die Weisheit des Konfuzius. Insel, Frankfurt 1964

Stebner, Frank: Das Recht der biologischen Medizin, Bände 1–2. Haug, Heidelberg 1992

Trine, Ralph Waldo: In Harmonie mit dem Unendlichen. Engelhorn, Stuttgart 1991

Uccusic, Paul: Der Schamane in uns. Ariston, Genf/München 1991

Wallnöfer, Heinrich: Die vergessene Heilkunst der Azteken. Naglschmid, Stuttgart 1991

Weiss, F.: Lehrbuch der Phytotherapie. Hippokrates, Stuttgart 1994

Wiedemann, Fritz: Biologisch leben – biologisch heilen. Kiepenheuer und Witsch, Köln 1989

Wiedemann, Michael: Der Gesundheit auf der Spur. Ariston, Genf/München 1989

Wrba, Heinrich: Kombinierte Tumortherapie. Hippokrates, Stuttgart 1990

York, Ute: Bach-Blütentherapie. Bechtermünz, Eltville/Rhein 1994

Zander, Robert: Handwörterbuch der Pflanzennamen. Ulmer, Stuttgart 1994

Zentrum zur Dokumentation für Naturheilverfahren e.V: Dokumentation der besonderen Therapierichtungen und natürlichen Heilweisen in Europa. Bände I+II. VGM, Lüneburg 1991

Mein besonderer Dank gilt meinen Freunden Burchard Krusewitz, der mich mit Geduld und Verständnis besonders in der Endphase der Fertigstellung dieses Buches in unserer Praxis entlastete, und Christoph Wagner, der mir als kompetenter und naturheilkundlich sehr versierter Apotheker bei der der Darstellung der Phytoherapie (Pflanzenheilkunde) half.

# Bücher für ein bewußtes und gesundes Leben

## Das große Handbuch der Homöopathie
### Ein Ratgeber für die ganze Familie
### *Herausgegeben von Eric Meyer*

Lernen Sie die unerschöpflichen Möglichkeiten der Homöopathie für die Erhaltung und Wiederherstellung Ihrer Gesundheit zu nutzen! Homöopathische Mittel mobilisieren die körpereigenen Abwehrmechanismen und Selbstheilkräfte, sie sind wirkungsvoll und belasten den Körper nicht mit Nebenwirkungen. Dieses umfassende Nachschlagewerk eines Expertenteams beschreibt über 350 Krankheitsbilder, nennt mögliche Ursachen und empfiehlt geeignete homöopathische Mittel. 320 Seiten, zahlreiche Tabellen, gebunden, ISBN 3-7205-1567-2.

## Das große Buch der Reflexzonenmassage
### Selbstbehandlung an Hand und Fuß
### *Von Kevin und Barbara Kunz*

Die Reflexzonenmassage – das Beeinflussen von Körperorganen über bestimmte Bereiche an Händen und Füßen – ist eine äußerst wirksame Methode der Physiotherapie. Sie fördert die Entspannung, hat einen günstigen Einfluß auf einzelne Körperregionen und Organe, sie hilft bei zahlreichen Beschwerden und Erkrankungen. Aus vieljähriger Erfahrung in der Reflexzonenarbeit haben die Autoren alle Techniken in diesem Buch zusammengestellt und jeden Griff genau beschrieben. Zahlreiche Abbildungen veranschaulichen die Maßnahmen für über 60 Störungen. 320 Seiten, 1.000 Abbildungen, gebunden, ISBN 3-7205-1433-1.

## Das Kneipp-Gesundheitsbuch von heute
### Vorbeugen und heilen
### *Von Ulrich Rückert*

Die von Sebastian Kneipp begründete naturgemäße Lebens- und Heilweise – insbesondere das Wasserheilverfahren und die Pflanzenheilkunde – bietet bewährte Möglichkeiten, ohne Belastungen von Körper und Geldbeutel Gesundheit zu erhalten und Krankheiten zu kurieren. Die Kneippschen Heilverfahren werden in diesem Handbuch übersichtlich für die häusliche Selbstanwendung erklärt. Das Spektrum ihrer Einsatzmöglichkeiten reicht von Fieber und Schlafstörungen über Magen- und Darmbeschwerden bis hin zu Stress und Zahnweh. 240 Seiten, kartoniert, ISBN 3-7205-1798-5.

## O sole mio
### Gesund mit der Sonne
### *Von Sylvia Schneider*

»Safer Sun« – alles über den richtigen Umgang mit der Sonne. Das Buch ist ein unverzichtbarer Begleiter für Strand und Skipiste, Garten und Spielplatz, Radtour und Wanderung. Es informiert über die lebenswichtige Wirkung des Sonnenlichts für unsere körperliche und seelische Gesundheit. Mit einer Fülle von praxisnahen Informationen hilft es bei der Orientierung zwischen den Extremen unverantwortlichen »Grillens« und schierer Panik vor jedem Sonnenstrahl. Mit der notwendigen Deutlichkeit wird auf Fehler und Gefahren im Umgang mit der Sonne – und auf den Schutz vor ihnen – hingewiesen. Heilen mit Licht ist ebenso ein Thema wie der richtige Sonnenschutz. 180 Seiten, kart., ISBN 3-7205-1951-1.

Diese faszinierenden Bücher erhalten Sie in jeder Buchhandlung. Ein farbiges Bücher-Magazin mit Informationen zu den Büchern unseres auf Medizin, angewandte Psychologie und Esoterik spezialisierten Verlags können Sie gerne gratis anfordern.

# ARISTON VERLAG · KREUZLINGEN/MÜNCHEN

Hauptstraße 14, CH-8280 Kreuzlingen, Tel. 071/672 72 18, Fax 071/672 72 19
Karl-Theodor-Straße 29, D-80803 München, Tel. 089/38 40 68-0, Fax 089/38 40 68-10